신경물리치료학의 핵심노트

Neuro Notes Clinical Pocket Guide

신경물리치료학의
핵심노트

역자 김 성 현 외

Neuro Notes

Clinical Pocket Guide

Claudia B. Fenderson, PT, EdD, PCS
Wen K. Ling, PT, PhD

영 문 출 판 사

■ 옮긴이(가나다 순)

권미지 광주보건대학 물리치료과 교수
김미현 인제대학교 물리치료학과 교수
김성현 러스크분당병원 재활의학과 과장
김용권 인제대학교 물리치료학과 교수
김인섭 대전보건대학 물리치료과 교수
김종만 서남대학교 물리치료학과 교수
김태호 대구보건대학 물리치료과 교수
김희권 목포과학대학 물리치료과 교수
송명수 원광보건대학 물리치료과 교수
안창식 을지대학교 물리치료학과 교수
엄기매 여주대학 물리치료과 교수
이주상 한림성심대학 물리치료과 교수
정이정 삼육대학교 물리치료학과 교수
주 민 안동과학대학 물리치료과 교수
채정병 마산대학 물리치료과 교수
황현숙 제주한라대학 물리치료과 교수

Neuro Notes Clinical Pocket Guide

by Claudia B. Fenderson, PT, EdD, PCS & Wen K. Ling, PT, PhD

신경물리치료학의 핵심노트

2011년 2월 21일 초판인쇄
2011년 2월 25일 초판발행

지은이 : Claudia B. Fenderson & Wen K. Ling
옮긴이 : 김 성 현 외
발행인 : 박 병 조
발행처 : 도서출판 영문출판사
등 록 : 1987년 12월 21일 제2-419호
주 소 : 서울시 강남구 삼성동 69-1
전 화 : (02)514-5590, 776-5590
팩 스 : (02)756-8943
E-mail : yeongmunsa@empal.com
정 가 : 30,000 원
ISBN 978-89-7224-240-6 93510

• 파본은 교환해 드립니다.

서문(Preface)

이 책은 물리치료사와 물리치료학과 학생, 그리고 관련 의료인을 대상으로 쓴 책이며, 신경근육질환을 지닌 환자의 평가를 위한 임상 지침서이다. "개요"의 표를 사용하면 특정 질환에 대한 정보나 검사 방법에 대해 쉽게 찾아볼 수 있다.

여기에 기술된 내용뿐만 아니라, DavisPlus 웹사이트에서는 추가적인 정보를 제공한다. 이 웹사이트에서는 신경학적 진단 검사 및 질환에 대한 특수 검사, 평가, 감별진단, 예후, 수술 및 타과로의 의뢰에 관한 추가적인 내용을 확인할 수 있다. 또한 흔히 사용되는 신경학 용어에 대한 용어집도 포함된다.

http://davisplus.fadavis.com 사이트를 방문하여 추가 자료를 확인하길 바란다.

Claudia B. Fenderson
Wen K. Ling

역자 서문

이 책은 모두 8장으로 구성되어 있으며 소아신경질환, 중추신경계질환, 말초신경질환, 척수손상 등 물리치료사가 임상에서 접할 수 있는 거의 모든 환자에 대해 다루고 있다. 특히, 앞부분에서는 임상에서 흔히 사용되는 신경학적 검사와 평가용 척도들을 그림 및 표와 함께 간략하게 기술하고 있어 환자 평가 시 쉽게 참조할 수 있으며, 각각의 질환에 대한 기본적인 검사 및 감별진단, 의학적 응급 징후, 영상학적 검사와 치료 약제에 대해 간결하면서도 방대한 내용을 포함하고 있다. 응급 상황에서의 조치 뿐만 아니라, 입원 환자, 외래 환자의 재활 치료 시, 또는 학교에서 수업을 들을 때에도 필요한 부분을 쉽게 찾아볼 수 있도록 구성되어 있어 물리치료사 뿐만 아니라 작업치료사, 간호사, 의사, 학생 모두에게 도움이 되리라 믿는다.

마지막으로 이 책이 나올 수 있도록 도와주신 박병조 사장님과 영문출판사 직원 여러분께 감사의 말을 전한다.

2011년 1월

역자 일동

목차(Contents)

제 3 장 소아질환

제 5 장 진행성 중추신경질환(CNS-P)

제 6 장 말초신경손상(PNI)

제 *1* 장

진단명 및 검사와 측정
(Directory of diagnoses and tests and measures)

ICD-9-CM Codes

질병/질환	ICD Code	Page
급성 감염성 다발신경염	357.0	287
알콜성 신경병증	357.5	287
알쯔하이머병	331.0	194
근육위축가쪽경화증	335.20	199
동맥류	442	156
동맥색전증 및 혈전증	444	156
자율신경계 반사이상	337.3	304
벨마비	351.0	255
팔신경얼기 병변	353.0	129
손목굴증후군	354.0	267
중추성 안뜰기능이상	386.2	151
소뇌변성	334.2	215
뇌성마비	343	93
뇌혈관질환	427	156
뇌진탕	850	173
발달성 협동장애	315.4	104
당뇨병성 신경병증	357.2	287
짧은 재태기간 및 저체중과 연관된 질환	765	126
간질 전신 경련성 간질 결신 간질(소발작) 강직－간대성 간질 (대발작) 부분 간질, 의식 장애를 동반	345 345.1 345.2 345.3 345.4	111

계속

ICD-9-CM Codes *(계속)*		
질병/질환	**ICD Code**	**Page**
부분 간질, 의식 장애에 대한 언급 없음 상세불명의 간질	345.5 345.9	
에르브마비	353.0	130
얼굴신경 장애	351	255
척수손상을 동반한 척주 골절	806	303
길랑-바레 증후군	357.0	295
유전성 진행성 근이영증	359.1	118
인체면역결핍 바이러스(HIV)	042	219, 257
헌팅톤병	333.4	225
수두증-선천성	742.3	115
영아 뇌성마비	343	93
상세불명의 두개내 손상	854	173
자궁내 저산소증 및 출산 질식	768	125
자신경 병변	354.2	273
노신경 병변	354.3	271
루게릭병	355.2	199
라임병	088.81	230
메니에르병	386.0	281
상지 단신경염 및 다발성 단신경염 손목굴증후군 노신경 병변 자신경 병변	354 354.0 354.3 354.2	 267 271 273
다발성 경화증	340	235
근디스트로피 선천성 유전성 근디스트로피 유전성 진행성 근디스트로피	359.1 359.0 359.1	118

ICD-9-CM Codes (계속)

질병/질환	ICD Code	Page
기타 질병에서의 다발성신경병증	357	287
신생물		173
대뇌	191.0	
이마엽	191.1	
마루엽	191.3	
관자엽	191.2	
뒤통수엽	191.4	
소뇌	191.6	
뇌 및 기타 신경계의 양성 신생물	225	208
뇌신경	225.1	
척수	225.3	303
기타 마비성 증후군	344.2	303-304
하반신마비	344.1	
사지마비, 사지불완전마비	344.00	
목뼈 1–4 완전마비	344.01	
목뼈 1–4 불완전마비	344.02	
목뼈 5–7 완전마비	344.03	
파킨슨병	332	243
당뇨에서의 다발성신경병증	357.2	287
약제에 의한 다발성신경병증	357.6	287
기타 독성물질에 의한 다발성신경병증	357.7	287
노신경 병변	354.3	271
레트 증후군 (아동기에서 특정 대뇌 변성에 의함)	330.8	135
궁둥신경통(감염성)	724.3	263
척추원반 탈출에 의함	277.10	
수핵 탈출	277.10	
흔들린 아이 증후군	995.55	139
척추갈림증	741	140

계속

ICD-9-CM Codes *(계속)*		
질병/질환	**ICD Code**	**Page**
척추 손상의 증거 없는 척수 손상 목뼈 등뼈 허리뼈	952 952.0 952.1 952.2	303
손상에 의한 거미막밑, 경질막밑 및 경질막바깥 출혈 손상에 의한 기타 상세불명의 두개내 출혈	852 853	173
외상성 뇌손상	852	173
삼차신경통	350.1	284
자신경 병변	354.2	273
현훈성 증후군 및 기타 안뜰계 질환 메니에르병 기타 상세불명의 말초성 현훈 중심성 현훈	386.0 386.1 386.2 386.3	281 151

검사 및 측정		
기능	**도구**	**페이지**
산소 용적 및 지구력	Borg 운동 자각도 에너지 소비 지수	15 15
인체 측정 특징	신체 질량 지수 성장 차트 (Growth Charts)	16 17–18
각성, 주의, 인지 및 의사소통	글라스고 혼수 척도 GOAT 또는 외상후 기억상실 척도 소아 글라스고 혼수 척도 란초 로스 아미고 인지 수준 간이 의식 상태 검사(MMSE)	18 182 184 185–192 19

검사 및 측정 (계속)		
기능	도구	페이지
보조 도구	의자차 체크 리스트	Davis *Plus*
혈액순환 (동맥, 정맥 및 림프)	부종 단계 척도	22
뇌신경 및 말초신경 상태	뇌신경 평가	22–23
환경, 가정 및 직장 (일/학교/놀이)	장애 환경적 권고	34
보행, 이동 및 **균형**	Berg 균형 척도 균형에서의 감각 상호작용에 대한 임상 검사 (M-CTSIB) 기능적 팔 뻗어닿기 검사 수정된 균형에서의 감각 상호작용에 대한 임상 검사 다방향 뻗어닿기 검사 한 다리로 서기 검사 소아 균형 척도 작업 지향적 움직임 평가 롬버그 검사(Romberg Test) 템덤(샤픈드) 롬버그 검사 〔Tandem(sharpeded) Romberg test〕 일어서서 가기 시간 측정 검사 Tinetti 낙상 효율 척도	41 44 39 48 40 39 53 38 38 38 44 59
보행, 이동 및 균형	4–항목 동적 보행 지수 작업 지향적 움직임 평가 보행 시간 측정 검사	60 48 60
피부 상태	욕창 분류	64

계속

검사 및 측정(*계속*)		
기능	도구	페이지
운동 기능 및 협응동작 (운동 조절 및 학습)	Rivermead 이동성 지수 (Rivermead mobility index)	68
근육 평가 (근력, 파워 및 지구력)	임상적으로 연관된 근절 (Clinically relevant myotomes)	311
신경근 발달 및 감각 통합	아프가 점수(APGAR scores) 정상 성장 및 발달	Davis *Plus* 70
통증	FLACC(face, legs, activity, cry, consolabilty) 척도 Ransford 통증 도해 보편적 통증 평가 도구 (universal pain assessment tool)	78 76 77
반사	반사 등급(Grading reflexes) 경직의 등급에 대한 수정된 Ashworth 척도 원시 반사 및 반응(Primitive reflexes and reactions)	81 82 83–86
개인 위생 및 가정 관리	배변 및 배뇨 조절 체크 리스트 Katz의 일상생활 동작 시 독립 지수	87 91
환기, 호흡 및 가스 교환	Medical Research Council의 호흡곤란 척도	90
직장, 사회 및 여가 활동의 재개	환경 체크 리스트 Katz의 일상생활 동작 시 독립 지수 (Katz index of activities of daily living)	 91

검사 및 측정(계속)		
기능	도구	페이지
질환 특이적 검사 및 측정	Eng의 팔신경얼기 마비 회복 분류 체계 (Eng's system of classification of recovery of brachial plexus palsy)	135
	Gubbay 운동 효율 검사	108
	Milani-Comparetti 운동 발달 선별 검사	102
	허리 및 엉치신경뿌리의 분절성 신경 지배 (척추갈림증에 대한)	146
	듀첸근디스트로피에 대한 Vignos 기능적 단계 척도	124
	뇌졸중에 대한 운동 평가 척도	168−173
	뇌졸중에 대한 자세 평가 척도	Davis *Plus*
	근육위축가쪽경화증 기능 단계 척도−수정판	205−208
	어지러움 척도	279
	Kurtzke Expanded Disability Status Scale (다발성 경화증 환자에 대한)	Davis *Plus*
	Expanded Disability Status Scale (EDSS)	Davis *Plus*
	이상운동질환 학회에서 만든 통합 파킨슨병 단계 척도 수정판	250−252
	척수손상의 신경학적 분류의 국제 표준	Davis *Plus*
	주관적 말초 신경병증 선별검사	293

제 2 장

신경근육 질환 환자의 물리치료적 검사 (Physical therapy examination for patients with neuromuscular disorders)

감각 기능의 신경해부 및 병리		
경로	감각	증상
뒤(등쪽)척주	심부 감각, 2점 구분, 진동, 관절 위치	동측 소실
가쪽척수시상로	통증 및 온각	반대측 소실
앞 척수시상로	비식별성 감각	반대측 소실

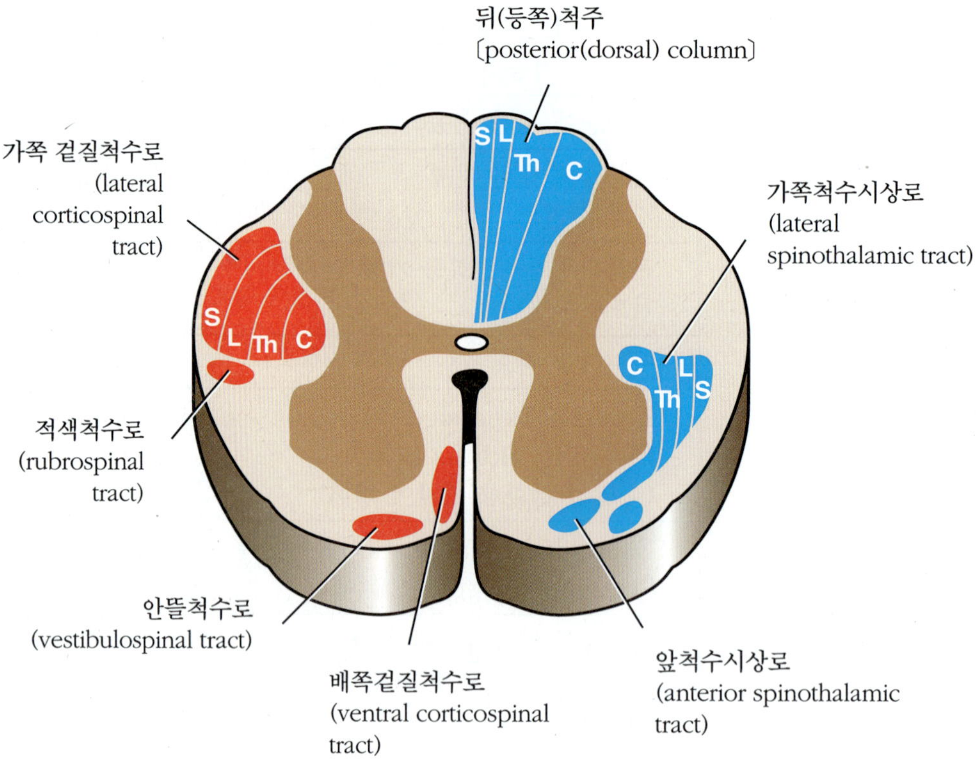

S: 엉치뼈 L: 허리뼈 TH: 등뼈 C: 목뼈

운동 기능 신경해부 및 병리		
경로	기능	증상
가쪽척수시상로	반대측 사지의 수의적 움직임	경직, 바빈스키 징후, 공동 움직임
배쪽겉질척수로	동측 사지의 수의적 움직임	경직, 바빈스키 징후, 공동 움직임
적색척수로	굽힘근 긴장도	경직
안뜰척수로	동측 직립 자세 및 항중력근	자세 및 균형 장애

자율신경계 기능 (Autonomic nervous system functions)		
기관 및 체계	교감신경계	부교감신경계
동공	확대	수축
침샘 및 눈물샘	침분비 및 눈물 억제	침분비 및 눈물 자극
기관지	이완	수축
혈관	수축	
심장	수축심박동 촉진	심박동 억제
소화기계	소화 억제 (연동운동 억제 및 소화효소 분비 감소)	소화 촉진 (연동운동 증가 및 장혈관 확장)
부신 수질	에피네프린 및 노르에피네프린 분비 자극	
방광	이완	수축

의학적 위험 징후 (Medical Red Flags)

위험 징후(Red flags)는 응급 상황을 의미한다. 다음의 징후 또는 증상이 관찰되면 검사 및 중재를 종료하고, 즉각적으로 의료진의 도움을 구한다.

- 비정상적인 호흡음 또는 심음
- 혈압
  (수축기 혈압 > 200 mmHg 또는 < 90 mmHg; 이완기 혈압 > 110 mmHg)
- 운동성 가슴통증
- 간대성 경련 발생
- 청색증
- 발한 (과도한 땀흘림)
- 급격한 의식 변화 (갑작스런 지남력 저하, 혼돈, 졸음, 무기력)
- 급격한 감정 변화(불안, 걱정)
- 근무력증 위기: 근 위약으로 인한 생체 기능(호흡, 삼킴 등)의 장애
- 단락술을 한 환자에서의 오심 및 구토
- 산소 포화도 < 90%
- 경련 (5분 이상 지속; 의식 회복 없이 2회 이상의 연속적 경련)
- 갑작스러운:
  - 실조 발생
  - 혈압 변화 (상승 또는 하강)
  - 협응동작 변화
  - 근긴장도 변화 (상승 또는 하강)
  - 맥박 변화
    (규칙적에서 불규칙적으로; 분당 15회 이상 감소; 나이에 따른 최대치의 75% 이상)
  - 심한 두통
  - 위약, 편마비 또는 마비
- 실신
- 일시적 마비
- 시력 및 언어 장애 (어눌하거나 쉰 목소리)

신경근육 검사에 사용되는 도구

- 혈압계
- Circular disk
  (2점 구분에 사용)
- 후각신경 검사를 위한 추출물
  (바닐라 및 레몬)
- 손전등
- Frenzel 렌즈
- 모노필라멘트 검사 키트
- 가벼운 촉각 검사를 위한 면봉
- 반사 해머
  (작은 솔 및 날카롭고/
  둔한 금속 부분을 포함)

- 입체감각인식 검사 도구 (동전, 열쇠, 종이 클립 및 작은 종이 가방)
- 청진기
- 테이프
- 설압자
- 소리굽쇠 (512 Hz)
- 각도계

물리치료적 검사 (Physical therapy examination)

<table>
<tr><th colspan="2">병력:</th></tr>
<tr><td>생년월일:</td><td>나이:</td></tr>
<tr><td>성별: 남 여</td><td>결혼상태: 결혼, 미혼, 이혼, 사별</td></tr>
<tr><td colspan="2">인종: 인디언 백인 흑인 히스패닉 아시안 기타</td></tr>
<tr><td colspan="2">주 언어:</td></tr>
<tr><td colspan="2">최종 학력:</td></tr>
<tr><td colspan="2">주 증상:</td></tr>
<tr><td></td><td>발병일:</td></tr>
<tr><td>손잡이: 오른손</td><td>왼손</td></tr>
<tr><td colspan="2">가족 지지/생활 환경</td></tr>
<tr><td colspan="2">약물:</td></tr>
<tr><td colspan="2">건강 보조식품:</td></tr>
<tr><td colspan="2">이전 입원력:</td></tr>
<tr><td colspan="2">이전 수술력:</td></tr>
<tr><td colspan="2">발달력:</td></tr>
<tr><td>담배를 피는가?</td><td>핀다면, 얼마나 자주?</td></tr>
<tr><td>술을 마시는가?</td><td>마신다면, 얼마나 자주?</td></tr>
<tr><td>마약을 복용하는가?</td><td>한다면, 어떤 약을 얼마나 자주?</td></tr>
<tr><td>정맥주사로 마약을 투여하는가?</td><td>한다면 어떤 약을 얼마나 자주?</td></tr>
</table>

고려사항: 아이의 출생전 병력을 논의할 때에는 아이의 문제에 대해 부모가 죄책감을 느끼지 않도록 조심해서 질문한다.

의학적 선별검사 (Medical screening)

다음 사항을 경험하거나 지니고 있다고 들은 적이 있는가?

	Y/N		Y/N
천식		만성 기관지염	
폐기종		숨가쁨	
가슴통증		고혈압	
심질환		혈액 응고	
뇌졸중		두부 손상/뇌진탕	
어지럼		실신	
간질/경련		편두통/기타 두통	
관절염		골다공증	
통풍		암	
당뇨		시력 소실	
귀 감염		청력 소실	
알레르기		약물 의존	
에이즈/HIV		우울	
신질환		요로 감염	
간염/황달		갑상선 질환	
배변/배뇨 문제			
혈액 질환		빈혈	
임신		섬유근육통	
기타: 기술하시오			

의학적 검사

다음 검사를 시행한 적이 있는가?

검사	예/아니오	결과
엑스레이		
CT 스캔		
MRI		
PET		
SPECT		
초음파		
뼈 스캔		
혈액검사		
조직검사		
근전도 또는 신경전도검사		
심전도/부하 검사		
기타(list)		

생체 징후

다음의 경우에 시행한다:

- 모든 환자에서 처음에 기저값으로
- 의학적으로 불안정하거나 심폐 합병증의 위험이 있는 경우
- 중재에 대한 반응을 평가하기 위해

체온		
맥박	박동수	
	리 듬	
	성 상	
호흡수		
혈압		

정상 체온은 98.6°F ± 1° 또는 37℃ ± 1.5°
성인의 체온은 이보다 낮을 수 있다(96.5°F~97.5°F).

나이	맥박(박동/분)	호흡수	수축기 혈압	이완기 혈압
조산	120-160	30-60	32-52	13-29
신생아	100-160	30-60	50-70	29-45
3개월	110-160	30-60	65-105	34-68
6개월	110-160	24-38	70-118	50-70
1세	90-150	22-30	66-126	41-91
3세	80-125	22-30	74-124	39-89
5세	70-115	20-24	79-119	45-85
10세	60-100	16-22	92-132	53-83
14세	60-100	14-20	100-140	60-90
성인	60-90	12-20	95-119	60-79
노인	60-90	15-22	90-140	60-90
소견				

Source: Available at: http://www.emedicinehealth.com/pediatric_vital_signs/article_em.htm. Accessed January 16, 2007.

검사 및 측정 (Tests and Measures)

산소 용적/지구력

- 혈압(BP), 호흡수(RR), 심박동수(HR)(손목, 목동맥 또는 발목에서)를 누운 자세, 앉은 자세, 선 자세, 안정 시 및 운동 중, 운동 후에 측정한다.
- 가능하면 맥박산소측정기, 혈액 가스, 일회 호흡량 및 폐활량을 측정한다.
- 2분 또는 6분 보행 검사를 시행한다.
- Borg 운동 자각도 (Borg's Rating of Perceived Exertion)를 보행 검사 또는 다른 신체적 활동 후에 평가한다.

Borg 운동 자각도 (The borg rating of perceived exertion)

운동을 수행하는 동안 신체적 스트레스, 노력 및 피로도 등을 종합하여 얼마나 힘든지를 평가하도록 한다. 점수가 6점에서 20점까지 있다는 것을 설명하고 6점은 "전혀 힘들지 않은 것"이고, 20점은 "최대로 힘든 것"을 의미한다.

점수	기술	결과
6	전혀 힘들지 않음	
7	극도로 약간 힘듬	
8		
9	매우 약간 힘듬	
10		
11	약간 힘듬	
12		
13	어느 정도 힘듬	
14		
15		
16		
17	매우 힘듬	
18		
19	극도로 힘듬	

Source: Borg GA. psychological basis of physical exertion. Med Sci Sports Exercise. 1982;14(5):377-381. Redrawn with permission from Lippincott Williams & Wilkins.

에너지 소비 지수	
보행 시 심박동수	
안정 시 심박동수	
보행 속도	
에너지 소비 지수 (박동수/미터) (보행 시 심박동수－안정 시 심박동수 ÷ 보행 속도)	

Source: Rose J, et al. The energy expenditure index: A method to quantitate and compare walking energy expenditure for children and adolescents. J Ped Orthopedics. 1991;1(5):571-578.

보행 시 심박동수에서 안정 시 심박동수를 빼고 55미터를 갈 때의 보행 속도로 나눈 값을 계산함; 미터당 심박동수로 기록.

인체 측정 특징

평가

- 체중, 신장 및 신체 질량 지수 (Body Mass Index; BMI)를 기록
  - 저체중 ≤ 18.5
  - 정상 18.5－24.9
  - 과체중 25－29.9
  - 비만 ≥ 30

Source: Available at: http://www.nhibisupport.com/bmi/bmicalc.htm. Accessed November 27, 2007.

체중(kg) (2.2 lbs = 1 kg)	신장(m) (1 in. = 0.025 m)	BMI (kg/m^2) (weight/$height^2$)

- 신체 사이즈를 측정
  (가슴둘레, 머리둘레, 다리길이, 팔길이 및 몸통 길이)
- 정상 체중의 아이에서 체중, 신장 및 머리둘레는 다음의 그래프와 같다:

출생에서 36개월까지 – 남아

나이에 따른 머리둘레 및 신장에 따른 체중 백분율표

NAME ____________________

RECORD # ______________

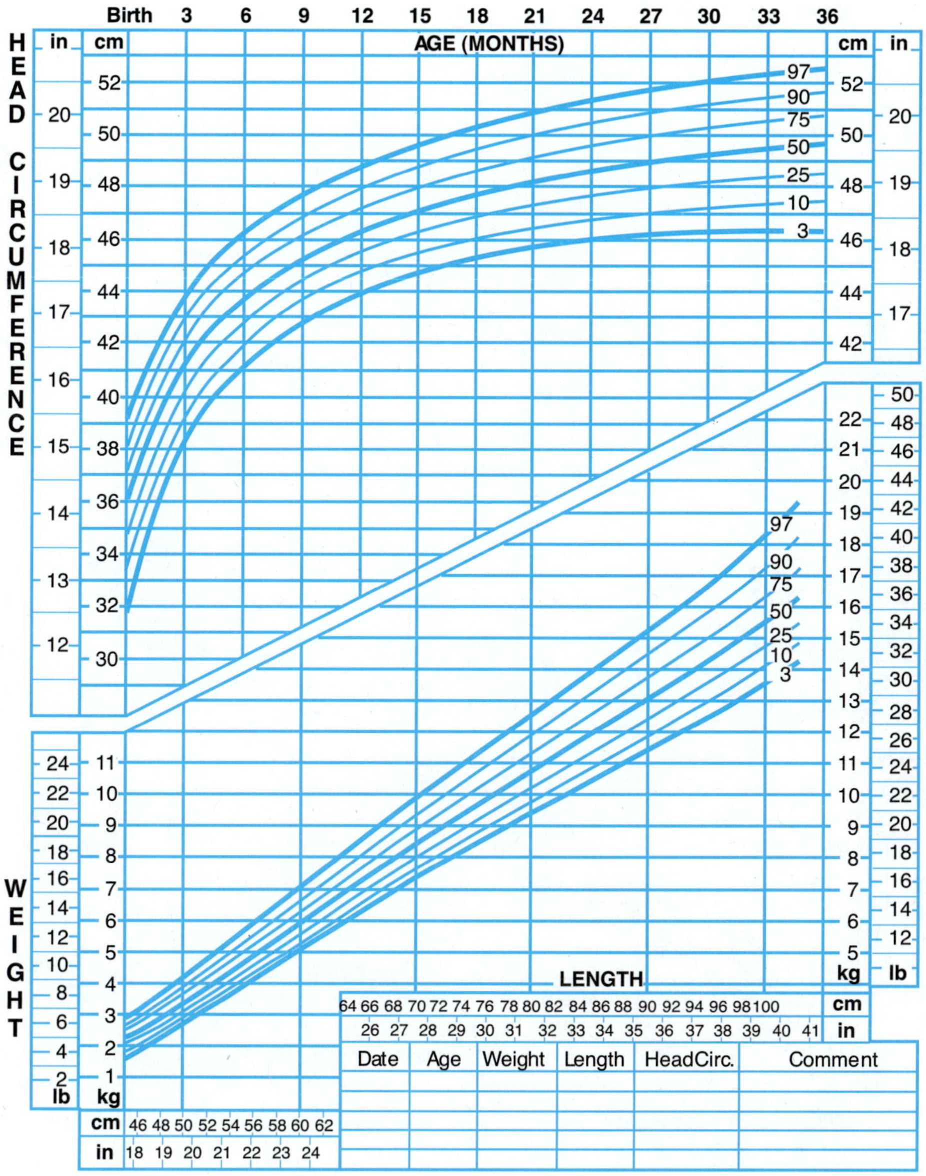

Source: Available at: http://www.cdc.gov/nchs/data/nhanes/growthcharts/set1clinical/cj41c017.pdf. Accessed October 1, 2007

출생에서 36개월까지 – 여아
나이에 따른 머리둘레 및 신장에 따른 체중 백분율표

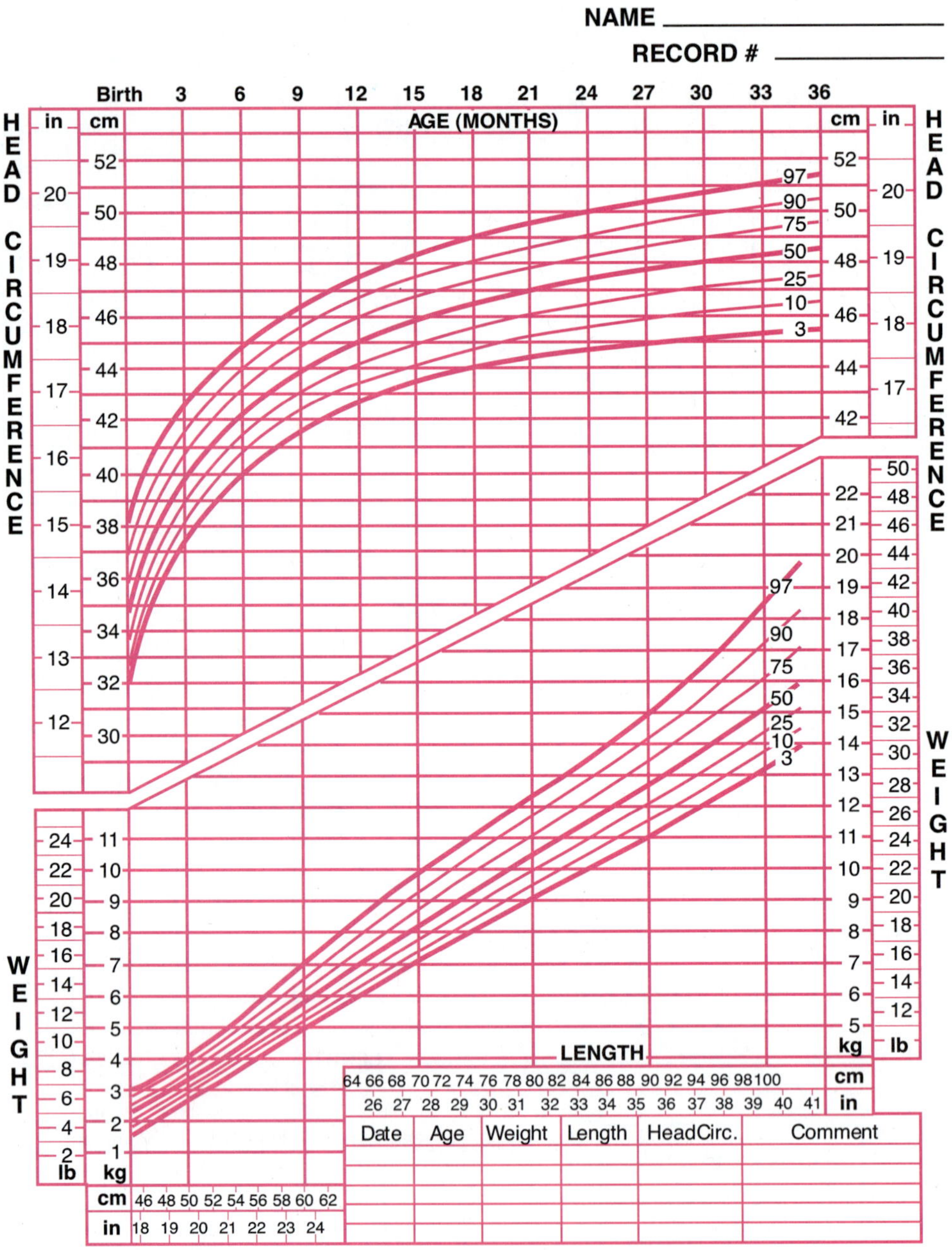

Source: Available at: http://www.cdc.gov/nchs/data/nhanes/growthcharts/set2clinical/cj41c070.pdf. Accessed October 1, 2007.

각성, 주의, 인지 및 의사소통

평가

- 다음을 처방한다:
  - **글라스고 혼수 척도:** (4장 참고)
  - **Galveston 지남력 및 기억상실 검사(GOAT):** (4장 참고)
  - **란초 로스 아미고 인지 기능 수준 – 수정판:** (4장 참고)
  - **간이 의식 상태 검사(MMSE):** 인지, 정신 상태 및 지남력 평가 (30점 만점; 24 이상이면 정상)

간이 의식 상태 검사 예시 항목

시간 지남력

"오늘은 무슨 요일인가?"

기억 등록

"다음을 주의 깊게 들으십시오. 세 단어를 말합니다.
다 듣고 다시 세 단어를 저에게 말해주십시오.
준비되었습니까? 시작합니다...
사과(잠시 멈춤), 동전(잠시 멈춤), 식탁(잠시 멈춤).
이제 이 단어를 저한테 반복해서 말해주십시오."
(5번까지 반복할 수 있지만 처음 것만 점수를 매긴다)

이름대기

"이것은 무엇입니까?" (연필이나 펜을 가리킨다)

읽기

"이것을 읽고 그대로 따라 하십시오" (명령형의 단어를 보여준다)

눈을 감으시오

평가

- 의사소통
  - 주 언어를 파악한다.
  - 근처의 물체(문 또는 창문)를 가리키도록 하면서 이해력을 평가한다.
  - 이름, 주소 및 직업을 말하도록 하면서 표현력을 평가한다.
- 시간, 장소 및 사람에 대한 지남력
- 회상 능력
  - 단기 기억력: 세개의 연관성 없는 단어를 반복하도록 하고, 수분 후에 다시 암송하도록 한다.
  - 장기 기억력: 전 대통령 3명의 이름을 대도록 한다.
- 계산 능력: 몇 개의 숫자를 더하고, 곱하고 빼도록 한다.

소아의 각성, 주의, 인지 및 의사소통 (pediatric arousal, attention, cognition, and communication)

이후에 나오는 신경근 발달 및 감각 통합 부분을 참고한다.

- 소아 글라스고 혼수 척도 (Pediatric Glasgow Coma Scale)

보조 도구

- 기능적 활동을 위한 보조 도구 및 장비의 필요성을 평가한다.
- 보조 도구 및 장비의 구성 요소, 정렬 상태, 잘 맞는지 여부, 관리 능력을 평가한다.
- 보조 도구 및 장비 사용 시 안전성을 평가한다.
- 의자차 이동 기술을 평가한다:
  - 평지 및 경사로에서의 추진력
  - 문 열기
  - 휠리(앞바퀴를 들고 이동) 수행 능력(가능한 경우)
  - 연석 대처 능력
- 소아 장애 평가(Pediatric Evaluation of Disability Inventory)를 시행한다.

혈액순환(동맥, 정맥 및 림프) [Circulation (arterial, venous, and lymphatic)]

(각 장의 "혈액순환" 참조)

평가

생체 징후 평가:

- 기저값 측정 (모든 환자)
- 의학적으로 불안정하거나 심폐 합병증의 위험이 있는 경우
- 중재에 대한 반응을 평가하기 위해

환자의 상태의 경중에 따라 다음 평가를 고려한다:

- 누운 자세, 앉은 자세 및 선 자세에서의 혈압
- 누운 자세, 앉은 자세 및 선 자세에서의 심박동수, 리듬, 심음(손목, 발목 또는 목동맥)
- 안정 시 및 활동 시, 활동 후의 혈압 및 심박동수
- 활동 후 운동 자각도 (Borg 운동 자각도 참조)
- 맥박산소측정기
- 누운 자세, 앉은 자세 및 선 자세에서의 상지 및 하지의 둘레 측정을 통한 부종 평가

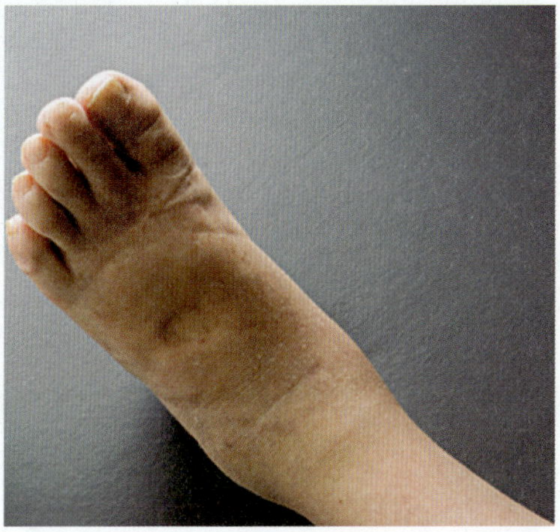

부종 단계 척도		
점수	기술(descriptors)	소견
1+	경도의 오목, 함입, 부종은 거의 관찰하기 어려움	
2+	중등도의 오목과 5mm 미만의 함입이 빠르게 회복됨	
3+	심한 오목, 5~10mm의 함입이 잠시 동안 존재; 사지말단의 부종이 가시화됨	
4+	매우 심한 오목, 10mm 이상의 함입이 오랫동안 지속; 사지말단이 부종이 심함	

뇌신경 및 말초신경 상태

뇌신경(cranial nerves)

■ 뇌신경의 운동 및 감각 요소를 평가한다.

1번 후각신경(I olfactory nerve)

기능: 냄새를 감지

검사: 한번에 한쪽 콧구멍을 검사
(다른 콧구멍을 막음)

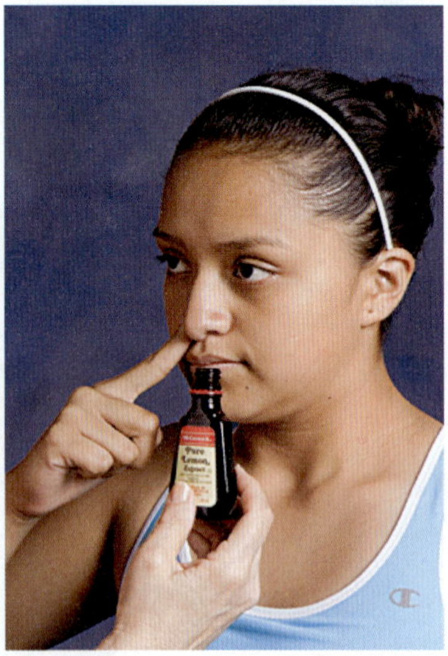

검사: 두 병의 인공 추출물을 사용(예; 바닐라 및 레몬 등); 환자로 하여금 냄새를 맡게하고 향을 맞추게 함.

2번 시각신경(II optic nerve)

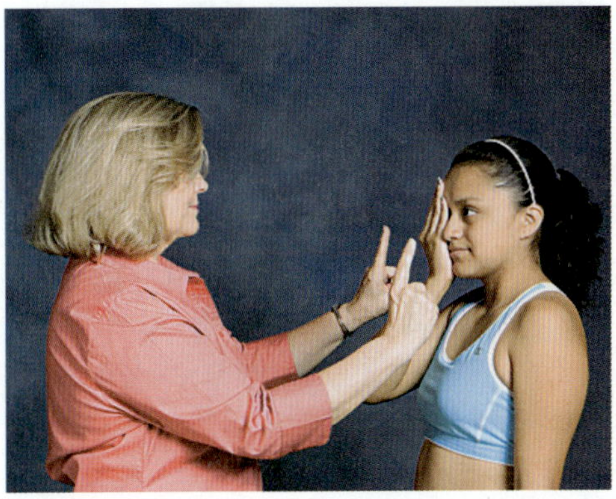

기능: 시력

검사: 한번에 한쪽 눈을 검사(다른 눈은 감음)

검사: 스넬렌 시력표를 환자로부터 6m 정도 위치에 놓음

기능: 시야

검사: 환자의 정면에 서서 검사자의 코를 쳐다보도록 함; 팔을 뻗어 손가락을 환자의 눈높이에 위치시킴; 각 사분면에서 손가락을 좌우로 움직이며 보일 때를 말하도록 함.

2번 시각신경 및 3번 눈돌림신경(II optic & III oculomotor nerves)

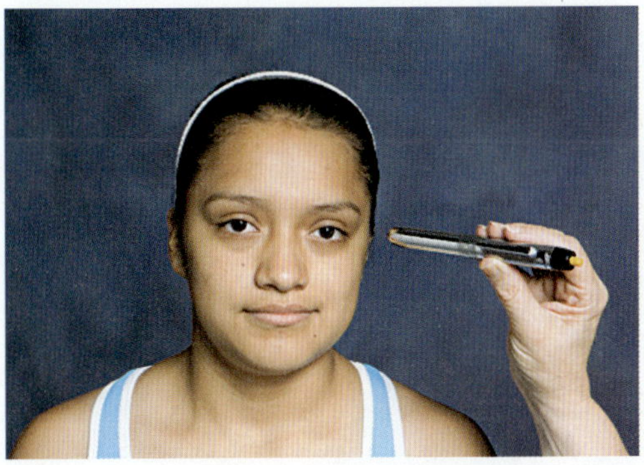

기능: 동공 반사

검사: 각 눈의 가쪽으로 빛을 비춤; 양쪽 동공이 수축해야 함.

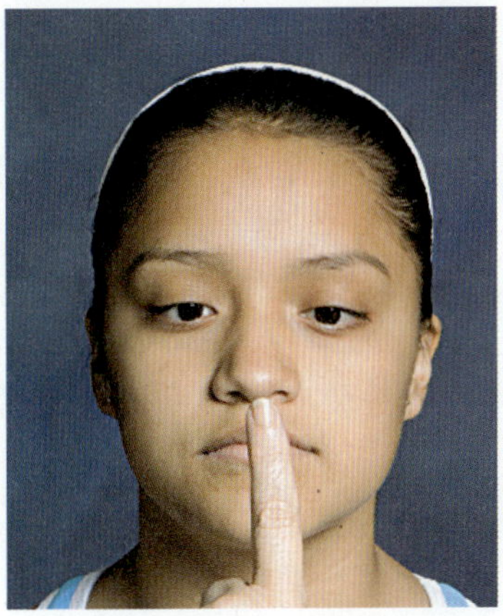

기능: 수렴

검사: 환자로 하여금 벽의 그림을 보도록 하고, 다음에는 손가락을 보도록 함 (환자의 코에서 8인치 거리에 위치) ; 눈이 모여야 함.

3번 눈돌림신경(III oculomotor nerve) (4번 도르래신경 및 6번 가돌림신경과 함께 검사)

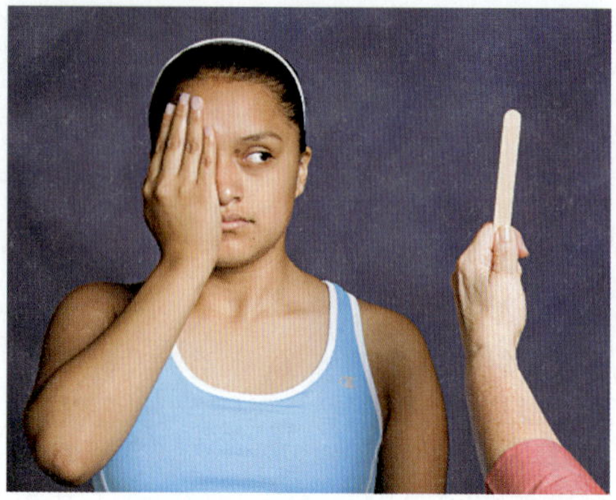

기능: 6개의 바깥눈근육을 지배하여 눈꺼풀을 올리고 눈의 올림, 안쪽돌림 및 내림을 조절함.

검사: 전방 주시할 때 눈의 위치를 주목한다; 손가락을(환자로부터 팔 길이 정도에 위치) 수직, 수평, 대각선으로 움직이면서 이를 따라서 눈을 움직이도록 한다.

4번 도르래신경(IV trochlear nerve) (3번, 6번 뇌신경과 함께 검사)

기능: 눈의 내림, 안쪽돌림, 가쪽돌림

검사: 눈돌림신경 참조.

5번 삼차신경(V trigeminal nerve)

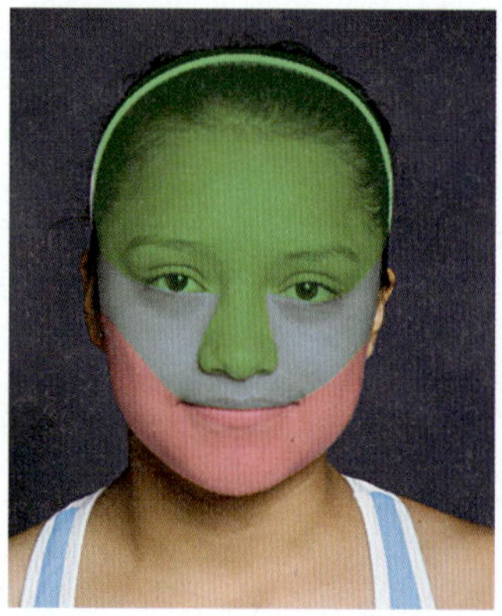

기능: 얼굴의 표재 감각

검사: 면봉을 이용하여 이마, 볼 및 턱의 표재 감각을 검사(삼차 신경의 세 분지)

기능: 온도

검사: 차가운 소리굽쇠와 따뜻한 물을 사용하여 이마, 볼 및 턱을 검사

기능: 바늘 통각

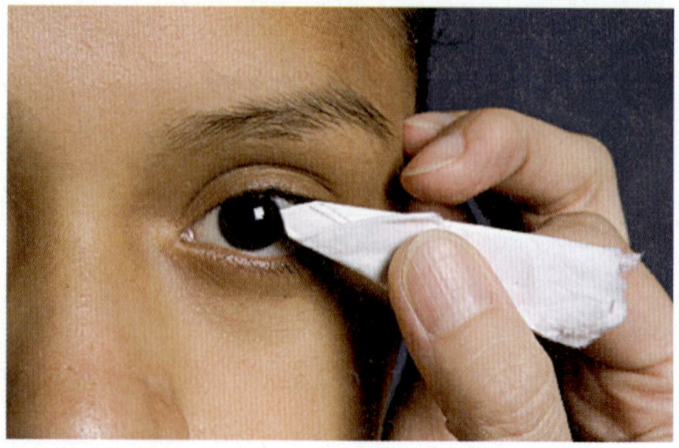

검사: 핀을 얼굴에 댄다고 환자에서 설명함; 이미, 볼 및 턱을 검사

기능: 각막 반사

검사: 휴지를 눈에 댄다고 환자에서 설명함; 환자로 하여금 위와 반대쪽을 보도록 함; 각막(공막이 아님)을 휴지로 가볍게 건드림; 양쪽 눈이 깜빡여야 함; 반대쪽도 검사함.

관자근/깨물근(temporalis muscle/masseter muscle)

기능: 저작을 담당하는 근육

검사: 환자로 하여금 입을 벌렸다가 꽉 물라고 함; 관자근 및 깨물근을 촉지하고 크기를 관찰; 비대칭에 주목함.

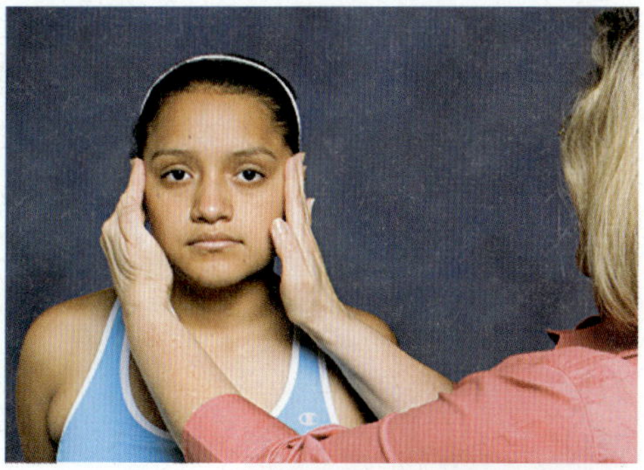

기능: 턱 반사

검사: 입을 약간 벌리도록 함; 턱의 중앙에 손가락을 놓고 반사 해머를 사용하여 가볍게 침; 턱 반사는 없거나 약하게 나타나지만, 한쪽으로 편향되지 않아야 함.

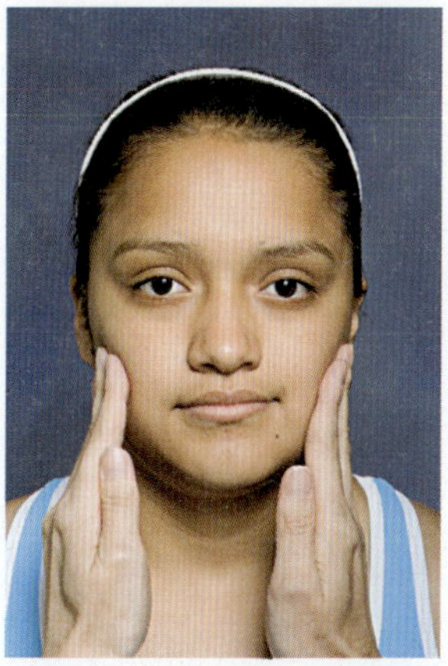

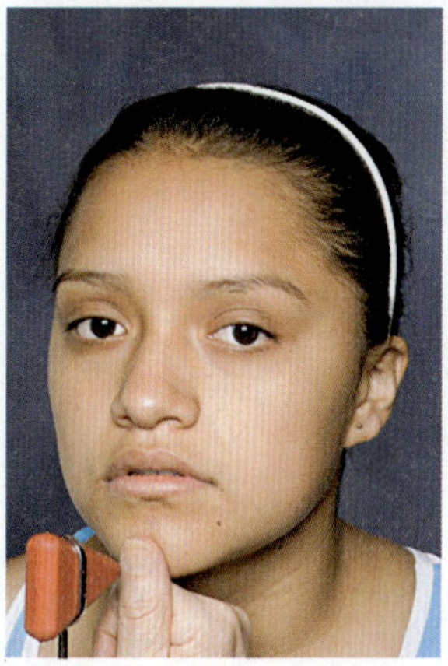

6번 가돌림신경(VI abducens) (3번, 4번 뇌신경과 함께 검사)

기능: 안구의 가쪽 이동

검사: 눈돌림신경 참조.

7번 얼굴신경(VII facial nerve)

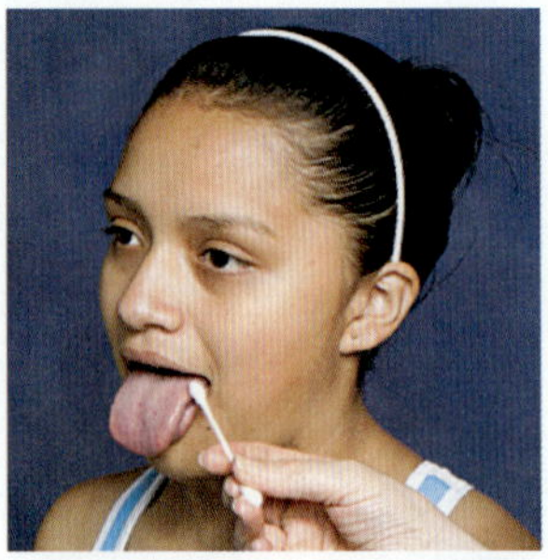

기능: 혀의 전방 2/3의 미각

검사: 면봉을 짜고, 단 물에 담근 후 혀 전방 절반의 가쪽면에 대서 미각을 검사함.

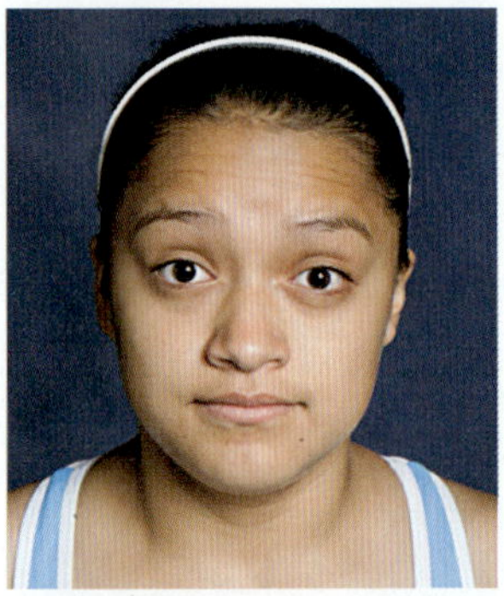

기능: 얼굴 표정 근육

검사: 눈썹을 올리라고 함(이마근)

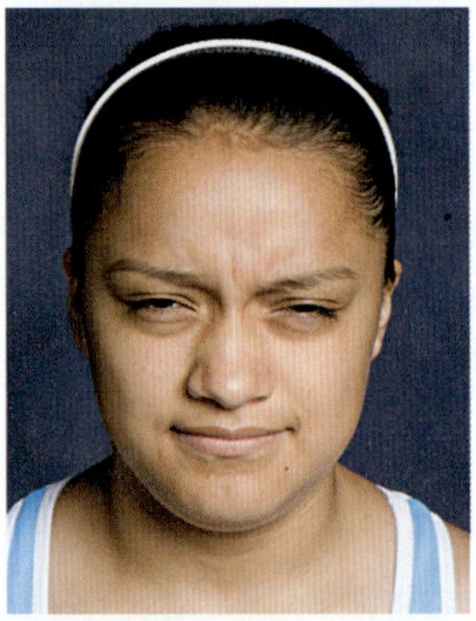

검사: 찡그림(눈썹주름근)

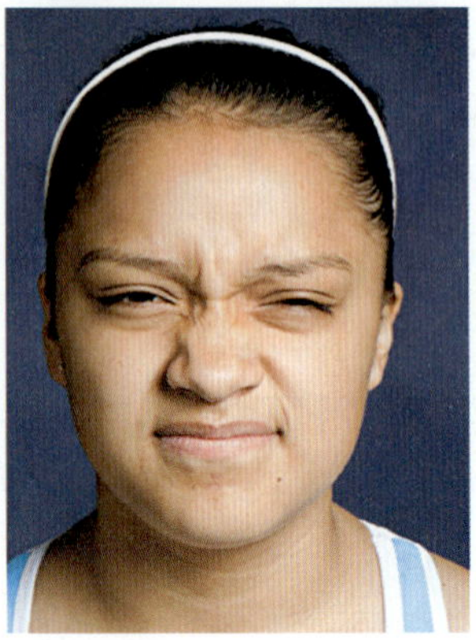

검사: 코에 주름을 만듬(눈살근, 코근)

검사: 눈을 꼭 감음(눈둘레근)

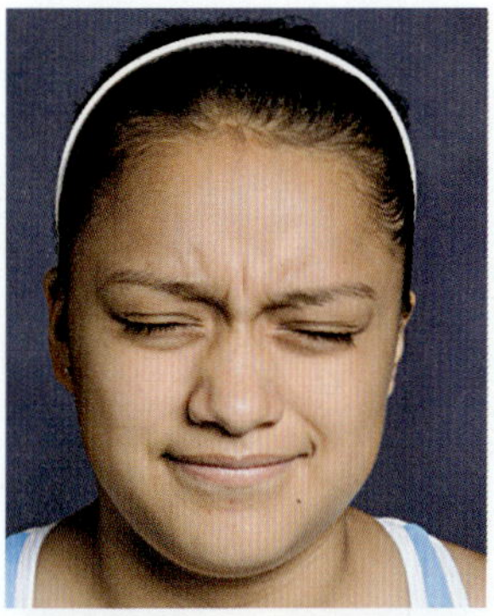

검사: 미소 지으면서 윗니를 보임(큰광대근)

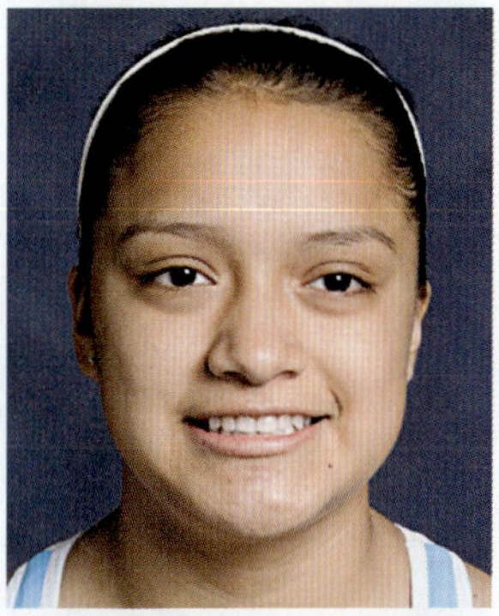

검사: 입술을 오므림(입둘레근)

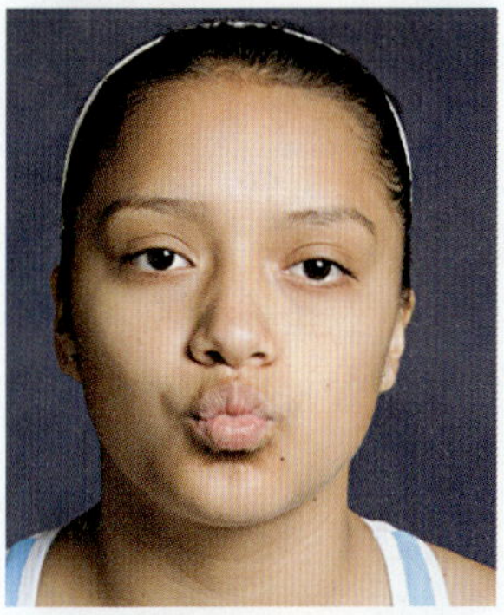

검사: 볼을 치아에 닿게 압박함(볼근)

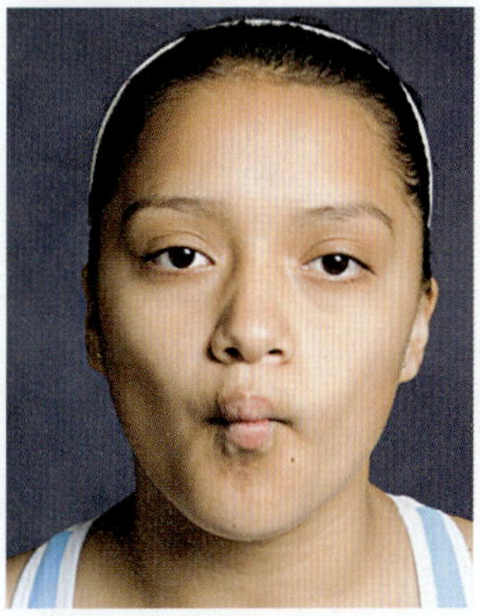

8번 속귀신경(청신경) (VIII vestibulocochlear nerve)

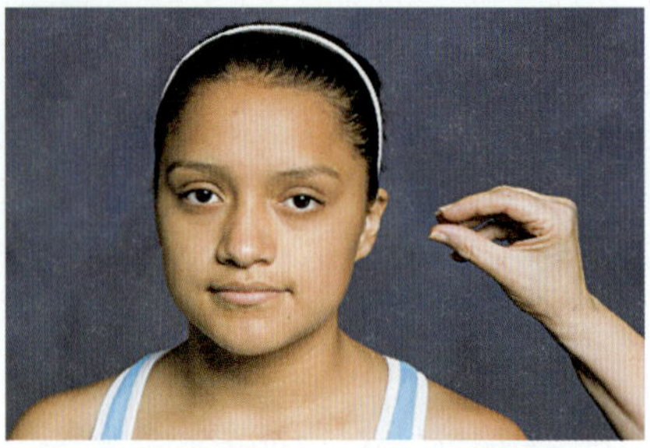

기능: 달팽이 분지 – 청력

검사: 조용한 환경에서 환자의 정면에 서서 손을 환자 귀의 수 인치 거리에 둠; 한 쪽에서 손가락을 반복적으로 비비면서 환자에게 소리가 들리는지 물음.

검사: 린네 검사: 512 Hertz의 소리굽쇠를 진동시켜 꼭지뼈에 갖다 댐; 소리가 더 이상 들리지 않을 때 말하라고 함; 굽쇠를 환자의 귀 옆에 대고 소리가 들리는지, 언제 소실되는지 물음; 귀 옆에 굽쇠를 놓을 때 소리가 들리지 않으면 전도성 청력 소실의 가능성을 시사함.

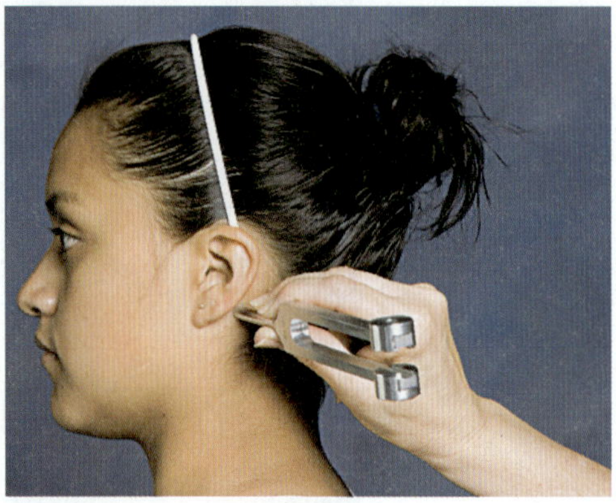

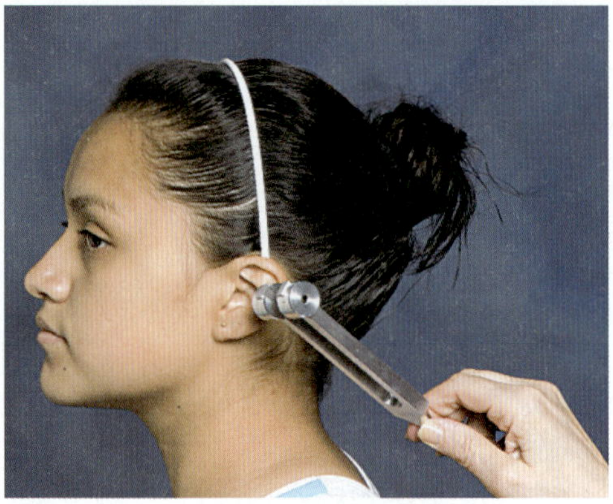

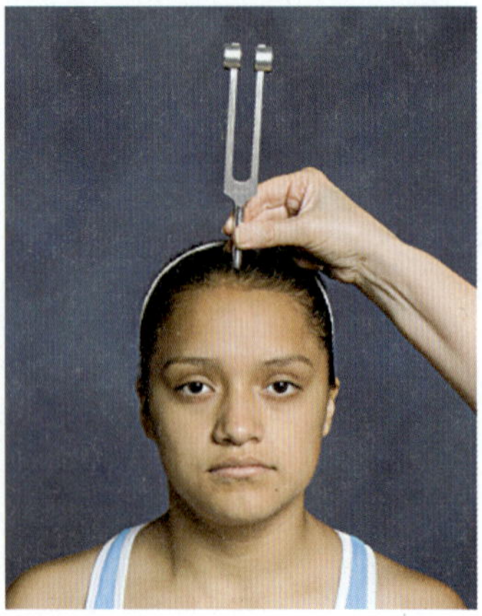

검사: 웨버 검사: 소리 굽쇠를 이마의 중심에 갖다 대고 소리가 들리는지 확인함; 양측에서 동일하게 들려야 함.

기능: 안뜰 분지 – 균형, 눈떨림, 자세 조절 및 균형

검사: 안뜰 검사 – 안구 반사; 머리를 30° 구부린 채 검사자의 코를 주시하도록 함; 머리를 한쪽으로 약간 빠르게 돌리고 멈춤; 눈이 처음 목표 지점에 고정되어 있어야 함.

9번 혀인두신경 (IX glossopharnygeal nerve)

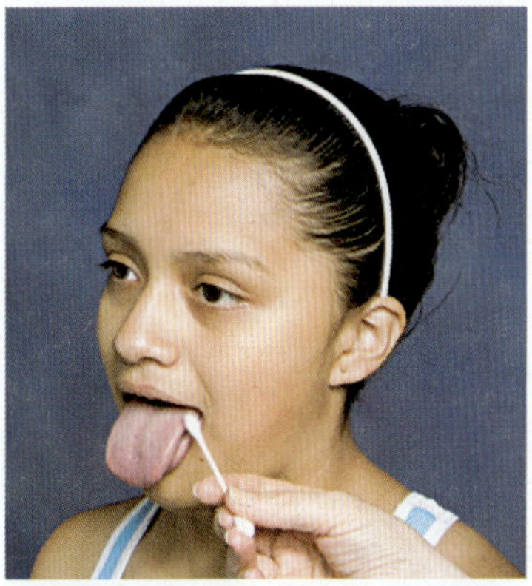

기능: 혀의 후방 1/3의 미각

검사: 면봉을 짜고, 단 물에 담근 후 혀 후방 절반의 가쪽면에 대서 미각을 검사함.

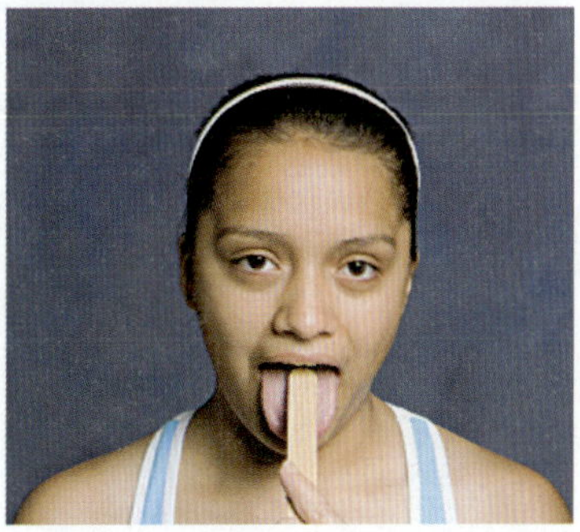

기능: 연하

검사: 침을 삼키도록 함.

기능: 구역 반사

검사: 설압자로 연구개의 양측을 부드럽게 자극하여 구역 반사를 관찰함.

기능: 발화 (9번 및 10번)

검사: 환자 목소리를 경청함.

10번 미주신경(X vagus nerve)

기능: 발화(phonation) 및 연하(swallowing) (9번 뇌신경과 함께 검사)

검사: 혀인두신경 참조

기능: 자율신경계

검사: 혈압 및 심박동수 평가

11번 더부신경 (XI accessory nerve)

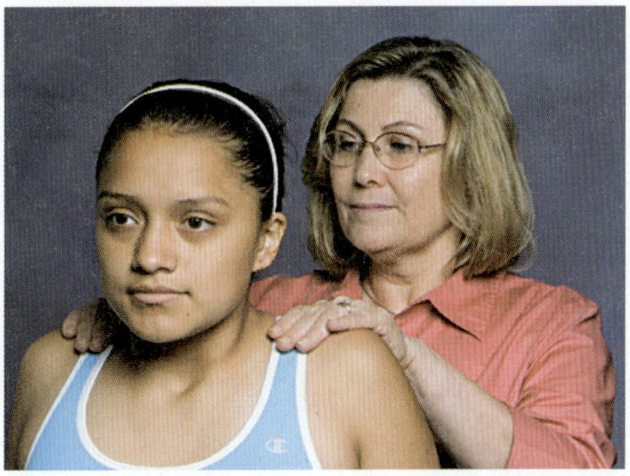

검사: 근력, 크기 및 대칭성 검사

기능: 등세모근

검사: 어깨를 움츠려보라고 함.

기능: 목빗근

검사: 환자로 하여금 머리를 양쪽으로 돌리도록 함 (우측으로 돌리는 것이 좌측 목빗근을 검사함); 저항을 줌.

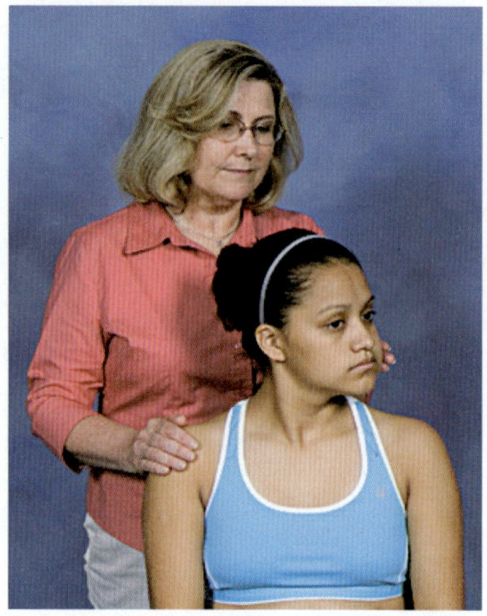

12번 혀밑신경(hypoglossal nerve)

기능: 혀의 움직임

검사: 혀를 내밀어 보라고 함; 부드럽게 움직이면서 대칭적이여야 함; 그런 다음에 혀를 양측으로 움직이도록 함.

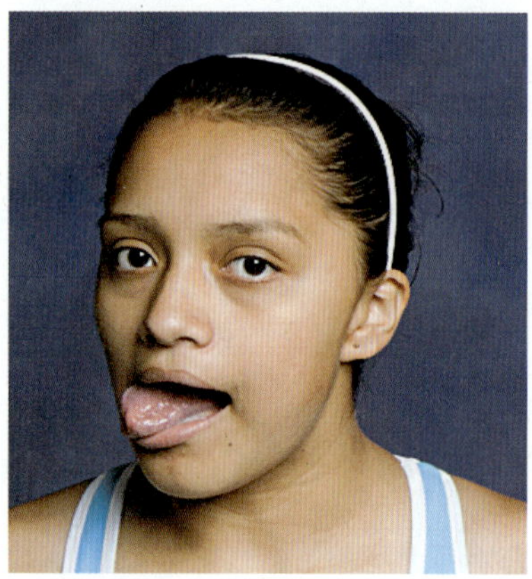

말초신경(peripheral nerves)

고려사항

- 척추 운동 신경 침범 시 근육분절, 척추 신경뿌리 침범 시 피부분절을 추적.
- 말초신경 침범 시 말초신경 지배 양상을 추적.

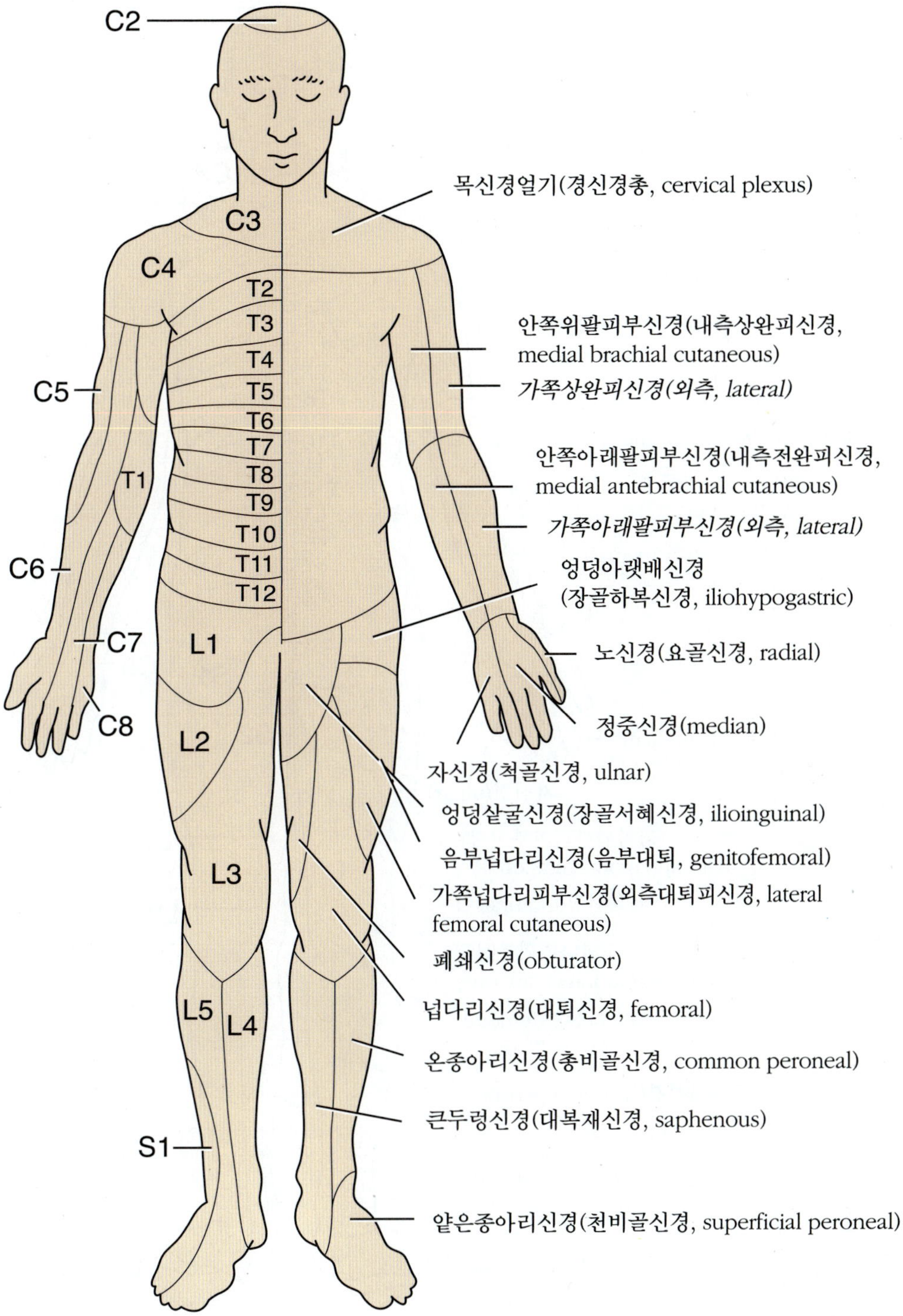
C2
C3
C4
T2
T3
T4
C5
T5
T6
T7
T1
T8
T9
T10
C6
T11
T12
C7
L1
C8
L2
L3
L5
L4
S1
목신경얼기(경신경총, cervical plexus)
안쪽위팔피부신경(내측상완피신경, medial brachial cutaneous)
가쪽상완피신경(외측, lateral)
안쪽아래팔피부신경(내측전완피신경, medial antebrachial cutaneous)
가쪽아래팔피부신경(외측, lateral)
엉덩아랫배신경
(장골하복신경, iliohypogastric)
노신경(요골신경, radial)
정중신경(median)
자신경(척골신경, ulnar)
엉덩샅굴신경(장골서혜신경, ilioinguinal)
음부넙다리신경(음부대퇴, genitofemoral)
가쪽넙다리피부신경(외측대퇴피신경, lateral femoral cutaneous)
폐쇄신경(obturator)
넙다리신경(대퇴신경, femoral)
온종아리신경(총비골신경, common peroneal)
큰두렁신경(대복재신경, saphenous)
얕은종아리신경(천비골신경, superficial peroneal)

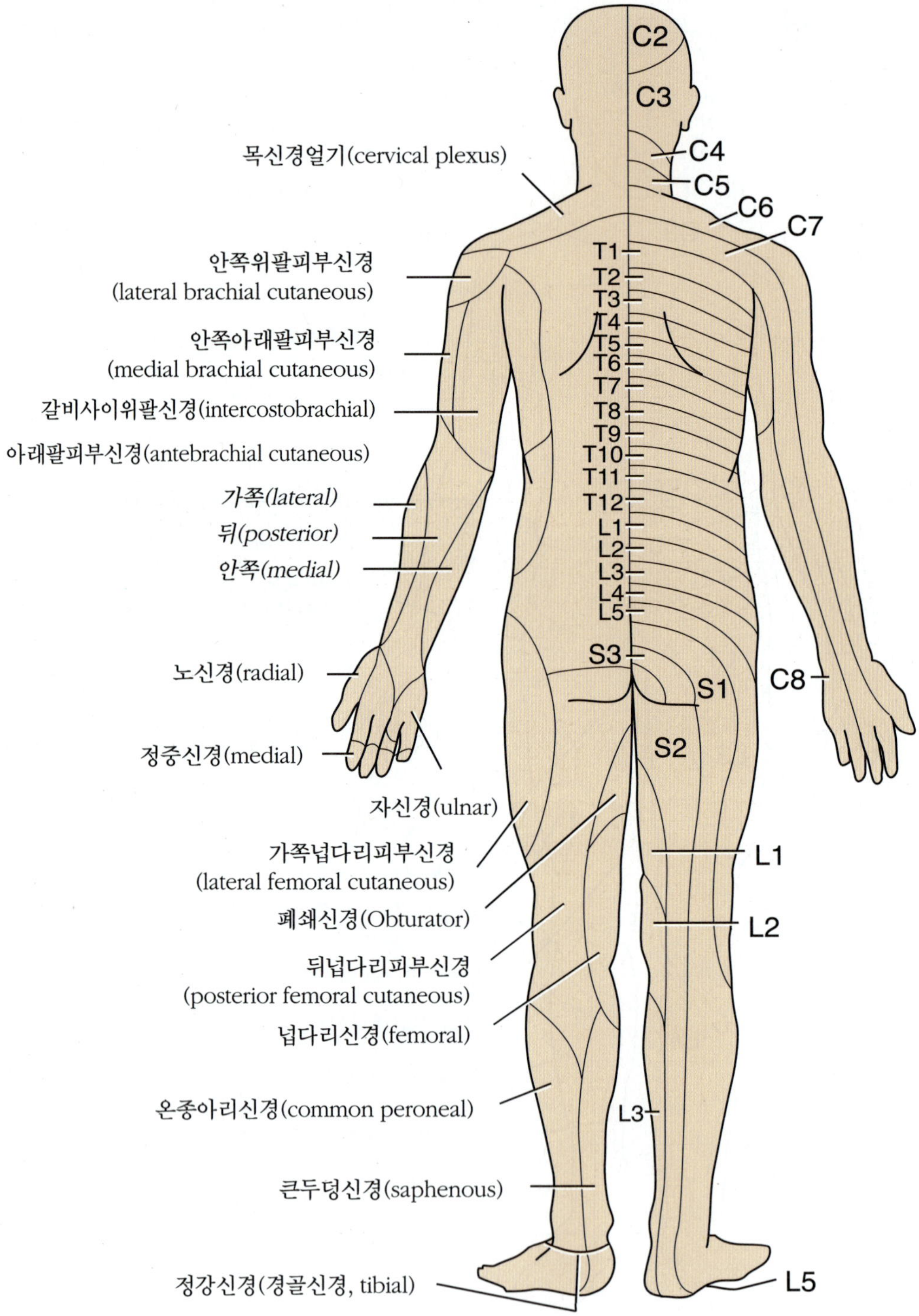

목신경얼기(cervical plexus)
안쪽위팔피부신경
(lateral brachial cutaneous)
안쪽아래팔피부신경
(medial brachial cutaneous)
갈비사이위팔신경(intercostobrachial)
아래팔피부신경(antebrachial cutaneous)
가쪽(lateral)
뒤(posterior)
안쪽(medial)
노신경(radial)
정중신경(medial)
자신경(ulnar)
가쪽넙다리피부신경
(lateral femoral cutaneous)
폐쇄신경(Obturator)
뒤넙다리피부신경
(posterior femoral cutaneous)
넙다리신경(femoral)
온종아리신경(common peroneal)
큰두렁신경(saphenous)
정강신경(경골신경, tibial)
C2
C3
C4
C5
C6
C7
C8
T1
T2
T3
T4
T5
T6
T7
T8
T9
T10
T11
T12
L1
L2
L3
L4
L5
S3
S1
S2
L1
L2
L3
L5

평가

- 척추 신경 운동 분포를 평가
  [8장의 임상적으로 연관된 근절(Clinicall Relevant Myotomes)을 참조]
- 다음의 말초 신경 감각 분포를 평가
  (정상 부위를 먼저 평가하고 검사 시 시야를 가리고 병변에 따라 피부분절 또는 특정 말초신경지배 양상을 평가)

  - 날카롭고 둔한 감각의 구분
    - 날카로운 물체
      (예를 들면; 종이 클립의 끝 또는 반사 해머 핀의 날카로운 끝)와 둔한 물체(예를 들면; 연지우개 또는 반사 해퍼 핀의 뭉툭한 끝)으로 환자를 만지고, 이들 물체를 정확히 구분할 수 있는지 확인함.

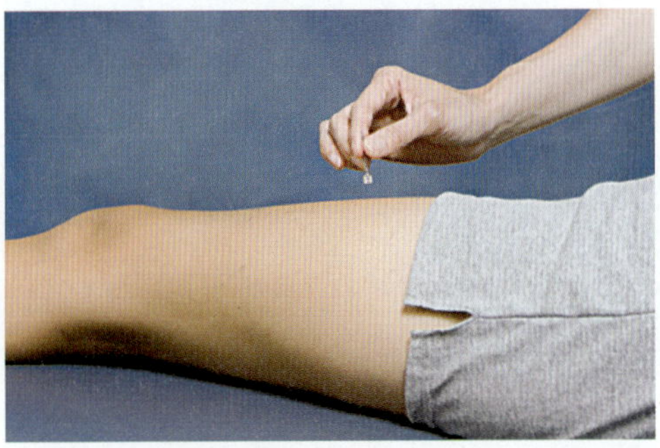

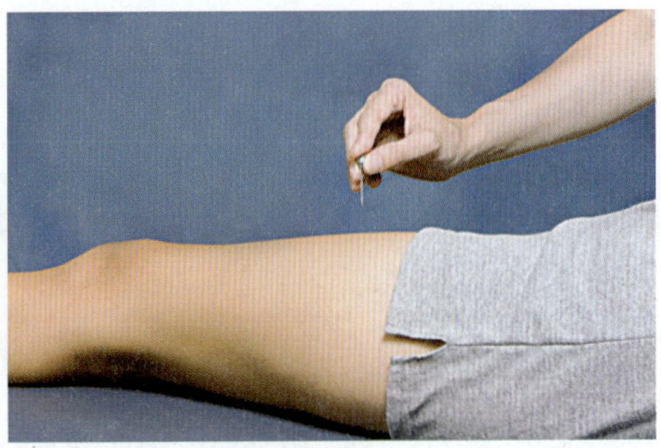

  - 가벼운 촉각
    - 면봉으로 환자를 가볍게 만져서 닿은 부위를 정확히 인지하는지 확인함.

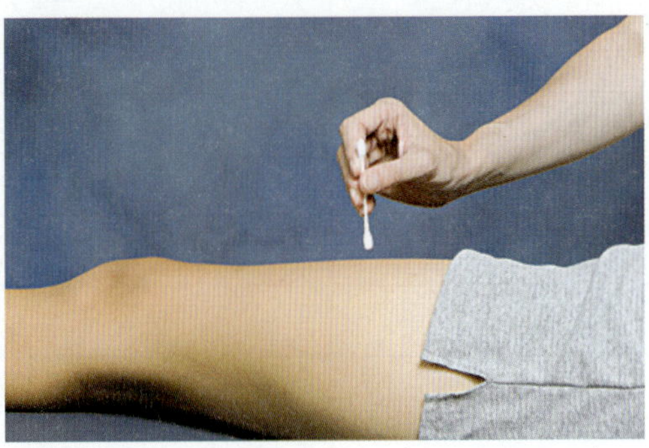

■ 온도

- 검사 튜브
  (하나는 따뜻한 물로 차 있고, 다른 하나는 차가운 물로 차 있음)를 환자의 피부에 대고 온도를 정확히 인지하는지 확인함.

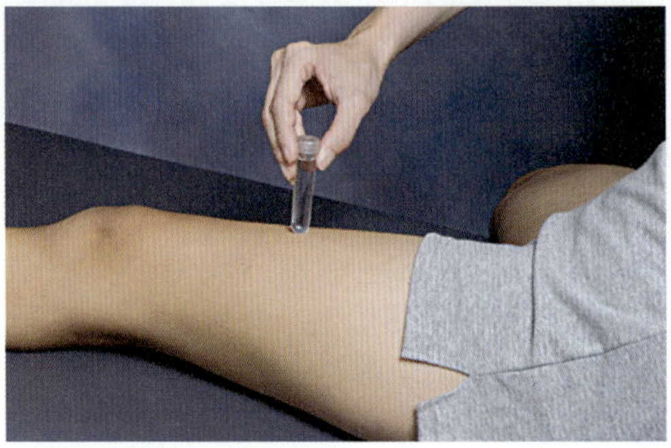

환경, 가정 및 직장 (일/학교/놀이) 장애 [Environmental, home, andd work (job/school/play) barriers]

(각 장의 "환경, 가정 및 직장 장애" 참조)

환경, 가정 및 직장에서의 권고사항

범주	평가할 부분	권고사항
진입로	차량 진입 표면	부드럽고, 평평하며, 불이 밝혀짐
	계단	높이를 7인치 미만으로 조정; 깊이는 11인치 이상으로 조정
	난간 높이	34–38인치로 높이를 조정
	난간 위치	난간을 양측에 설치
	경사로 기울기	높이 1인치당 12인치의 길이가 필요함 경사로가 30 피트 이상일 경우, 발판을 필요로 함

환경, 가정 및 직장에서의 권고사항 *(계속)*		
범주	평가할 부분	권고사항
현관	문의 공간	밖으로 여는 문은 5 × 5 피트, 안으로 여는 문은 3 × 5 피트 이상의 공간을 할당
	문의 손잡이	환자의 손 기능에 따라 손잡이를 조정
	문지방	있다면 제거할 것
	문의 폭	32–34 인치로 조정
가구	소파 및 의자	의자차와 동일한 높이의 가구를 사용; 좌석은 딱딱해야 함
조명	방 조명	밝게 유지
	야간 조명	복도 및 방에 설치
복도	복도 폭	36인치로 조정
흡연 및 일산화탄소 감지기, 소화기	흡연 감지기	각 층에 설치; 침실마다 하나씩 설치
	일산화탄소 감지기	각 층에 설치; 침실마다 하나씩 설치; 가스레인지 옆에 하나 설치
	소화기	부엌, 차고, 지하실 및 침실에 설치
마루	바닥면	미끄럼 방지 표면을 사용
	작은 카페트	있다면 제거할 것
	큰 카페트	카페트 테이프로 고정
전기조절	스위치 및 콘센트	접근 가능하도록 함
	스위치 종류	기능이 제한적인 환자도 사용할 수 있도록 스위치를 조정
실내 문	손잡이	환자의 손 기능에 따라 손잡이를 조정
	문지방	있다면 제거할 것
	문의 폭	최소 32인치 이상

계속

환경, 가정 및 직장에서의 권고사항 *(계속)*		
범주	평가할 부분	권고사항
온열기구	온열기구	단열
침실	침대	고정시키고 이동 시 충분한 공간을 확보
	매트리스	의자차 높이로 조정; 매트리스는 딱딱해야 함
	옷장 폭	최소 32인치 이상으로 조정
	옷장 선반 및 걸이	높이를 조정하여 접근 가능하게 함
욕실	변기	사용 편의를 위해 높이를 조정
	손잡이	변기 및 욕조에 설치
	욕조 의자	위약 또는 균형이 저하된 환자에게 설치
	바닥 및 욕조 표면	미끄럼 방지 표면을 사용
	샤워기 꼭지	수동 조절 추가
욕실 및 부엌	수도꼭지	손 기능이 제한적인 환자가 사용할 수 있도록 조정
	온수관	파이프를 단열할 것
	싱크대	의자차를 탄 환자의 높이에 조정
	싱크대 아래 다리 공간	의자차가 접근 가능한 공간을 확보
부엌	카운터	의자차를 탄 환자의 높이에 조정
	가스레인지 조절	전면에 조절 장치를 사용. 손 기능이 제한적인 환자가 사용할 수 있도록 조정
	벽 부착식 오븐	바닥에서 30–34인치로 조정
	식기세척기	전면에서 넣고 선반을 당겨서 꺼낼 수 있도록 조정
	냉장고	측면 문을 사용
	세탁기 및 건조기	전면에서 넣고 전면에 조절 장치를 부착

환경, 가정 및 직장에서의 권고사항 *(계속)*

범주	평가할 부분	권고사항
운전	문 열기 및 닫기, 잠그기	손 기능이 제한적인 환자가 사용할 수 있도록 조정
	운전석	의자차 또는 스쿠터로부터 이동이 용이하도록 높이 조정
	의자치 및 스쿠터 보관	보관에 충분한 공간을 확보
	운전 능력	핸들, 브레이크 및 엑셀 장치를 손 기능이 제한된 환자에 맞게 조정

학교 기능 평가(school Function Assessment) – 학급, 화장실, 운동장에서 및 이동 시 식사 시 수행능력을 측정하며, 필요한 보조 및 도구를 포함한다. http://www.proedinc.com/Scripts/prodList.asp 참조.

인체 공학 및 신체 역학 (Ergonomics & Body Mechanics)

인체 공학(ergonomics)

평가

- 작업 시 손의 민첩성 및 협응동작을 평가
- 작업 시 기능적 능력 및 수행력을 평가
- 작업 환경에서의 안전성을 결정

신체 역학(body mechanics)

- 개인 위생(self–care), 가정 관리(home management), 직장, 사회 또는 여가 활동을 평가

보행, 이동 및 균형

균형(balance)

- 기능적 활동을 하는 동안 보조기구, 보조기, 의지를 사용할 때와 하지 않을 때 균형을 평가한다.
- 정적 및 동적 균형 평가
  - 정적 균형 검사
    - *롬버그 검사 (Romberg Test)*
      - 환자는 발을 붙이고 눈은 뜬 채 20초 동안 서 있는다.

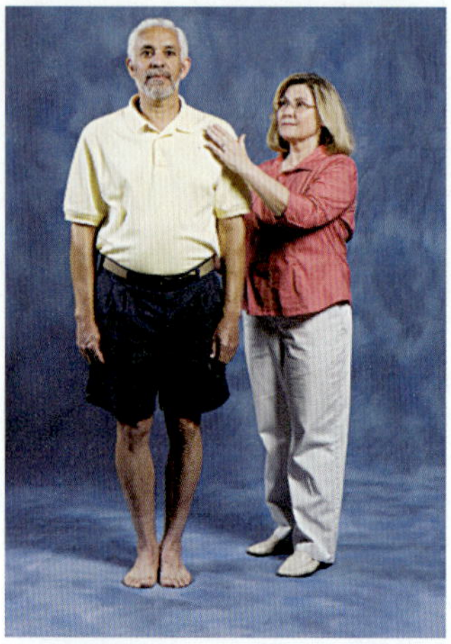

      - 환자는 발을 붙이고 눈을 감은 채 20초 동안 서 있는다.
      - 환자가 과도하게 기울어지거나 발을 떼거나 넘어지면 양성임 (균형 문제를 시사).

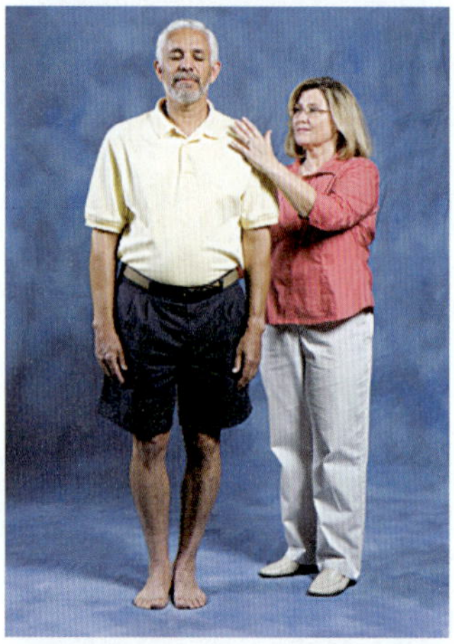

    - *템덤(샤픈드) 롬버그 검사 〔Tandem(sharpened) Romberg Test〕*
      - 환자는 한 발을 다른 발 앞에 붙여 놓고, 눈을 뜬 채 30초 동안 서 있는다.

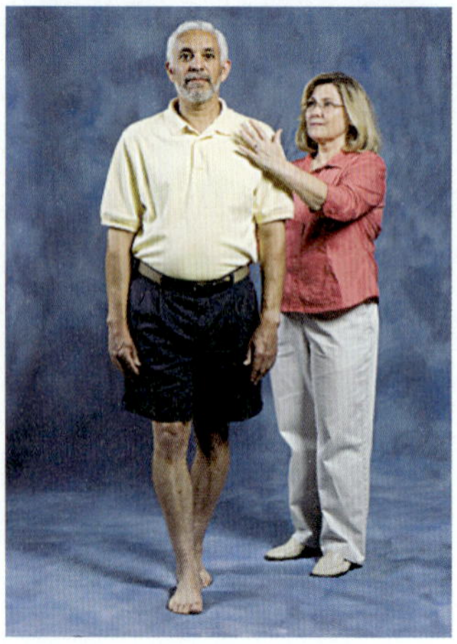

- 그런 다음 환자는 한 발을 다른 발 앞에 붙여 놓고, 눈을 감고 60초 동안 서 있는다.
- 환자가 과도하게 기울어지거나 발을 떼거나 넘어지면 양성임 (균형 문제를 시사).

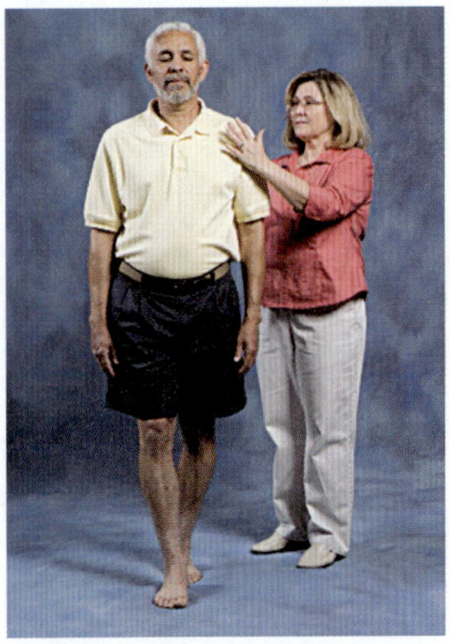

- *한 다리로 서기 검사 (One-Legged Stance Test)*
  - 팔을 가슴에 얹고 한 다리를 들고 엉덩관절은 중립, 무릎은 90° 로 굽힌 채 30초간 서 있는다 (들고 있는 다리로 지지하는 다리를 눌러서는 안 됨)
  - 환자는 다른쪽 다리로 반복 검사함
  - 검사자는 환자의 다리가 서로 닿거나 발이 바닥에 닿으면 종료한다.

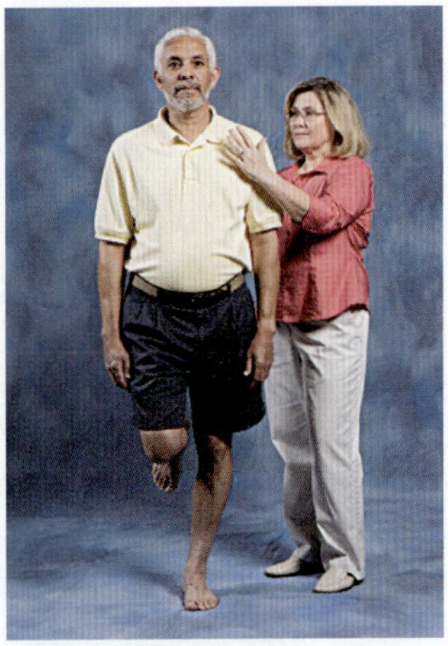

동적 균형 검사

- *기능적 팔 뻗어닿기 검사 (Functional Reach Test)*
  - 환자는 편안히 선 자세에서 가능한한 멀리 팔을 뻗는다.
  - 벽에 어깨 높이로 놓인 금속자로 팔의 닿는 거리 변화를 측정한다.

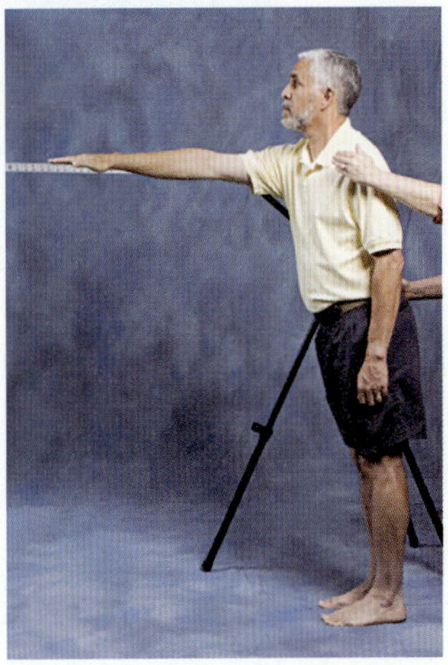

정상치			
나이	남자(인치)	여자(인치)	소견
20−40세	16.7 +/− 1.9	14.6 +/− 2.2	
41−69세	14.9 +/− 2.2	13.8 +/− 2.2	
70−87세	13.2 +/− 1.6	10.5 +/− 3.5	

Source: From Duncan PW, Weiner DK, Chandler J, et al. Functional reach: A new clinical measure of balance. J Gerontol. 1990;45:M192-M197, with permission.

- *다방향 뻗어닿기 검사 (Multidirectional Reach Test)*

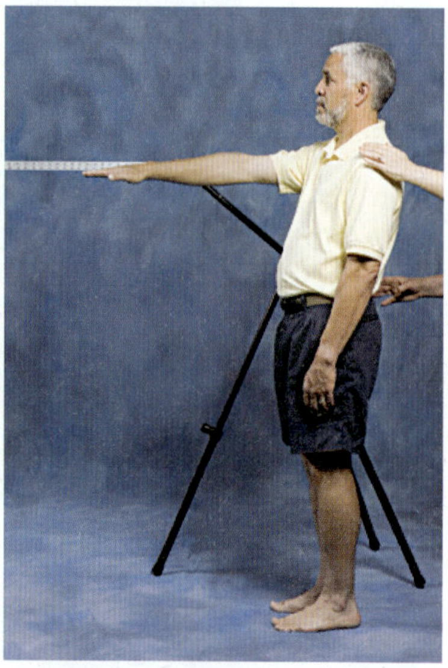
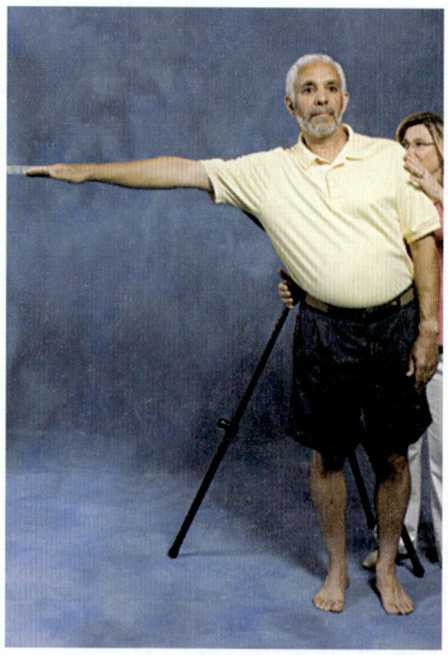

- 편안히 선 자세에서 발을 움직이거나 내딛지 말고, 앞뒤로 또는 옆으로 기울이면서 가능한한 멀리 팔을 뻗는다.
- 벽에 어깨 높이로 놓인 금속자로 뻗친 팔의 검지의 시작 시와 끝날 때의 위치를 측정한다.

노인(평균 74세)의 정상치		
뻗는 방향	거리(평균 +/- 표준편차) (인치)	소견
전방	8.9 +/− 3.4	
후방	4.6 +/− 3.1	
우측방	6.2 +/− 3.0	
좌측방	6.6 +/− 2.8	

Source: From Newton RA. Validity of the multi-directional reach test: A practical measure for limits of stability in older adults. J Gerontol A Biol Sci Med Sci. 2001;56:M248-M252, with permission.

Berg 균형 척도 (Berg Balance Scale)		
검사 항목	가능한 점수	점수
앉았다가 일어서기	4 −손 사용하지 않고 일어날 수 있으며, 독립적으로 안정화할 수 있음 3 −손을 사용하여 독립적으로 일어설 수 있음 2 −수차례 시도 후 손을 사용하여 일어설 수 있음 1 −일어서거나 안정화하는데 최소한의 도움을 필요로 함 0 −일어서는데 중등도/최대 도움이 필요함	
2분 동안 지지없이 서 있기	4 −2분 동안 안전하게 설 수 있음 3 −감시하에 2분 동안 안전하게 설 수 있음 2 −지지없이 30초 동안 설 수 있음 1 −지지없이 30초 동안 서기 위해 수차례 시도가 필요함 0 −도움 없이 30초 동안 설 수 없음	
발을 바닥에 대고 등받이 없이 앉기	4 −2분 동안 안전하게 앉을 수 있음 3 −감시하에 2분 동안 앉을 수 있음 2 −30초 동안 앉을 수 있음 1 −10초 동안 앉을 수 있음 0 −지지없이 10초 동안 앉을 수 없음	
서 있다가 앉기	4 −손의 최소한의 사용만으로 안전하게 앉음 3 −손을 사용해서 앉는 것을 조절함 2 −다리 뒷부분을 의자에 기대면서 앉는 것을 조절함 1 −독립적으로 앉을 수 있으나 잘 조절되지 않음 0 −앉기 위해 도움이 필요함	

계속

Berg 균형 척도 (Berg Balance Scale)(계속)		
검사 항목	가능한 점수	점수
이동 (침대에서 의자 또는 의자에서 의자)	4－손의 최소한의 사용만으로 안전하게 이동 3－손을 반드시 사용해서 안전하게 이동 2－감시하에 이동 1－한 사람의 도움이 필요함 0－두 사람의 도움이 필요함	
눈 감고 지지없이 서 있기 (10초 동안)	4－10초 동안 안전하게 서 있음 3－감시하에 10초 동안 안전하게 서 있음 2－3초 동안 안전하게 서 있음 1－눈을 3초 동안 감을 수는 없으나 안정성은 유지 0－넘어지지 않도록 도움이 필요함	
양발을 붙이고 지지 없이 서 있기	4－독립적으로 1분 동안 안전하게 가능 3－감시하에 독립적으로 1분 동안 안전하게 가능 2－독립적으로 가능하지만 30초 동안 유지하지 못함 1－자세를 잡을 때 도움이 필요하지만 15초 동안 유지할 수 있음 0－자세를 잡을 때 도움이 필요하고 15초 동안 유지할 수 없음	
서서 물건을 잡으려 팔을 쭉 뻗기	4－25 cm 이상 자신있게 가능 3－12 cm 이상 안전하게 가능 2－5 cm 이상 안전하게 가능 1－뻗기는 하나 감시를 요함 0－시도할 때 균형을 잃음	
선 자세에서 바닥에 있는 물건을 집어올림	4－안전하고 쉽게 집어 올릴 수 있음 3－감시하에 집어 올릴 수 있음 2－집어 올릴 수는 없으나, 바닥에서 2~5 cm까지는 뻗치며 독립적으로 균형을 유지함 1－집어 올릴 수 없으며 시도할 때 감시를 요함 0－시도할 수 없으며 균형을 잃지 않기 위해 도움을 요함	
서서 어깨 너머를 보기 위해 돌아서기	4－양측에서 뒤를 보며 체중 이동을 잘 함 3－한 쪽에서만 뒤를 보며 체중 이동이 덜 됨 2－양측으로 돌리지만, 균형 유지만 함	

Berg 균형 척도 (Berg Balance Scale)(계속)		
검사 항목	가능한 점수	점수
	1 – 돌릴 때 감시를 요함 0 – 균형을 잃지 않거나 넘어지지 않기 위해 도움을 요함	
360° 돌기	4 – 4초 이내에 360°를 안전하게 돔 3 – 4초 이내에 한 쪽으로만 360°를 안전하게 돔 2 – 360°를 안전하게 돌지만 오래 걸림 1 – 감시가 필요함 0 – 도움이 필요함	
지지 없이 서서 발을 교대로 디디기	4 – 독립적으로 안전하게 8걸음을 20초 이내에 디딤 3 – 독립적으로 안전하게 8걸음을 디디는데 20초 이상 소요 2 – 감시하에 보조 기구 없이 4걸음을 디딤 1 – 최소의 도움으로 2걸음 이상 디딤 0 – 넘어지지 않기 위해 도움을 요함	
한 발을 앞에 놓고 지지 없이 서 있기	4 – 독립적으로 30초 동안 유지하며 보행 3 – 독립적으로 30초 동안 유지 2 – 독립적으로 약간 발을 움직이며 30초 동안 유지 1 – 보행 시 도움이 필요하나 15초 동안 유지 가능 0 – 보행 또는 직립 시 균형 소실	
한 다리로 서기	4 – 다리를 독립적으로 들고 10초 이상 유지 3 – 다리를 독립적으로 들고 5~10초 유지 2 – 다리를 독립적으로 들고 3초 이상 유지 1 – 다리를 들려하지만 3초 이상 유지하지 못하나 독립적으로 서 있을 수는 있음 0 – 시도할 수 없거나 낙상을 막기 위해 도움이 필요함	
(5세 이상) (총점 = 56; 45점 이하는 노인에서 낙상의 예측인자임)		
총 점수		

Source: From Berg KO, Wood-Dauphinee S, Williams JL, Gayton D. Measuring balance in the elderly: preliminary development of an instrument. Physiother Can. 1989;41:304-311, with permission.

■ 일어서서 가기 시간 측정 검사 (Timed Get up and Go Test)

- 환자는 등받이에 기댄 채 딱딱한 의자에 편안히 앉는다.
- 환자는 서서 10피트 정도 정상 속도로 걷고, 목표물을 건드리지 않은 채 돌아서 의자로 다시 돌아와 자리에 앉는다.
- 검사자는 "시작"이라는 구령과 함께 초시계로 시간을 재서 환자가 시작점으로 돌아올 때 종료한다.
- 환자는 한 번 연습하고 두 번 검사를 시행한다.
- 환자는 두 번의 검사 평균을 기록한다.
- 대부분의 건강한 성인은 10초 이내에 검사를 마칠 수 있다.
- 유약한 노인이나 장애를 지닌 환자는 10초에서 20초 정도 소요될 수 있다.

균형에서의 감각 상호작용에 대한 임상 검사 (4세 이상 소아 및 성인을 대상) (Clinical test for sensory interaction in balance; CTSIB)

팔을 교차해서 가슴에 얹고 발은 어깨 너비로 벌린다. 환자는 각 조건에 대해 30초 동안 균형을 유지할 수 있어야 하며 검사는 3번 시행할 수 있다. 두 번 이상 낙상을 한 경우에는 직립 균형에 필요한 감각 정보 결손을 시사한다. 발을 디디거나 팔을 풀거나 눈을 뜨는 경우 (눈을 감는 조건에서)는 실패로 간주한다.

각 조건에서 흔들림의 정도는 다음과 같이 정한다:

1 = 최소한의 흔들림
2 = 경도의 흔들림
3 = 중등도의 흔들림
4 = 낙상

조건 (condition)	검사 항목 (condition tested)	결손 상태 (deficit conditon)	
1. 눈을 뜸 (기저 검사)	시각, 안뜰감각 및 체성감각		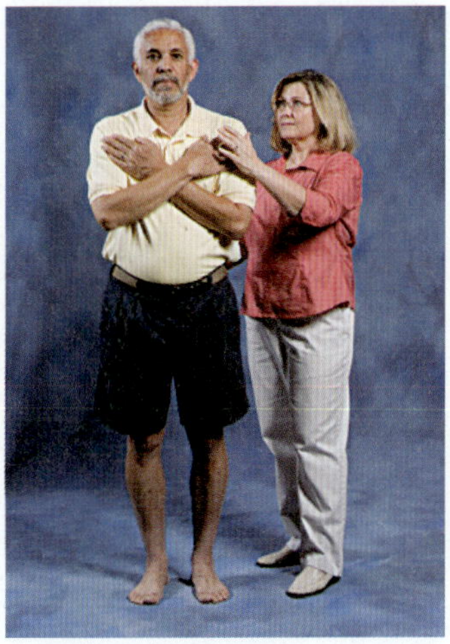
2. 눈을 감음	안뜰감각 및 체성감각	시각	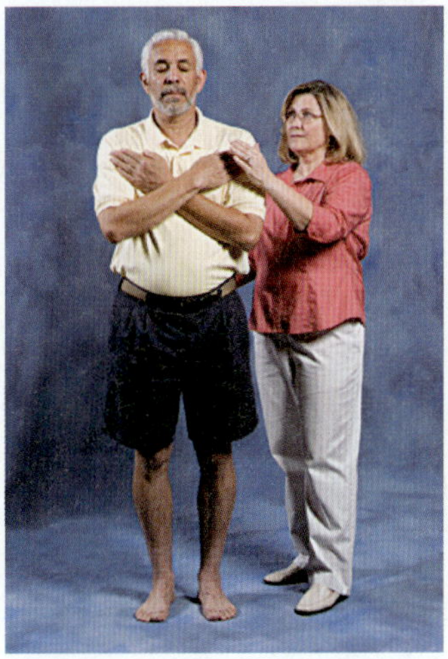

조건 (condition)	검사 항목 (condition tested)	결손 상태 (deficit conditon)	
3. 얼굴 가리개 사용	안뜰감각 및 체성감각	부정확한 시각 피드백으로 인한 감각 장애	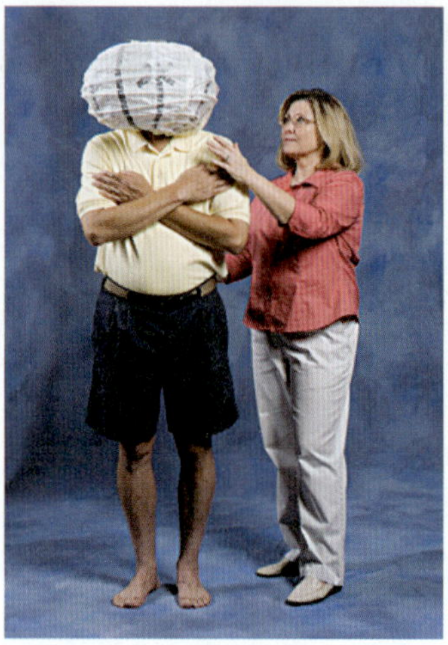
4. 스티로폼 위에 서기; 눈을 뜸	시각 및 안뜰감각	체성 감각	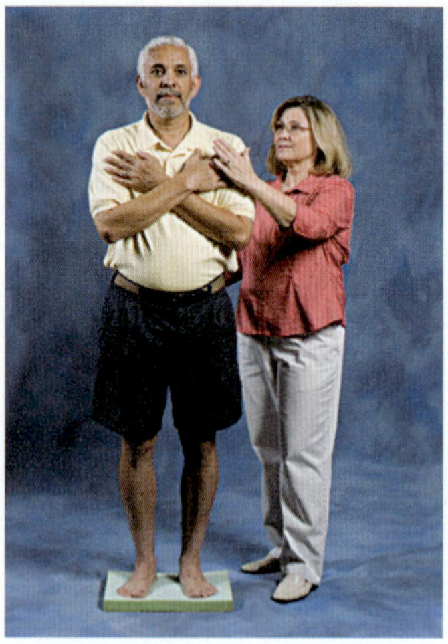

조건 (condition)	검사 항목 (condition tested)	결손 상태 (deficit conditon)	
5. 스티로폼 위에 서기; 눈을 감음	안뜰감각	시각 및 부정확한 체성감각 피드백	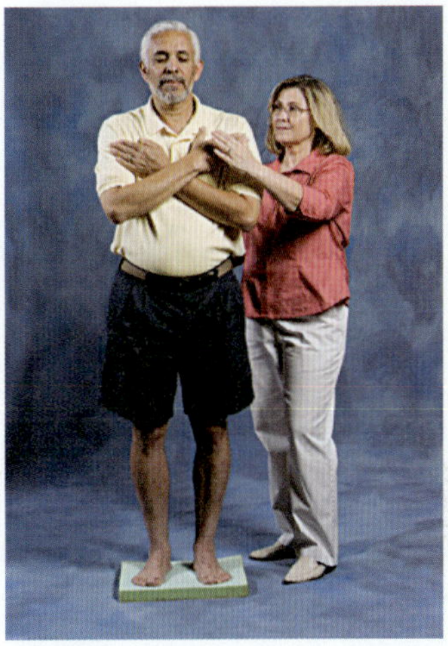
6. 스티로폼 위에 서서 얼굴 가리기	안뜰감각	부정확한 시각 및 체성감각 피드백	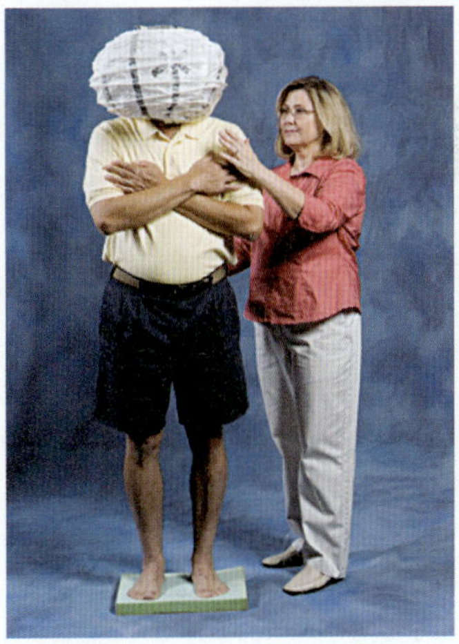

Source: From Black FO, Wall C, Nashner LM. Effects of visual and support surface orientation references upon postural control in vestibular deficit subjects. Acta Otolaryngology. 1983;95:199-210, with permission.

수정된 균형에서의 감각 상호작용에 대한 임상 검사 (modified clinical test for sensory interaction in balance; M-CTSIB)

앞에 기술한 1,2,4,5번 항복을 사용 (얼굴 가리개를 사용한 조건은 제거).

작업 지향적 움직임		
균형		점수
1. 앉아서 균형잡기	0 –의자에 기대거나 미끄러짐 1 –의자에서 약간 미끄러지거나 엉덩이에서 의자까지 거리가 약간 증가함 2 –안정적, 안전하고, 똑바로 앉음	
2. 의자에서 일어나기	0 –도움없이 불가능하거나 균형을 소실 1 –가능하나 팔을 사용하거나 두 번이상 시도해야 함 2 –팔을 사용하지 않고 한번에 가능	
3. 서서 바로 균형잡기	0 –불안정적, 비틀거림, 발을 움직임, 몸통이 심하게 흔들림, 지지를 위해 물건을 잡아야 함 1 –안정적이나 워커 또는 지팡이를 사용, 또는 약간 비틀거리지만 물건을 잡지 않고 균형을 잡음 2 –워커나 지팡이 또는 다른 도움없이 안정적임	
4. 서서 균형잡기 (처음 3~5초)	0 –불안정적 1 –안정적이나 발을 벌리거나 (안쪽 복사뼈가 4인치 이상 벌어짐) 지팡이, 워커 및 다른 도움이 필요함 2 –지지없이 발을 모으고 가능	
5. 눈을 감고 균형잡기 (가능한한 발을 붙인 상태로)	0 –불안정적 1 –발을 벌리고 안정적 2 –발을 모으고 다른 물체를 잡지 않고 안정적	

작업 지향적 움직임 *(계속)*		
균형		**점수**
6. 돌면서 균형잡기 (360°)	0 –불안정적 1 –안정적이나 발걸음이 불연속적 2 –붙잡거나 비틀거림이 없음; 안정적이며 발걸음도 연속적	
7. 복장뼈 밀기 (환자는 발을 최대한 붙이고, 검사자는 복장뼈 부위를 가볍게 3차례 민다)	0 –넘어지려하거나 검사자가 균형을 위해 도와야 함 1 –발을 움직여야 하나 균형은 유지함 2 –안정적	
8. 고개 돌리기	0 –불안정적 1 –목을 펴기 위해 옆으로 돌리지 못하나, 비틀거리거나 붙잡지는 않음 2 –옆으로 절반정도 고개를 돌릴 수 있으며 고개를 뒤로 젖혀 천장을 볼 수 있음	
9. 한 다리로 서서 균형잡기	0 –불가능함 1 –약간의 비틀거림, 흔들림 또는 발이 약간 움직임 2 –한 다리로 5초간 물건을 잡지 않고 설 수 있음	
10. 등 펴기 (물체를 잡지 않고 가능한 최대로 등을 뒤로 기대도록 지시한다)	0 –시도하지 않거나 폄이 관찰되지 않거나 비틀거림 1 –펴려 하지만, 관절운동범위가 감소됨 2 –물건을 잡거나 비틀거림없이 폄을 잘 함	
11. 팔 뻗어 닿기 (발가락으로 서면 닿을 정도로 높이인 선반에서 물건을 내리도록 지시한다)	0 –불가능하거나 불안정적임 1 –물건을 잡을 수 있으나 다른 것을 잡아서 지지해야 안정적임 2 –다른 물건을 잡아 지지하지 않고도 물건을 내릴 수 있으며 불안정적이지 않음	

계속

작업 지향적 움직임 *(계속)*		
균형		**점수**
12. 구부리기 (환자에게 바닥에서 펜과 같은 작은 물건을 집어 올리라고 한다)	0 –구부릴 수 없거나 구부린 후 똑바로 일어날 수 없거나 여러 차례 시도해야 함 1 –물건을 잡고 한 번에 일어날 수 있지만 팔로 다른 것을 잡아야 함 2 –구부렸다가 물건을 집을 수 있고 한 번에 일어날 수 있으며 팔을 사용하지 않아도 됨	
13. 앉기	0 –불안정 (거리를 제대로 측정하지 못함; 의자로 넘어짐) 1 –팔을 사용하거나 부드럽지 못한 동작 2 –안전하고 부드러운 동작	
보행		
1. 보행의 시작 (환자에게 복도를 걷도록 한다)	0 –주저함; 여러 차례 시도; 보행시작이 부드럽지 못함 1 –주저하지 않음; 보행 시작은 한번의 부드러운 동작임	
2. 보폭 높이 (몇 걸음 이후 관찰하기 시작: 한 발을 관찰한 후 다른 발을 관찰함; 측면에서 관찰)	0 –유각기 발이 바닥에서 완전히 떨어지지 않음 1 –유각기 발이 바닥에서 1~2인치 이내로 완전히 떨어짐	
3. 보폭 길이 (입각기 발가락과 유각기 발뒤꿈치 사이의 거리를 측정; 측면에서 관찰; 처음 한 두 걸음으로 판단하지 않음; 한 번에 한 쪽만 관찰)	0 –보폭 길이가 정상 이하 1 –최소한 입각기 발과 유각기 발뒤꿈치 사이의 개인의 발의 길이는 됨	

작업 지향적 움직임 *(계속)*		
균형		**점수**
4. 보폭 대칭성(처음 한 두 걸음이 아닌 중간 부분을 관찰; 측면에서 관찰; 유각기 발과 입각기 발가락 사이의 거리를 관찰)	0 – 보폭 길이가 좌우 다르거나 환자가 같은 발로만 발걸음을 시작함 1 – 거의 대부분의 발걸음에서 양쪽 보폭 길이가 같거나 거의 동일함	
5. 보폭 연속성	0 – 다른 발을 들기 전에 발 전체가 바닥에 위치; 각 발걸음간에 완전히 멈춤; 보폭이 주기별로 다름 1 – 다른 발뒤꿈치가 바닥에 닿을 때 발뒤꿈치를 들기 시작; 멈춤이 없음; 보폭이 주기별로 동일함	
6. 보행 경로 이탈(뒤에서 관찰; 여러 걸음동안 한 발을 관찰; 가능하면 바닥에 선을 긋고 관찰)	0 – 측면으로 또는 한 방향으로 발이 편향됨 1 – 환자가 진행하면서 직선에 가깝게 발이 따라감	
7. 몸통 안정성(뒤에서 관찰; 몸통의 측면 움직임은 정상 보행 패턴일 수 있으며 불안정에서 기인하는 것과 구분할 필요가 있음)	0 – 선행 동작이 나타남 1 – 몸통이 흔들리지 않음; 무릎이나 등이 구부러지지 않음; 안정성을 유지하기 위해 팔을 외전하지 않음	
8. 앞서기 (뒤에서 관찰)	0 – 각 발걸음에서 발이 서로 떨어짐 1 – 발이 거의 서로 교차함	
9. 보행 시 회전	0 – 비틀거림; 돌기 전에 멈춤; 발걸음이 연속적이지 못함 1 – 비틀거림이 없음; 걸으면서 회전함; 회전 시 발걸음이 연속적임	
총 점수	**최대 44점**	

Source: From Tinetti ME. Performance-oriented assessment of mobility problems in elderly patients. J Am Geriatr Soc. 1986;Feb;34(2):119-126, with permission.

체위 반사(소아 및 성인)

환자의 무게중심 또는 지지면을 이탈시키면서 3가지 반사를 검사한다:

- *정위 반사*는 환자가 기울어진 자세를 취할 때, 수직 방향으로 머리 및 몸통을 정렬하도록 한다.
- *평형 반사*는 균형이 무너지려고 할 때, 무게중심을 지지면내에 유지하도록 한다.

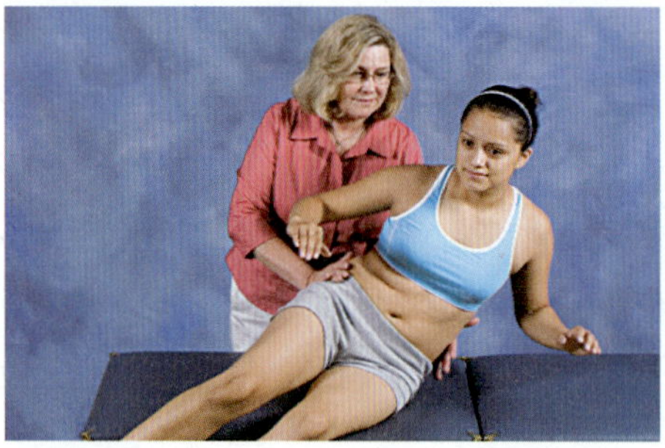

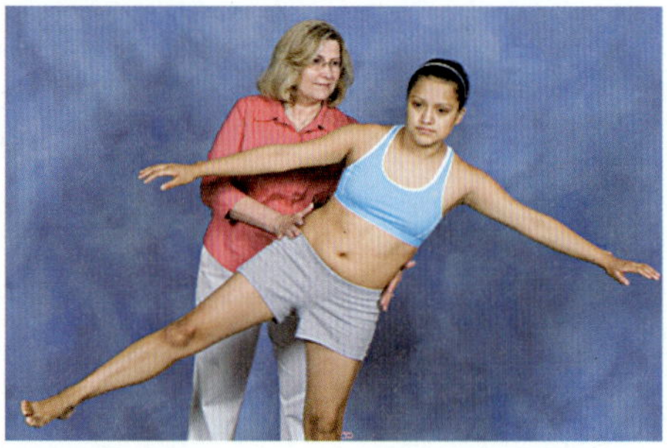

- *신전 보호 반사*는 평형 반사로 낙상을 방지하는데 충분하지 않을 때 발생한다. 낙상을 막기 위해 충분한 속도 및 힘이 있어야 한다.

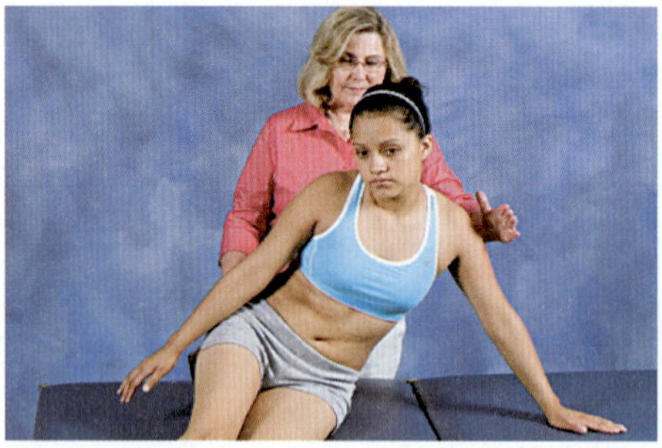

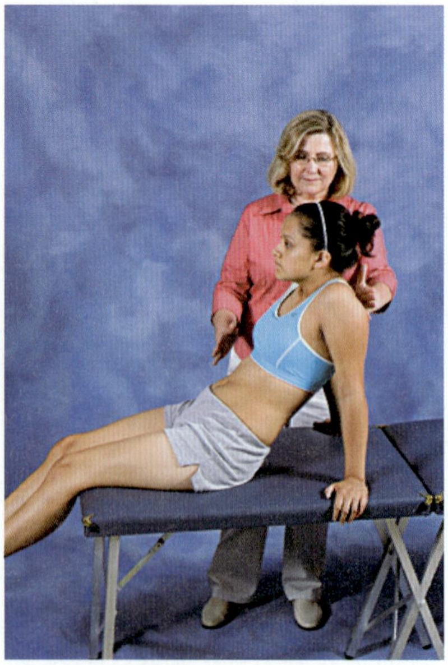

소아 균형(pediatric balance)

*신전 보호 반사*는 평형 반사로 낙상을 방지하는데 충분하지 않을 때 발생한다. 이는 어떤 방향으로도 나타날 수 있고, 낙상을 막기 위해 충분한 속도 및 힘이 있어야 한다. 영아 발달은 다음과 같다:

- **전방** – 6개월: 아이가 앉아 있을 때 체중이 이동되면 넘어지지 않도록 팔을 뻗는다.

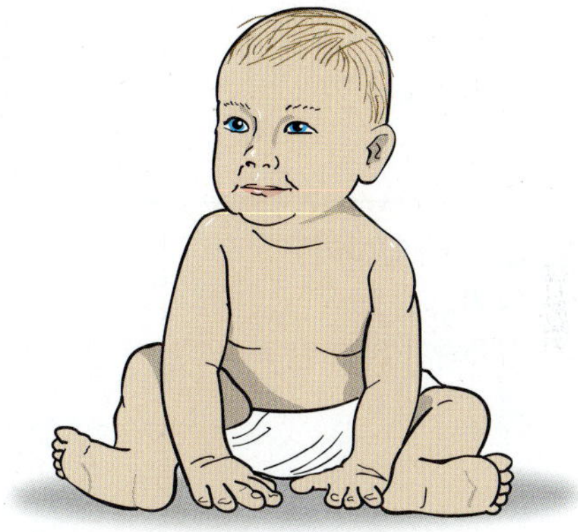

- **측방** – 8개월

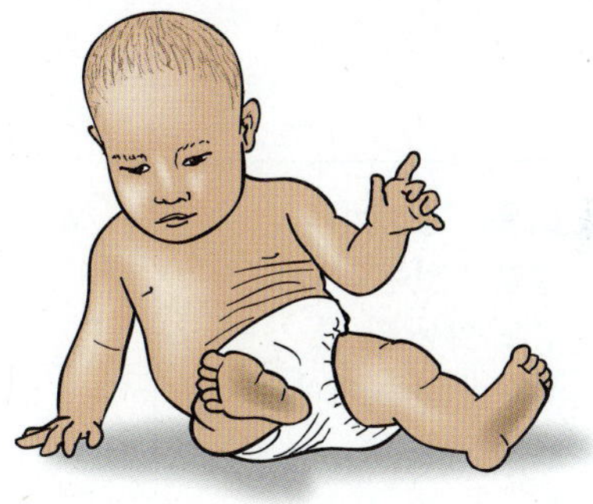

- **후방** – 10개월

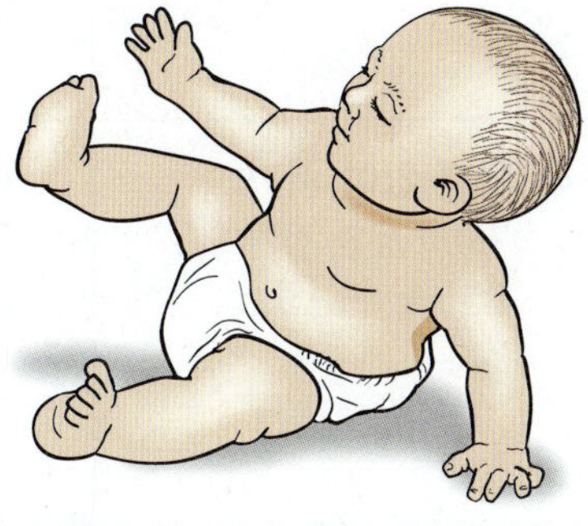

소아 균형 척도(Pediatric Balance Scale)			
	점수		점수
1. **앉았다 일어나기:** "팔을 들고 일어서기"	4 3 2 1 0	– 손을 사용하지 않고 혼자 서서 안정화할 수 있음 – 손을 사용하여 독립적으로 설 수 있음 – 손을 사용하여 수차례 시도 후에 설 수 있음 – 서거나 안정화하는데 약간의 도움이 필요함 – 서기 위해서 중등도 또는 최대의 도움이 필요함	
2. **일어서 있다가 앉기:** "손을 사용하지 않고 천천히 앉음"	4 3 2 1 0	– 손을 약간만 사용하여 안전하게 앉음 – 손을 사용하여 내려가는 것을 조절 – 내려갈 때 다리 뒤를 의자에 기대야 함 – 독립적으로 앉을 수 있지만, 내려갈 때 조절이 잘 안 됨 – 앉는데 도움이 필요함	
3. **이동:** "소아가 팔걸이 있는 의자로 편도 이동 및 팔걸이 없는 의자로 편도 이동"	4 3 2 1 0	– 손을 최소로 사용하여 안전하게 이동할 수 있음 – 손을 사용하여 안전하게 이동할 수 있음 – 음성 지시 및 관찰하에 이동할 수 있음 – 1명의 보조가 필요함 – 안전을 위해 2명의 보조 또는 관찰이 필요함	
4. **지지 없이 서기:** "30초 동안 잡거나 발의 움직임 없이 서기"	4 3 2	– 안전하게 30초 동안 설 수 있음 – 관찰 하에 30초 동안 설 수 있음 – 지지없이 15초 동안 설 수 있음	

소아 균형 척도 *(계속)*			
	점수		점수
	1 0	– 지지없이 10초 동안 서기 위해 수차례 시도해야 함 – 지지없이 10초 동안 설 수 없음	
5. 등받이 없이 앉기 및 바닥에 서기 : "가슴에 손을 얹고 30초 동안 앉기"	4 3 2 1 0	– 안전하게 30초 동안 앉을 수 있음 – 관찰하게 30초 동안 앉을 수 있거나 앉는 자세 유지를 위해 팔을 사용 – 15초 동안 앉을 수 있음 – 10초 동안 앉을 수 있음 – 지지없이 10초 동안 앉을 수 없음	
6. 눈을 감은 채 지지없이 서기: "눈 감은 채 가만히 서 있음"	4 3 2 1 0	– 10초 동안 안전하게 설 수 있음 – 10초 동안 관찰하게 설 수 있음 – 3초 동안 설 수 있음 – 눈을 감은 채 3초동안 설 수는 없으나, 안정적으로 유지할 수 있음 – 넘어지지 않기 위해 도움이 필요함	
7. 발을 붙이고 지지 없이 서기: "발을 붙이고 붙잡지 않고 가만히 서 있기"	4 3 2 1 0	– 독립적으로 양발을 붙이고, 30초 동안 안전하게 설 수 있음 – 관찰하게 양발을 붙이고, 30초 동안 안전하게 설 수 있음 – 독립적으로 양발을 붙이고 설 수 있으나, 30초 동안 유지할 수는 없음 – 자세를 잡는데 도움이 필요하나 양발을 붙이고 30초 동안 설 수는 있음 – 자세를 잡는데 도움이 필요하거나 30초 동안 유지할 수 없음	

계속

<table>
<tr><th colspan="4">소아 균형 척도 (계속)</th></tr>
<tr><th></th><th>점수</th><th></th><th>점수</th></tr>
<tr><td rowspan="5">8. 한발을 앞에 두고 지지 없이 서기: "한발을 다른 발의 앞에 위치하고 서기"</td><td>4</td><td>– 발을 일렬로 놓고 독립적으로 30초 동안 유지할 수 있음</td><td rowspan="5"></td></tr>
<tr><td>3</td><td>– 발을 다른 발의 앞에 놓고 30초 동안 유지할 수 있음</td></tr>
<tr><td>2</td><td>– 독립적으로 발을 디디며 30초 동안 유지할 수 있거나 발을 앞에 놓는데 도움이 필요하지만, 30초 동안 설 수 있음</td></tr>
<tr><td>1</td><td>– 발을 디디는데는 도움이 필요하나, 15초 동안 유지할 수 있음</td></tr>
<tr><td>0</td><td>– 걷거나 설 때 균형을 잃음</td></tr>
<tr><td rowspan="5">9. 한 다리로 서기: "한 다리로 붙잡지 않고 가능한 한 오래 서기"</td><td>4</td><td>– 다리를 독립적으로 들 수 있고, 10초 동안 유지할 수 있음</td><td rowspan="5"></td></tr>
<tr><td>3</td><td>– 다리를 독립적으로 들 수 있고, 5~9초 동안 유지할 수 있음</td></tr>
<tr><td>2</td><td>– 다리를 독립적으로 들 수 있고, 3~4초 동안 유지할 수 있음</td></tr>
<tr><td>1</td><td>– 다리를 들려고 시도함; 3초 동안 유지할 수 없으나, 설 수는 있음</td></tr>
<tr><td>0</td><td>– 시도가 불가능하거나 넘어지지 않기 위해 도움이 필요함</td></tr>
<tr><td rowspan="2">10. 360° 돌기: "완전히 한 바퀴 돌고 멈춘 후, 반대 방향으로 한 바퀴 돌기"</td><td>4</td><td>– 각 방향으로 4초 이내에 360°를 안전하게 돌 수 있음(총 8초 이내)</td><td rowspan="2"></td></tr>
<tr><td>3</td><td>– 한 방향으로는 360°를 안전하게 도는데 4초 이내에 가능하나, 다른 방향으로는 4초 이상 소요됨</td></tr>
</table>

소아 균형 척도 *(계속)*			
	점수		점수
	2 1 0	– 360°를 안전하게 돌 수 있지만 느림 – 집중 관찰 또는 지속적인 음성 지시를 요함 – 도는데 도움이 필요함	
11. 서 있는 채로 몸을 돌려 좌/우 어깨 넘어로 보기: "발은 고정한 채로 양측으로 움직이는 물체를 따라가기"	4 3 2 1 0	– 각각의 어깨 넘어로 보기, 체중 이동은 몸통 회전을 포함 – 몸통 회전을 하며 한 쪽 어깨 넘어로는 볼 수 있음. 다른 방향은 어깨까지만 체중 이동이 되고, 몸통 회전은 없음 – 고개를 돌려 어깨까지만 볼 수 있음; 몸통 회전은 없음 – 돌 때 관찰을 요함; 턱이 어깨까지 거리의 1/2 이상 움직임 – 균형을 잃거나 낙상을 막기 위해 도움이 필요함; 턱이 어깨까지 거리의 1/2 이하로 움직임	
12. 선 채로 바닥에서 물체를 집어 올리기: "우성 발의 앞에 놓인 물체를 집어 올리기"	4 3 2	– 물체를 안전하게 쉽게 집어 올릴 수 있음 – 물체를 집어 올릴 수 있으나 관찰을 요함 – 물체를 집어 올릴 수 없으나 물체 앞 1~2인치까지는 팔을 뻗으며 독립적으로 균형을 유지	

계속

소아 균형 척도 *(계속)*			
	점수		점수
	1 0	– 물체를 집어 올릴 수 없음; 시도할 때 관찰을 요함 – 시도할 수 없음; 균형을 잃거나 넘어지지 않기 위해 도움이 필요함	
13. 지지없이 선 채로 발을 번갈아서 디딤대에 올리기: "발을 번갈아 디딤대에 올릴 수 있으며 4차례 지속할 수 있음	4 3 2 1 0	– 독립적으로 서서 안전하게 8 발자국을 20초 동안 디딜 수 있음 – 독립적으로 서서 8 발자국을 디디는데 20초 이상이 소요 – 도움 없이 4 발자국을 디딜 수 있으나 집중 관찰을 요함 – 2 발자국을 디딜 수 있음; 약간의 도움을 요함 – 균형을 유지하거나 넘어지지 않기 위해 도움을 요함	
14. 선 채로 팔을 벌리고 앞으로 뻗기: "손가락을 폈다가, 주먹을 쥐고 발을 움직이지 않은 채 가능한 멀리 앞으로 뻗기	4 3 2 1 0	– 10인치 이상 자신있게 앞으로 뻗을 수 있음 – 5인치 이상 안전하게 뻗을 수 있음 – 2인치 이상 안전하게 뻗을 수 있음 – 앞으로 뻗을 수 있으나 관찰을 요함 – 시도할 때 균형을 잃어서 외부 지지가 필요함	
총 점수			

Source: From Franjoine MR, Gunther JS, Taylor MJ. Pediatric balance scale: A modified version of the Berg Balance Scale for the school-age child with mild to moderate motor impairment. Pediatr Phys Ther. 2003;15(2):114-128, with permission.

Tinetti 낙상 효율 척도 (Tinetti' s Falls Efficacy Scale) (점수가 높을 수록 효율 및 자신감이 떨어짐)										
1에서 10점에서 1점이 가장 자신감이 있는 것이고, 10점은 전혀 없는 것이며, 당신은 어디에 해당하는가?										
질문(question)	가장 적합한 답을 동그라미 하시오 자신감이 최대 ⟷ 자신감이 최소									
목욕이나 샤워를 할 수 있는가?	1	2	3	4	5	6	7	8	9	10
선반에 닿을 수 있는가?	1	2	3	4	5	6	7	8	9	10
식사를 준비할 수 있는가?(무겁거나 뜨거운 물건을 들 필요는 없는 경우)	1	2	3	4	5	6	7	8	9	10
집안에서 돌아다닐 수 있는가?	1	2	3	4	5	6	7	8	9	10
침대 누웠다, 일어났다 할 수 있는가?	1	2	3	4	5	6	7	8	9	10
현관에 나가거나 전화를 받을 수 있는가?	1	2	3	4	5	6	7	8	9	10
의자에 앉고 일어날 수 있는가?	1	2	3	4	5	6	7	8	9	10
옷을 입고 벗을 수 있는가?	1	2	3	4	5	6	7	8	9	10
가벼운 가사일을 할 수 있는가?	1	2	3	4	5	6	7	8	9	10
간단한 쇼핑을 할 수 있는가?	1	2	3	4	5	6	7	8	9	10
점수										

Source: From Tinetti ME, Richman D, Powell L. Falls efficacy as a measure of fear of falling. J Gerontology. 1990;45:239-243, with permission.

보행 및 이동(gait and locomotion)

평가

- 평지 및 평탄하지 않은 표면, 요철, 연석 및 계단에서 평가한다.
- 보조기구, 보조기 및 의지, 장비를 착용할 때와 하지 않을 때 본인이 선택한 속도로 평가한다.
- 팔 흔들거림, 발목, 무릎, 엉덩관절, 몸통 및 머리 움직임을 기술한다.
- 보행수, 속도, 공간(보장 및 활보장, 지지면) 및 시간(보, 활보, 단하지 지지 시간, 양하지 지지 시간) 변수
- 도움의 수준을 기술한다.
- 안전 문제를 관찰될 경우, 기록한다.

보행 시간 측정 검사(50피트의 공간 및 초시계, 테이프가 필요)

- 환자가 스스로 선택한 속도로 걷도록 한 다음, 바르게 걷도록 해서 다음을 측정한다:
  - 전반적인 보행 속도
  - 가속 및 감속시 필요한 거리
  - 활보장

4-항목 동적 보행 지수		
(낙상 위험은 12점 중 10점 미만인 경우 존재)		
항목	**등급: 해당되는 분류의 가장 낮은 곳에 표시**	**점수**
1. 보행 표면 지시: 여기서 다음 표지까지 (20피트) 정상 속도로 걷는다.	3-정상: 20피트를 보조기구 없이 정상 속도로 불균형 소견 없이 정상 보행 패턴으로 보행 2-경도 장애: 20피트를 보조기구 사용하여 느린 속도로 약간의 보행 이상을 동반하며 보행 1-중등도 장애: 20피트를 느린 속도로 비정상적인 보행 패턴으로 불균형 소견을 보이며 보행 0-중증 장애: 20피트를 도움 없이는 걸을 수 없으며 심한 보행 이상 또는 불균형 소견을 보임	
2. 보행 속도의 변경 지시: 정상 속도로 걷기 시작하고 (5피트), "가세요" 하면 가능한 빨리 걷는다 (5피트 동안); "천천히" 하면 가능한 천천히 걷는다 (5피트)	3-정상: 균형 소실 또는 보행 이상 없이 보행 속도를 부드럽게 변화할 수 있음; 정상, 빠른 속도, 느린 속도간의 보행 속도가 큰 차이를 보임 2-경도 장애: 보행 속도를 바꿀 수 있으나, 약간의 보행 이상을 보이거나 보행 이상은 없어도 속도 변화를 주기 어렵거나 보조기구를 사용함	

4-항목 동적 보행 지수 *(계속)*

(낙상 위험은 12점 중 10점 미만인 경우 존재)

항목	등급: 해당되는 분류의 가장 낮은 곳에 표시	점수
	1 –중등도 장애: 보행 속도에 약간만의 변화를 보임. 또는 변화를 위해 심한 보행 이상을 보이거나 균형을 소실하지만, 회복하여 지속적으로 보행함 0 –중증 장애: 속도를 변화할 수 없거나 균형을 일어 벽을 잡으려고 함	
3. 수평 머리 회전을 하면서 보행 지시: 정상 속도로 보행을 시작하다가: "우측을 보세요"라고 하면, 똑바로 걸으면서 고개만 우측으로 돌린다; 계속 우측을 보다가 "좌측을 보세요"라고 하면, 좌측으로 고개를 돌린다; "정면을 보세요"라고 하면 정면으로 고개를 돌린다.	3 –정상: 보행의 변화 없이 고개를 부드럽게 돌림. 2 –경도 장애: 고개를 부드럽게 돌리나 보행 속도에서 약간의 변화, 즉, 보행 경로의 경미한 이탈 또는 보행 도구의 사용 등이 초래됨. 1 –중등도 장애: 고개를 돌리나 보행 속도에서의 중등도 변화, 속도 저하, 비틀거림 등이 동반될 수 있으며 이는 회복되며 보행을 지속할 수 있음. 0 –중증 장애: 보행의 심한 장애, 즉, 15인치 이상 경로를 벗어나면서 비틀거림, 균형 소실, 멈춤, 벽을 잡는 행동 등을 동반하면서 작업을 수행함.	

계속

4-항목 동적 보행 지수 *(계속)*		
(낙상 위험은 12점 중 10점 미만인 경우 존재)		
항목	**등급: 해당되는 분류의 가장 낮은 곳에 표시**	**점수**
4. 수직 머리 회전을 하면서 보행 지시: 정상 속도로 보행을 시작하다가; "위를 보세요"라고 하면, 똑바로 걸으면서 고개를 든다; 계속 위를 보다가 "아래를 보세요"라고 하면, 고개를 숙인다; "정면을 보세요"라고 하면, 정면으로 고개를 든다.	3-정상: 보행의 변화 없이 고개를 부드럽게 돌림. 2-경도 장애: 고개를 부드럽게 돌리나 보행 속도에서 약간의 변화, 즉, 보행 경로의 경미한 이탈 또는 보행 도구의 사용 등이 초래됨. 1-중등도 장애: 고개를 돌리나 보행 속도에서의 중등도 변화, 속도 저하, 비틀거림 등이 동반될 수 있으며 이는 회복되며 보행을 지속할 수 있음. 0-중증 장애: 보행의 심한 장애, 즉, 15인치 이상 경로를 벗어나면서 비틀거림, 균형 소실, 멈춤, 벽을 잡는 행동 등을 동반하면서 작업을 수행함.	

Source: From Marchetti GF, Whitney SL. Construction and validation of the 4-item dynamic gait index. Phys Ther. 2006;86(12):1651-1660, with permission.

피부

고려사항

- 욕창의 호발 부위:
  - 뒤통수
  - 어깨뼈
  - 팔꿈치
  - 갈비뼈
  - 가시돌기
  - 엉치뼈 (엉치-엉덩부위 및 꼬리뼈 부위 포함)
  - 생식기
  - 궁둥뼈 (볼기 및 궁둥이 포함)
  - 돌기
  - 무릎
(앞정강, 정강관절융기 및 종아리관절융기, 정강이 및 오금부위 포함)

- 복사뼈
- 발뒤꿈치
- 발 (뒤꿈치 제외한 모든 부위 포함)

누운 자세
(prone)

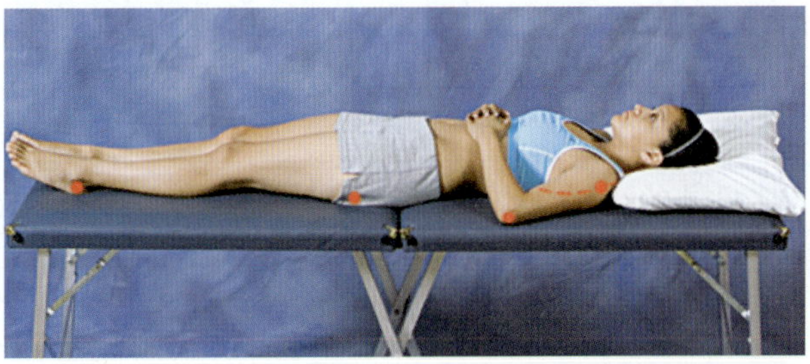

엎드린 자세
(supine)

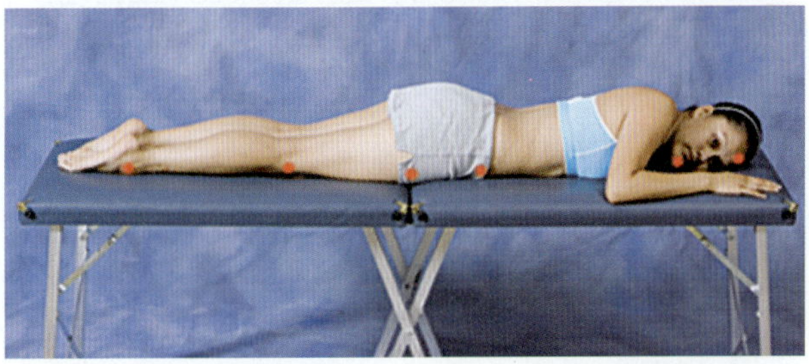

옆으로 누운 자세
(side-lying)

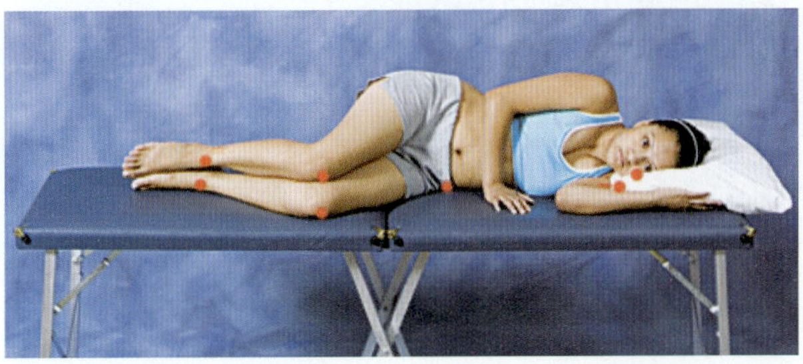

반 기울인 자세
(semi-reclined)

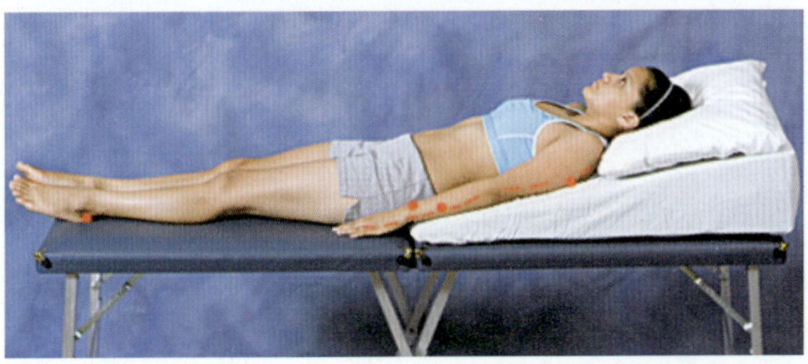

욕창의 분류 (국립 척수손상 정보 체계)		
단계	기술(descriptions)	소견
I	표재성 표피 및 진피층에 국한; 눌러도 색이 바뀌지 않는 발적으로 조치가 필요함	
II	표피 및 진피층을 포함하며 지방조직까지 확장	
III	표면 구조 및 지방조직을 지나 근육까지 침범	
IV	모든 연부조직을 파괴하며 뼈까지 침범하여 뼈 및 관절 구조와 연접함	

Source: NSCISC. National spinal cord injury statistical system. University of Alabama at Birmingham Department of Physical Medicine and Rehabilitation. Available at: http://main.uab.edu/show.asp?durki=10766. Accessed August 21, 2007.

피부 상태(skin integrity)

평가

- 부위를 노출하여 다음을 관찰한다:
  - 피부색
  - 질감(마르거나 반짝거림
  - 피부 긴장도 및 탄성
    (꼬집은 다음에 원상태로 돌아가는 피부의 능력)
  - 모발 성장
  - 이동성
  - 손톱/발톱과 피부 성장
- 홍조의 발현을 확인

창상(wound)

평가

- 다음을 기술한다
  - 위치, 크기, 깊이, 색, 냄새 및 감염 징후
  - 출혈 또는 배액
  - 창상 및 반흔의 특성
  - 창상 및 반흔을 악화시키는 활동 및 자세

관절 상태 및 이동성

평가

- 관절 상태 및 이동성에 대한 적절한 검사를 수행한다(예를 들어, 편마비 환자에서 어깨 관절의 상태).

운동 기능 (운동 조절 및 운동 학습)

고려사항

- 동작의 질을 기술한다.

평가

- 동작을 시작하고 종료하는 능력을 평가한다.
- 동작 속도를 조정(가속 및 감속)하는 능력을 기술한다.
- 목표물에 도달하는 정확성을 평가한다(중간에서 움직임을 교정하는 능력).
- 환자가 편안한 자세에서 다음의 상지 협응동작 검사를 시행한다.
  - 손가락 - 코 검사
    - 어깨는 벌리고, 팔꿈치는 편 채, 환자는 검지의 끝으로 코를 만진 후 팔을 뻗어 다른 검지로 코를 만진다.

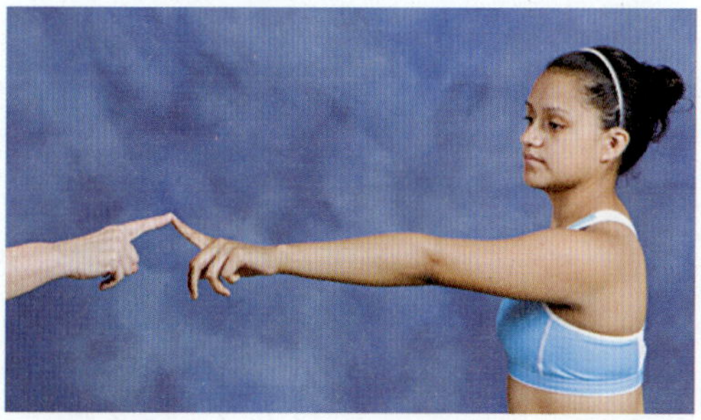

  - 손가락 - 검사자의 손가락 검사
    - 검사자는 환자의 앞에 앉아서 한 팔을 든다.
    - 환자는 검지의 끝으로 검사자의 검지 끝을 만진다.
    - 검사자는 손의 위치를 바꿔서 환자로 하여금 다시 손가락을 만지도록 한다.
  - 코-손가락 검사
    - 환자는 코를 만진 후 검사자의 검지 끝을 만진다.
    - 검사자는 손의 위치를 바꾸고 다시 코-손가락 검사를 시행한다.

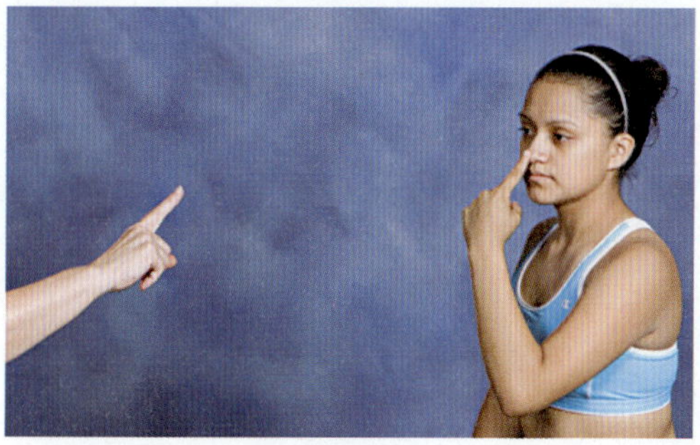

■ 손가락 맞섬

- 엄지 끝을 검지부터 시작해서 다른 손가락의 끝에 댄다.

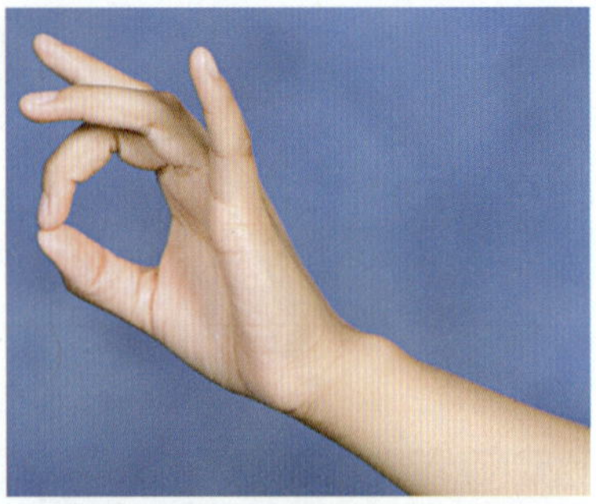

■ 엎침 및 뒤침 교대

- 팔을 몸을 측면에 가깝게 붙이고 팔꿈치를 90° 로 굽힌다.
- 그런 다음 손바닥을 위로 (뒤침), 아래로(엎침) 번갈아 돌린다.

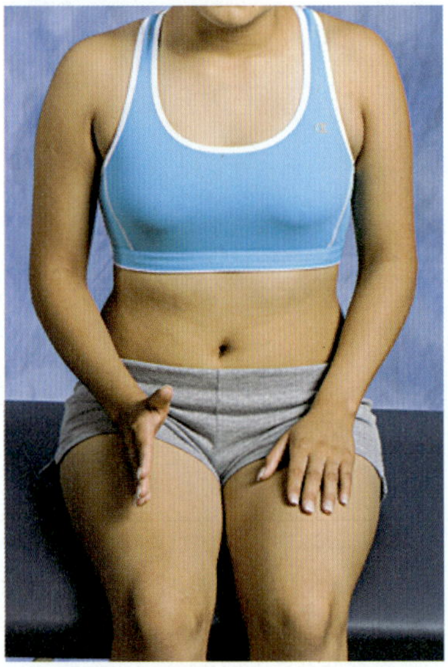

■ 리듬에 맞춰 손을 두드리기

- 아래팔을 엎친 상태로 환자는 양쪽 팔꿈치를 90° 로 굽힌다.
- 그런 다음 손을 교대로 무릎에 친다.

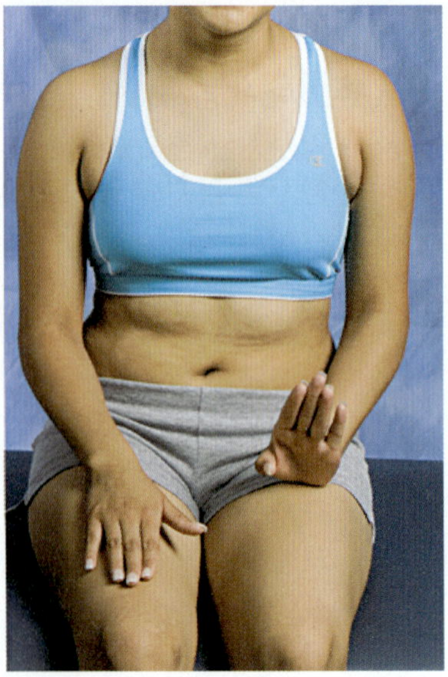

- 반동 (앉기 또는 서기)
  - 양팔을 어깨높이로 펴고 안정적으로 유지한다.
  - 검사자는 환자의 팔을 빠르고 강하게 누른다.
  - 소뇌 문제를 지닌 환자는 팔이 반동으로 내려갔다가 어깨 위로 올라갔다가 다시 어깨 높이로 돌아온다.

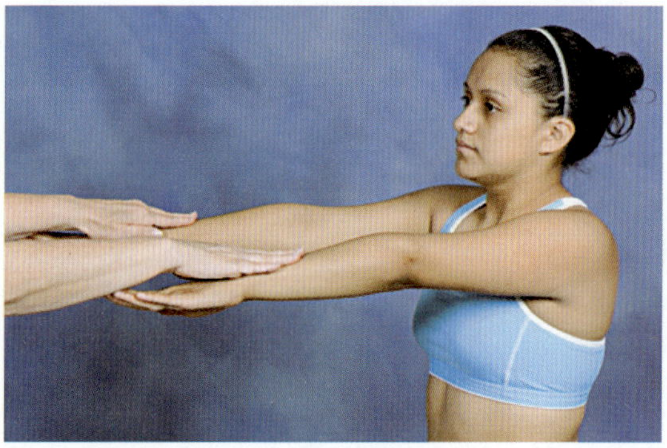

- 환자가 편안한 자세에서 다음의 하지 협응운동 검사를 시행한다.

- 발뒤꿈치-정강이 검사
  - 누운 자세에서 환자는 한쪽 발뒤꿈치로 다른쪽 다리의 정강이를 따라 내려온다.

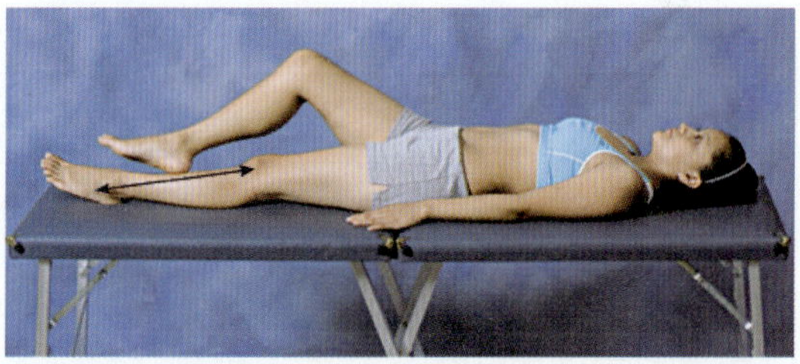

- 원 그리기
  - 누운 자세에서 환자는 발로 허공에 원을 그린다.
- 리듬에 맞춰 발을 두드리기
  - 양 발을 바닥에 편안히 놓고 환자는 전족부를 들고 발뒤꿈치는 바닥에 붙인 채 교대로 바닥을 두드린다.

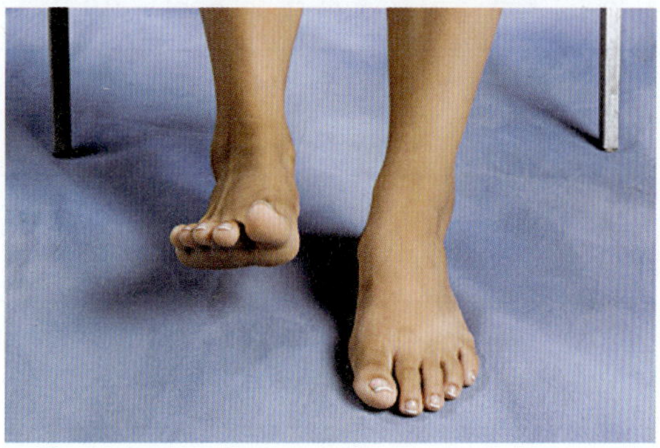

- 떨림을 기술한다(의도 또는 안정).
- 공동 움직임 패턴을 평가한다(4장 참조).

Rivermead 이동성 지수	
(점수 0=아니요, 1=예)	
	점수(score)
1. 등을 댄 상태에서 측면으로 도움없이 돌아누울 수 있는가?	
2. 침상에 누운 상태에서 침대 끝 부분으로 혼자 앉을 수 있는가?	
3. 붙잡지 않고 침대 끝 부분에서 10초 이상 앉을 수 있는가?	
4. 15초 이내에 의자에서 일어나서 (필요한 경우 손이나 다른 기구를 사용하여) 15초 동안 서 있을 수 있는가?	
5. 10초 동안 도움 없이 환자가 서 있는 것을 관찰한다.	
6. 침대에서 의자로 도움없이 이동할 수 있는가?	
7. 10미터를 보조기구는 사용하더라도, 다른 도움없이 걸을 수 있는가?	
8. 계단을 도움없이 걸을 수 있는가?	
9. 아스팔트 길을 혼자 걸을 수 있는가?	
10. 10미터를 부목 또는 보행보조기구나 타인의 도움없이 걸을 수 있는가?	
11. 바닥에 물건을 떨어뜨리면, 5미터 걸어가서 집어 올려서 되돌아 올 수 있는가?	
12. 평평하지 않은 바닥(잔디, 자갈, 진흙, 눈, 얼음)을 도움없이 걸을 수 있는가?	
13. 샤워나 목욕을 하러 들어가고 나가며, 혼자 씻을 수 있는가?	
14. 난간 없는 4계단을 필요하다면 보조기구를 사용하여 오르내릴 수 있는가?	
15. 10미터를 절룩거리지 않고 4초 안에 뛸 수 있는가? (빠른 보행도 가능)	

- Bruininks Oseretsky 운동 숙련도 검사, 2판(BOT-2)을 시행한다; 소아에서의 균형(balance), 근력(strength), 협응동작(coordination), 주행 속도(running speed) 및 민첩성(agility), 상지 협응동작 (공 다루는 기술), 기민성(dexterity), 섬세 운동 조절 및 시각-운동 기술; www.pearsonassessment.com 참조.

- 속성 신경학적 선별 검사 II (Quick Neurological Screening Test II) (5세 이상); 손 기민성, 공간 지각력 및 대운동/소운동 능력을 포함한 분야에서의 신경학적 징후에 대한 선별; www.academictherapy. com 참조.

근육 평가(근력, 파워 및 지구력) [Muscle performance (including strength, power, and endurance)]

(다음 장의 "근육 평가"를 참조)

평가

- 근력의 평가
  (예; 넙다리네갈래근 및 넙다리뒤근육 근력(hamstring strength) 평가 시 무릎 및 엉덩관절의 자세)
- 도수 근력 검사, 손 악력, 손 또는 등속성 동력계
- 근 위약을 보상할 수 있는 대체방안을 기술
- 시간을 재는 활동 검사를 통해 지구력 검사를 수행
- 일상생활동작 수행 시 기능적 근력을 기술
  (예; 옷입기, 들기, 계단 보행하기 등)
- 뇌졸중에 대한 운동 평가 척도(Motor Assessment Scale)를 수행
  (4장 참조)

신경근 발달 및 감각 통합

Pathways Awareness Foundation의
성장 및 발달 차트

	전형적 언어 발달	전형적 놀이 발달*	전형적 신체 발달
3개월까지	• 급식 시 잘 빨고 잘 삼킴 • 소리나 목소리에 반응하여 조용해지거나 미소를 지음 • 울기 외에도 구구 소리내거나 목소리를 냄 • 소리나는 방향으로 고개를 돌림	*등대고 누운 상태에서* • 옆에서 움직이는 장난감에 눈을 따라감 • 가슴 위에 놓인 딸랑이를 쥐려고 함 • 머리를 중앙에 유지하여 얼굴이나 장난감을 보려고 함	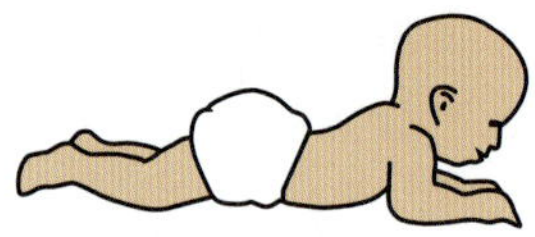 *배대고 엎드린 상태에서* • 팔을 밈 • 고개를 들고 유지함
6개월까지	• 옹알이를 하면서 자음을 사용하기 시작함 ("다다(dada)" 등) • 옹알이로 관심을 끌려고 함 • 씨리얼이나 반유동식을 먹기 시작함	• 배를 바닥에 대고 근처의 장난감을 쥐려고 함 *등대고 누운 상태에서* • 한 손에서 다른 손으로 장난감을 옮김 • 두 손을 뻗어 발을 가지고 놂	• 손을 사용하여 앉을 때 지지함 • 등에서 배로 돌기 • 잡아주면 선 상태에서 다리로 체중을 지지함 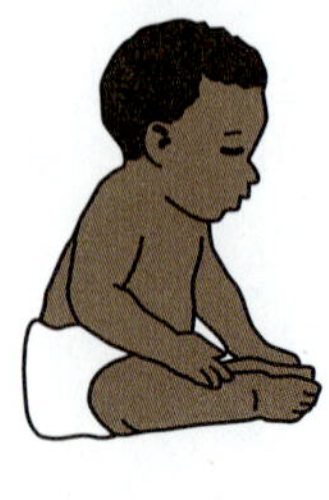

Pathways Awareness Foundation의 성장 및 발달 차트 *(계속)*

	전형적 언어 발달	전형적 놀이 발달*	전형적 신체 발달
9개월까지	• 옹알이시 다양한 소리와 음절의 조합을 냄 • 이름을 부르면 익숙한 물건이나 사람을 쳐다봄 • 으깬 음식을 먹기 시작함	• 높은 의자에서 붙잡고 병에서 물을 마심 • 양손으로 물건을 탐색함 • 한 번에 여러 책장을 넘김 • 단순한 놀이에서 타인을 모방함	• 앉아서 넘어지지 않고 장난감을 쥐려고 함 • 엎드리거나 누운 자세에서 앉음 • 손과 무릎의 교대동작을 통해 기어감 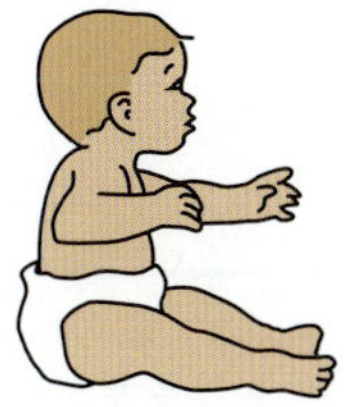
12개월까지	• "엄마", "아빠"를 의미있게 사용함 • 간단한 명령에 반응함 ("이리와" 등) • 대화 시 알아듣기 어려운 긴 문장을 말함 • 컵을 사용하기 시작함	• 손가락으로 음식을 먹음 • 구멍이 큰 상자에 물건을 담을 수 있음 • 엄지와 검지로 작은 물건을 쥠	• 일어서서 가구 사이를 이동함 • 혼자 서서 몇 발자국을 이동함 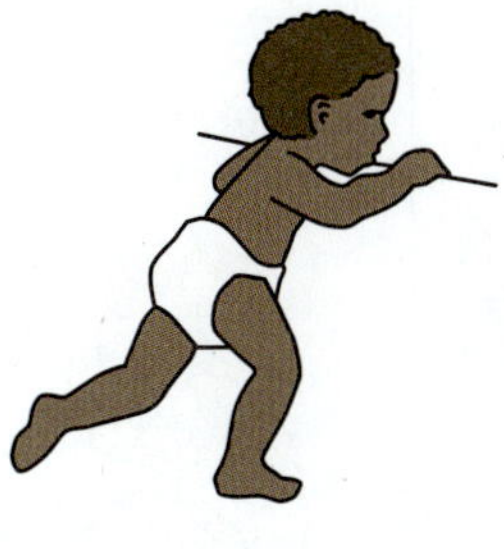

계속

Pathways Awareness Foundation의 성장 및 발달 차트 *(계속)*

	전형적 언어 발달	전형적 놀이 발달*	전형적 신체 발달
15개월까지	• 5~10단어의 어휘를 구사함 • 새롭고 덜 익숙한 단어를 모방함 • 50단어를 이해함 • 거칠게 다진 다양한 음식을 먹음	• 두 물체나 블록을 쌓음 • 옷을 벗을 때 협조함 • 컵을 쥐고 마심	• 혼자서 보행하며 거의 넘어지지 않음 • 장난감을 집어 올리기 위해 쭈그리고 앉음 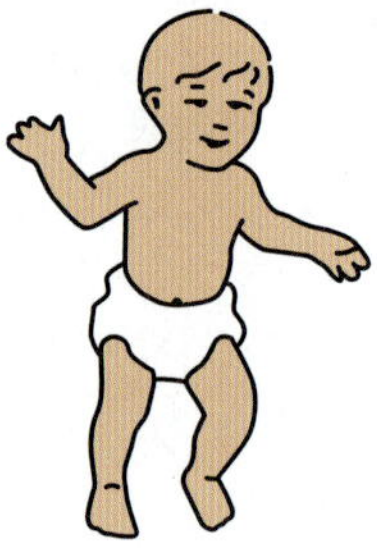

*조산인 경우, 연령을 보정하는 것을 기억하라.

	신체 발달에서 주의해서 봐야할 징후*
3개월까지	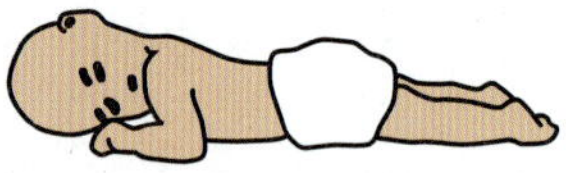 • 머리를 들기 어려움 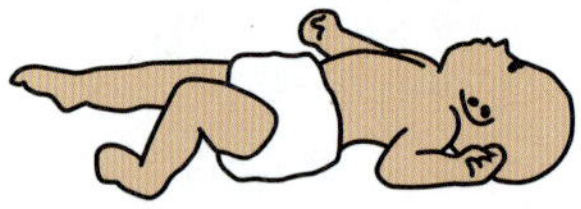 • 머리를 뒤로 밈 • 주먹을 계속 쥐고 있으며 팔 움직임이 없음 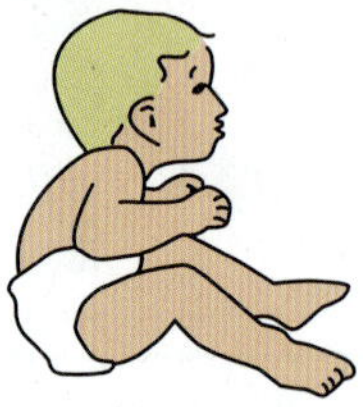 • 다리가 뻣뻣하며 거의 또는 전혀 움직이지 않음

신체 발달에서 주의해서 봐야할 징후*(계속)

6개월까지	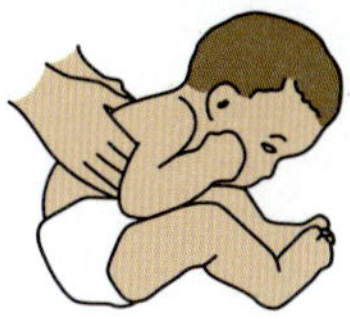 • 등이 구부러짐 • 머리를 들지 못함 • 머리 조절이 잘 안 됨	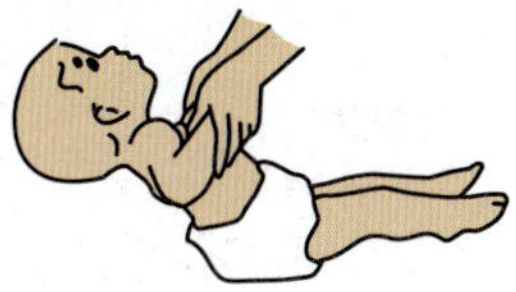 • 팔을 앞으로 뻗기가 어려움 • 등을 구부리며 다리가 뻣뻣함	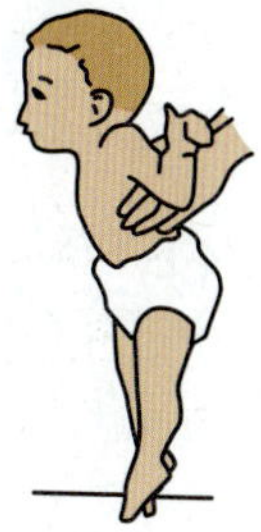 • 팔을 뒤로 유지함 • 다리가 뻣뻣함
9개월까지	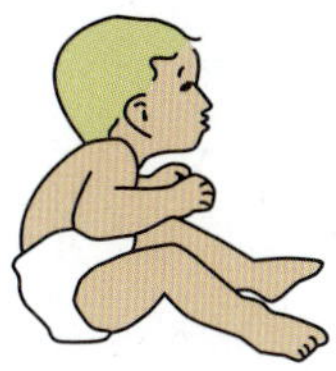 • 한손을 주로 사용함 • 등이 구부러짐 • 앉을 때 손을 잘 사용하지 못함	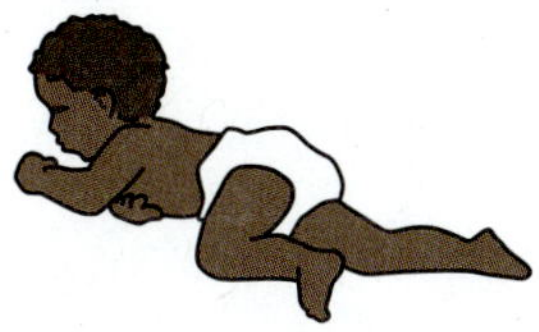 • 기기 어려움 • 움직일 때 몸의 한 쪽만 사용함	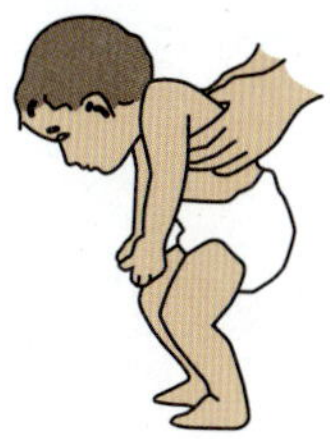 • 등을 곧게 펴지 못함 • 다리에 체중을 싣지 못함
12개월까지	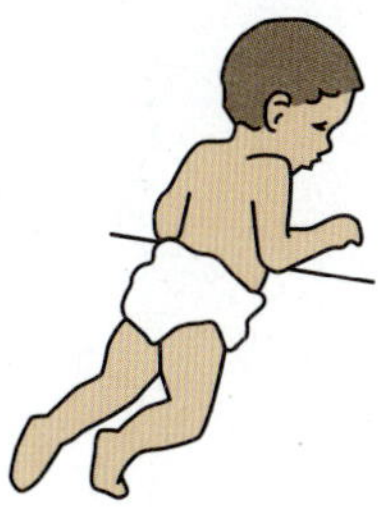 • 다리가 뻣뻣하고 발가락이 바닥으로 향해 일어서기가 어려움 • 일어설 때 팔만 사용함	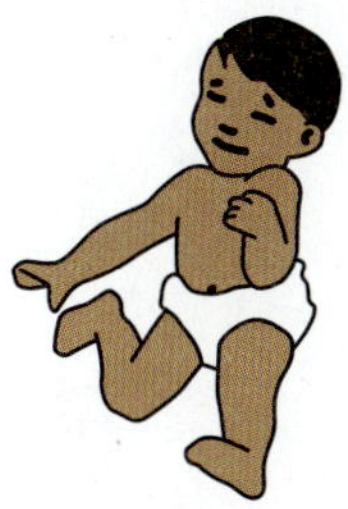 • 앉을 때 한 쪽으로만 체중이 실림 • 팔이 강하게 굽혀지거나 뻣뻣하게 펴짐 • 앉을 때 균형을 위해 손을 사용해야 함	

계속

신체 발달에서 주의해서 봐야할 징후*(*계속*)		
15개월까지	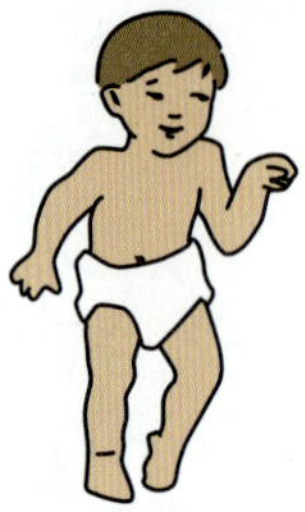	• 혼자서 걷지 못함 • 서서 균형을 잘 못잡고 자주 넘어짐 • 발끝으로 걸음

*조산인 경우, 연령을 보정하는 것을 기억하라.

Pathways Awareness Foundation – Growth and Developmental Chart, Pathways Awareness Foundation. Available at: http://www.pathwaysawareness.org/product, 1-800-955-2445, with permission.

다음의 소아 평가를 적절한 시기에 시행한다:

Bruininks Oseretsky 운동 숙련도 검사, 2판 (BOT-2); 소아에서의 균형, 근력, 협응동작, 주행 속도 및 민첩성, 상지 협응동작 (공 다루는 기술), 기민성, 섬세 운동 조절 및 시각-운동 기술; www.pearsonassessment.com 참조.

- 대운동 기능 평가(Gross Motor Function Measure) (5개월에서16세); 시간에 따른 대운동 발달을 측정하는데 사용; 소아마비 및 다운 증후군 환자에서 사용; www.blackwellpublishing.com/searchres.asp 참조
- Gubbay 운동 효율 검사(Gubbay Test of Motor Proficiency) (8-12세); 협응동작을 평가 (3장 참조)
- Milani-Comparetti 운동 발달 선별 검사 (출생에서 2세); 원시 반사, 정위반응 및 평형 반응을 포함한 운동발달을 평가 (3장 참조)
- 영아 움직임 평가(Movement Assessment of Infants) (출생에서 12개월); 조산 및 만삭아에서의 근긴장도 및 장애 평가; MAI, P.O. Box 4361, Rollling Bay. WA 98061 참조.
- 피바디 발달 운동 척도, 2판(Peabody Developmental Motor Scales, 2nd ed; PDMS-2) (출생에서 72개월); 6가지 대운동 및 소운동 발달 검사로 구성; www.proedinc.com 참조.

- 소아 장애 정도 평가(PEDI); 6개월에서 7.6세 소아에서의 개인 위생, 이동 및 사회적 기능을 평가하는데 사용; 보호자 도움 및 환경 교정에 대한 척도를 포함; http://harcourtassessment.com/pedi 참조.
- 속성 신경학적 선별 검사 II (Quick Neurological Screening Test II) (5세 이상); 손 기민성, 공간 지각력 및 대운동/소운동 능력을 포함한 분야에서의 신경학적 징후에 대한 선별; www.academictherapy.com 참조.
- 감각 통합 및 행동 검사(Sensory Integration and Praxis Test) (4세에서 8세 11개월); portal.wpspublish.com 참조.
- 영아 운동 수행 검사(Test of Infant Motor Performance; TIMP)는 재태 34주에서 생후 4개월까지의 영아의 기능적 운동 수행을 평가하는데 사용됨; http://thetimp.com 참조.

보조기, 보호기구 및 지지 기구 (Orthotic, protective, and supportivee devices)

평가

- 보조기, 보호기구 및 지지 기구의 필요성을 결정한다.
- 보조기, 보호기구 및 지지 기구의 정렬상태 및 잘 맞는지 평가한다. (예; 기구로부터의 압박 부위 등)
- 기구를 착용 및 탈착하는 능력을 결정한다.
- 기구를 안전하게 사용하는 능력을 평가한다.

통증 (Pain)

평가

- 전반적인 통증, 특정 신체 부위의 통증 및 통각을 평가한다.

Ransford 통증 도해(ransford pain drawings)

감각 마비	핀 및 바늘	작열감	찌르는 느낌
= = = = = = = = = = = =	0000 0000 0000	XXXX XXXX XXXX	/ / / / / / / / / / / /

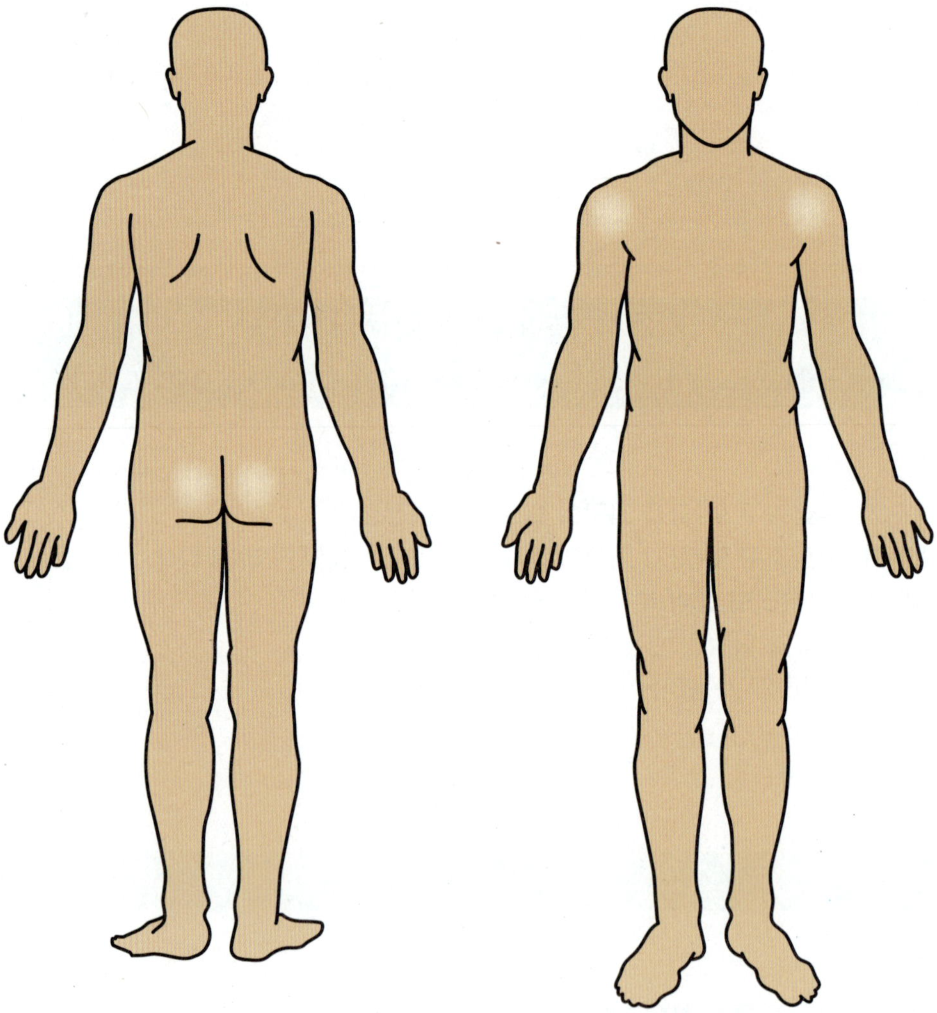

Source: From Ransford AO, Cairns D, Mooney V. the pain drawing as an aid to the psychological evaluation of patients with low back pain. Spine. 1976;1:127-134, with permission.

Wong Faces 척도 및 보편적 통증 평가 도구 (Wong faces scale and universal pain assessment tool)

보편적 통증 평가 도구
(universal pain assessment tool)

이 통증 평가 도구는 환자 보호자가 환자의 요구에 따라 통증을 평가하도록 고안되었다.
환자 스스로 평가하는 0-10까지의 척도를 설명하고 사용한다. 통증의 정도를 의사소통하기 어려운 환자에게는 얼굴이나 행동의 관찰을 사용한다.

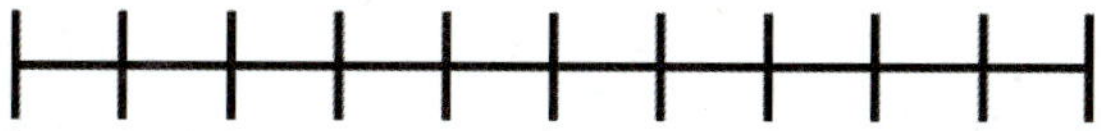

0 1 2 3 4 5 6 7 8 9 10

통증 없음 — 중등도 통증 — 가장 심한 통증

Wong-Baker 얼굴 찡그림 척도

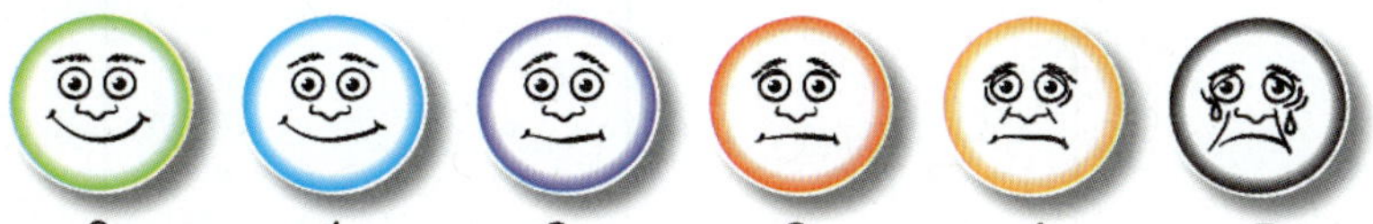

	0	1	2	3	4	5
Wong-Baker 얼굴 찡그림 척도	전혀 아프지 않음	약간 아픔	약간 더 아픔	더 아픔	많이 아픔	가장 아픔
활동 허용 척도	통증 없음	무시 가능	작업을 방해	집중을 방해	기존적 욕구 방해	침상 휴식을 요함
Spanish	Nada de dolor	Un poquito de dolor	Un dolor leve	Dolor fuerte	Dolor demasiado fuerte	Un dolor insoportable
French	Aucune douleur	Légère douleur	Douleur moderee	Forte douleur	Trés forte douleur	Douleur extreme
German	Keine schmerzen	Leichte schmerzen	Massige schmerzen	Starke schmerzen	Sehr starke schmerzen	Extreme schmerzen
Tabalog	Hindi Masakit	Kauntig sakit	Medyo masakit	Talagang masakit	Masakit na masakit	Pinaka-masakit
Hindi	Dard nahi hai	Bahut kam	Hilnese taklef hoti hai	Soch nahin sak te	Kuch nahin kar sakte	Dard bahut hai

Source: From Hockenberry MJ, wilson D, Winkelstein ML. Wong's essentials of Pediatric Nursing. 7th ed. St. Louis: Mosby, 2005, with permission; Universal Pain Assessment Tool available at: http://www.anes.ucla.edu/pain. accessed May 4, 2007, with permission.

FLACC 척도(FLACC Scale)

FLACC(face, legs, activity, cry, consolabilty) 척도를 시행한다; 행동적 통증 평가 척도(behavioral pain assessment scale)로 통증에 대한 수치적 보고를 할 수 없는 비언어적 환자에게 사용됨.

분류	점수		
	0	1	2
얼굴	특별한 표정이나 미소가 없음	종종 찡그리거나 인상 쓰고 무관심함	턱을 자주 또는 지속적으로 떨며 입을 앙 다뭄
다리	정상적인 자세 또는 이완됨	불편하고 안정적이지 못하고 긴장함	차거나 다리를 오그림
활동	조용히 누움, 정상적인 자세, 쉽게 움직임	꿈틀거림, 앞뒤로 왔다갔다함, 긴장함	등을 구부림, 강직되거나 갑작스러운 움직임
울음	울지 않음 (깨어 있거나 잠듬)	신음소리를 내거나 울먹임; 종종 불평함	지속적으로 울음, 소리지름 또는 훌쩍임; 종종 불평함
진정성	만족함, 이완됨	종종 접촉이나 껴앉기 또는 말걸기를 통해 안정됨, 산만함	달래거나 위안하기 어려움

Source: Merkel SI, et al. The FLACC: A behavioral scale for scoring postoperative pain in young children. Pediatr Nurs. 1997;23(3):293-297, with permission.

자세

평가

- 앉거나 선 자세에서 전면 또는 측면상에서의 자세 정렬을 평가한다.
- 대칭성 또는 중앙선에서의 편위를 기술한다.

- 아담의 전방 굴곡 검사 (Adam's' Forward Bending Test)를 시행하여 척주옆굽음증(scoliosis)을 확인한다; 등에 튀어나온 경우, 정형외과적 진료를 요한다.

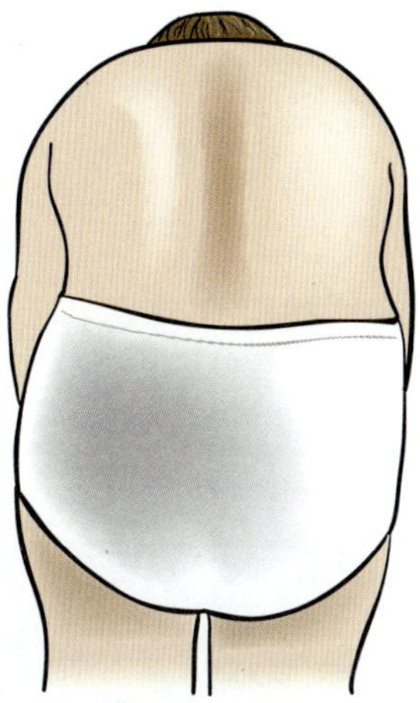

정상 척추
(normal spine)

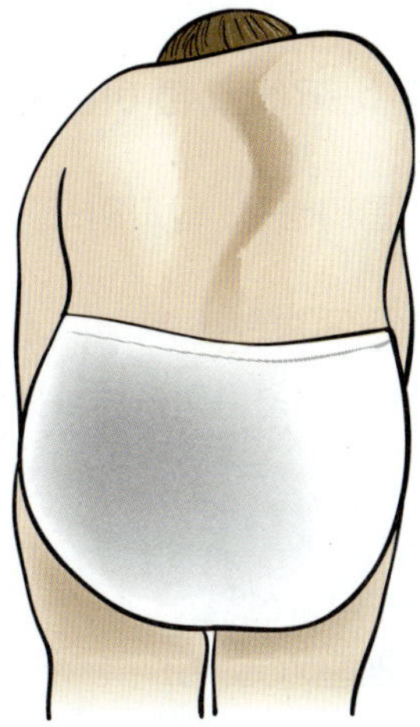

척주옆굽음증으로 인한 변형
(deformity from scoliosis)

관절운동범위(근력 포함)

(각 장의 "관절운동범위" 참조)

평가

- 기능적 관절운동범위를 평가한다(예; 쪼그려앉기 검사, 발가락 닿기 검사).
- 능동 또는 수동 관절운동범위를 평가하여 근력 및 유연성을 결정한다.

반사 (Reflex integrity)

고려사항

- 근긴장도를 검사할 때 머리를 중립에 놓아서 긴장성 반사의 영향을 배제한다.
- 근긴장도 및 반사는 변동이 있을 수 있고 자발적 움직임, 약제, 스트레스 등에 의해 영향을 받는다.

평가

- 근긴장도
- 다음 소견을 보일 수 있다:
  - 근긴장이상
  - 저긴장증 (무기력)
  - 과긴장증 (근육에 빠른 이완을 준다)
    - 경직
    - 강직 (톱니바퀴, 납파이프, 제피질, 제뇌)

- 간대경련의 존재 확인을 위해: 대개 손목이나 발목에 빠른 이완을 준다.
  - 횟수 또는 간대경련이 지속되는지를 기록한다.

- 깊은힘줄반사
  - 턱 반사 – 삼차신경
  - 위팔두갈래근 (C5–6)

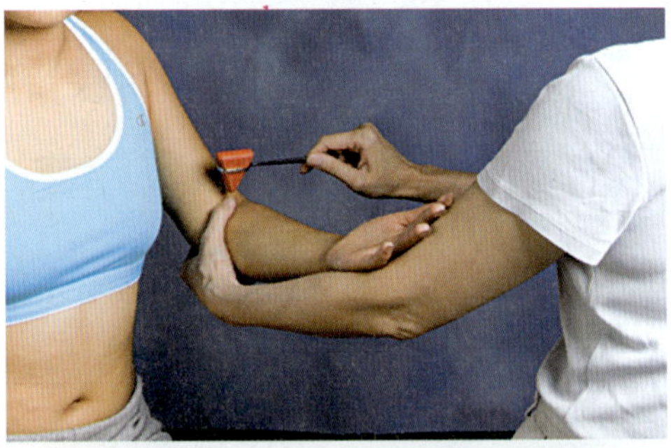

  - 위팔노근 (C5–6)

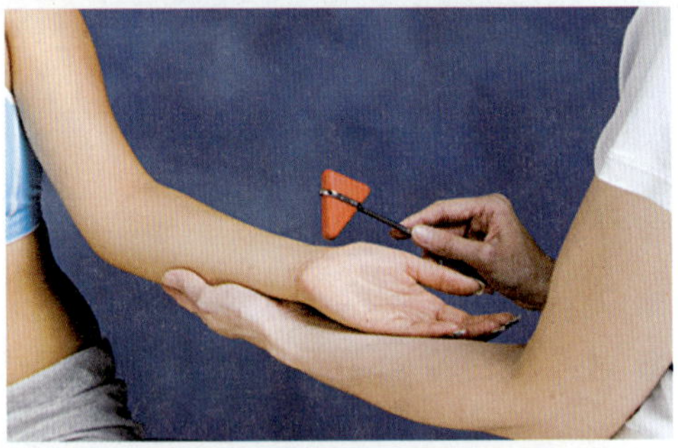

  - 위팔세갈래근 (C6–8)

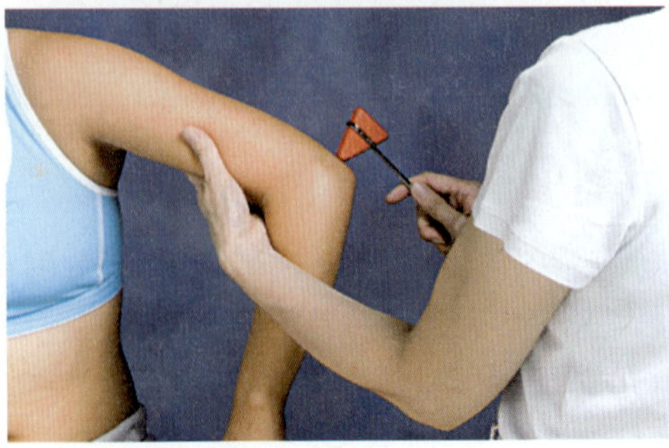

- 무릎뼈/넙다리네갈래근 반사 (L2−4)

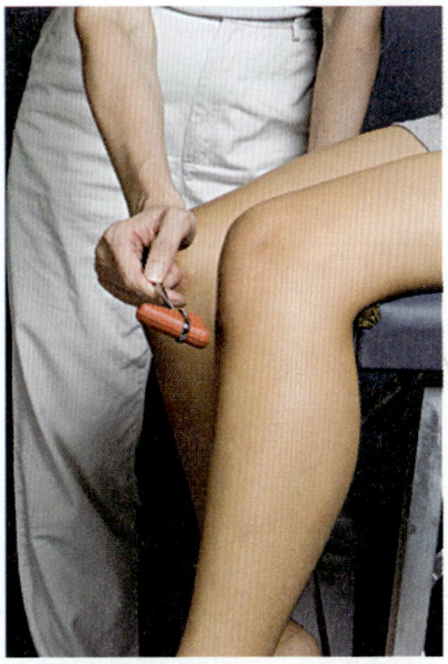

- 아킬레스/발바닥쪽굽힘근 반사 (S1−2)

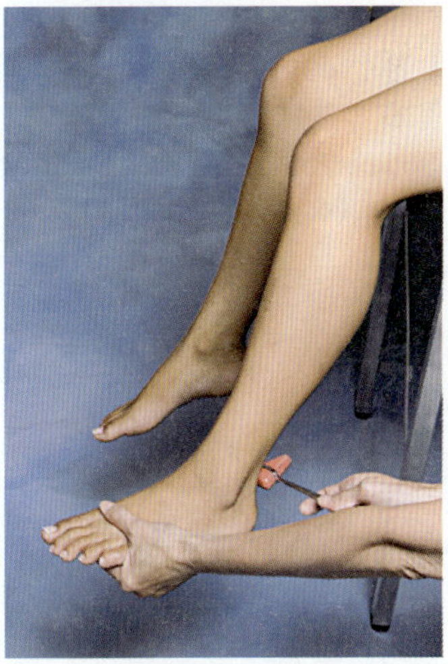

- 표준화된 도구를 사용해서 근긴장도를 평가한다.

반사의 등급

등급	정의	기술(descriptors)	등급
0	없음	반응 없음	
+/−	일관되지 않음		
1+	약간의 반사	낮은 정상; 존재하지만 억압됨	
2+	정상	전형적인 반사	
3+	빠름	정상이거나 병적일 수 있음	
4+	매우 빠름/간대 경련	과활동성; 병적	

경직의 등급에 대한 수정된 Ashworth 척도		
등급	기술(descriptors)	소견
0	근긴장도의 증가 없음	
1	근긴장도의 약간의 증가; 잠깐 걸리고 이후 풀리거나 굽히거나 펴는 동작 시 관절운동범위의 마지막에서 최소의 저항	
1+	근긴장도의 약간의 증가; 잠깐의 걸림 이후 관절운동범위 전반에 걸친 최소의 저항	
2	관절운동범위 대부분에서 근긴장도의 중등도 증가, 신체 각 부위는 쉽게 움직임	
3	근긴장도의 상당한 증가; 수동적 움직임이 어려움	
4	이환된 부위는 굽힘 또는 폄 상태로 굳음	

Source: Bohannon RW, Smith MB. Interrater reliability of a modified Ashworth scale of muscle spasticity. Phys Ther. 1987;67:207-208, with permission.

다음을 평가한다:

- 복부 반사 (배꼽 위 T8–T10, 배꼽 아래 T10–T12)
  - 복부를 반사 해머의 끝을 사용하여 가쪽에서 안쪽으로 긁음
  - 양성 반사 – 국소적 수축이 발생하여 배꼽이 자극된 쪽을 향해 움직임
  - 반사의 소실 – 분절성 반사활에 손상을 암시; 위운동신경세포(upper motor neuron; UMN)과 아래운동신경세포(lower motor neuron; LMN) 질환

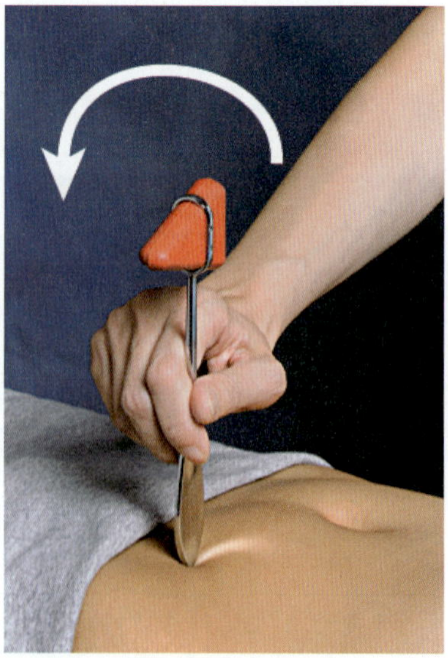

- 발바닥 반사 (S1, S2)
  - 발바닥을 뒤꿈치에서 발의 가쪽면을 따라 엄지발가락의 바닥부위까지 가볍게 긁음
  - 양성 반사 – 엄지발가락의 폄; 위운동신경세포을 침범한 환자에서 흔히 관찰됨 (바빈스키 징후)
  - 음성 반응 – 모든 발가락의 굽힘

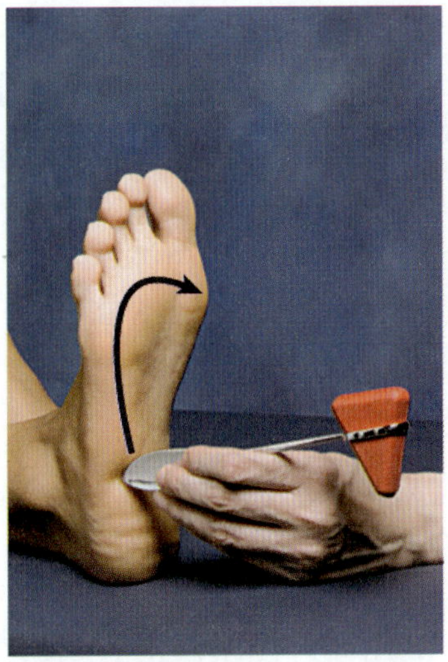

- 호프만 징후 (Hoffman's sign)
  - 중지의 손톱을 튀김
  - 양성 반사 – 엄지와 검지의 수축; 위운동신경세포 질환을 시사
- 평형 반응은 앉을 때와 서 있을 때 검사해야 한다(2장의 체위 반사 참조).
- 정위 반사는 앉을 때와 서 있을 때 검사해야 한다.

- 영아에서 움직임 평가를 시행한다.
  - 측방 및 후방 보호 신전 반사 참조(2장의 소아 균형 참조).

원시 반사(primitive reflexes)는 정상 발달의 단계로 나타난다; 기대 연령을 지나 지속되는 경우는 신경학적 손상을 나타낸다; 특별한 일이 없는 한 반사는 항상 대칭적이여야 한다.

비대칭성 긴장목반사 (asymmetrical tonic neck reflex)

발현 시기: 3에서 6개월에 발현되나 항상 나타나는 것은 아님

기술: 머리를 옆으로 돌리면 동측 팔과 다리는 펴고, 머리뼈쪽의 팔다리는 굽힘.

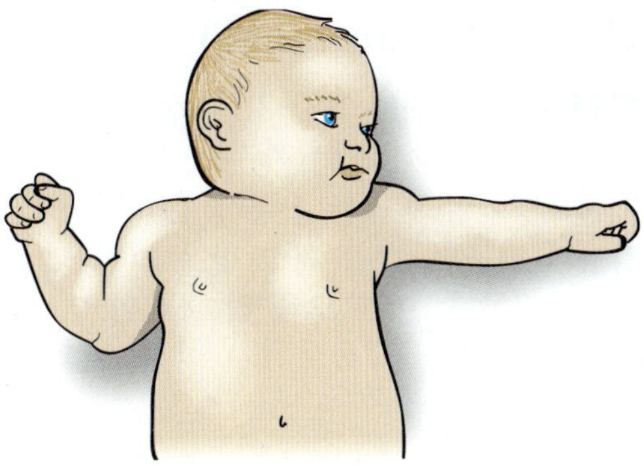

파악-손바닥 반사 (grasp-palmar reflex)

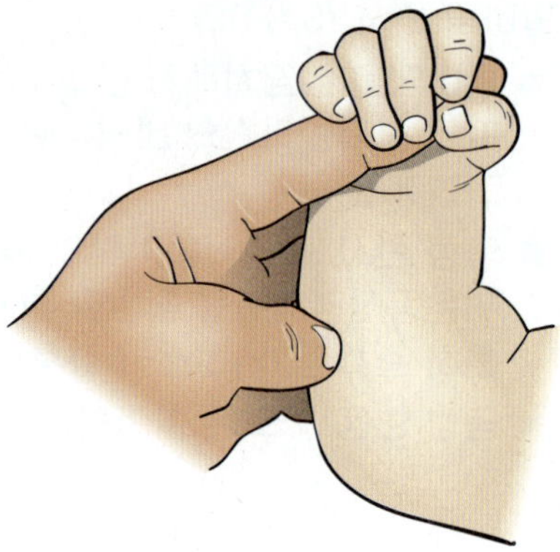

발현 시기: 재태 28주에 발현; 4-5개월에 소실

기술: 영아의 손바닥에 가로질러 놓은 물건이 손가락의 굽힘을 유발

파악-발바닥 반사 (grasp-plantar reflex)

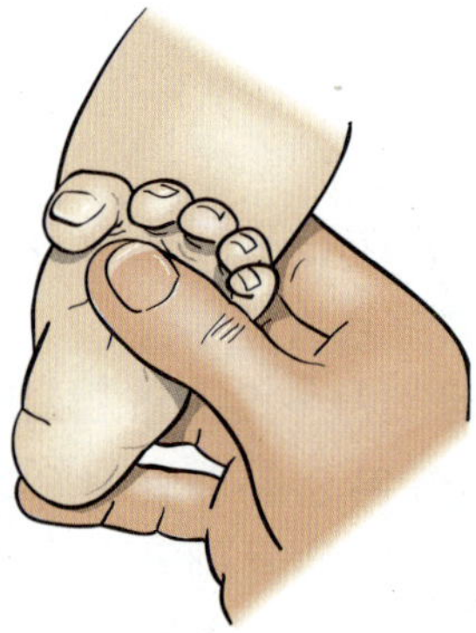

발현 시기: 신생아에서 발현; 9-12개월에 소실

기술: 발의 발허리관절의 발바닥쪽에 압박을 가하여 발가락의 굽힘을 유발

란다우 반사(landau reflex)

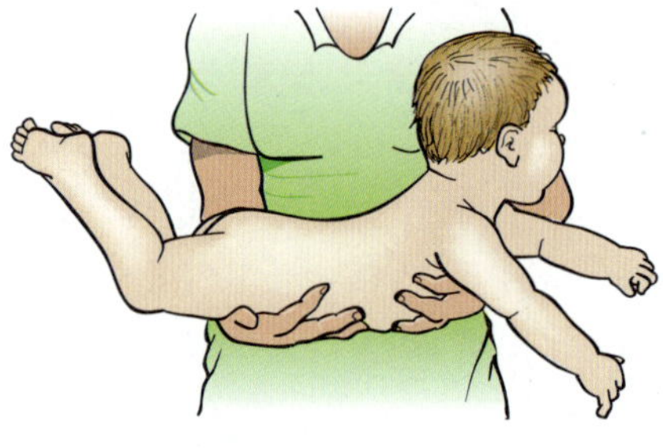

발현 시기: 6-9개월에 발현

기술: 소아가 검사자의 손에 엎드려서 지지될 때 몸통의 반사성 폄이 발생하여 영아는 고개를 들고 몸통을 폄

모로 반사(moro reflex)

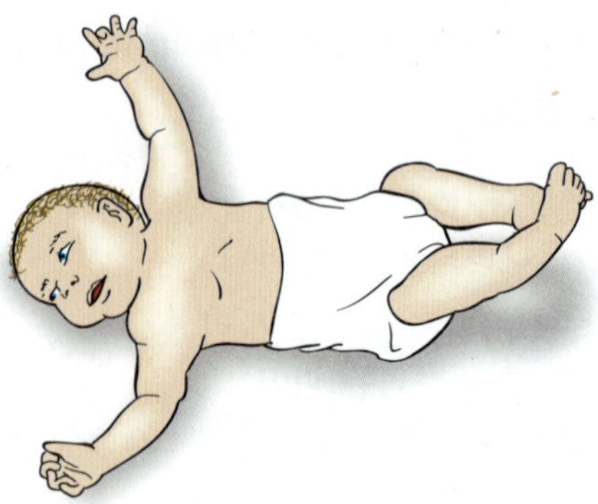

발현 시기: 재태 28-32주에 발현; 3~5개월에 감소; 6개월까지는 소실

기술: 영아의 머리를 몸통에 대비하여 갑자기 떨구면, 손을 펴고 팔을 펴면서 바깥돌림하며, 이후 모음 및 굽힘이 뒤따름

낙하산 반응 반사 (parachute reaction reflex)

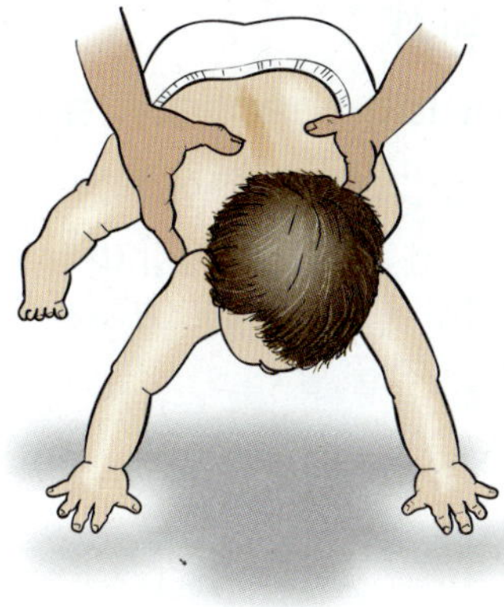

발현 시기: 6~9개월에 발현

기술: 영아를 엎드린 자세에서 허리를 잡고 바닥으로 갑작스럽게 움직이면 팔이 펴지면서 손가락이 펴짐

발딛기 반사(placing reaction reflex)

발현 시기: 재태 35주에 발현; 2-4개월에 소실

기술: 발등을 검사 테이블에 살며시 문지르면 영아는 엉덩관절 및 무릎을 굽히면서 테이블 위로 발을 올림

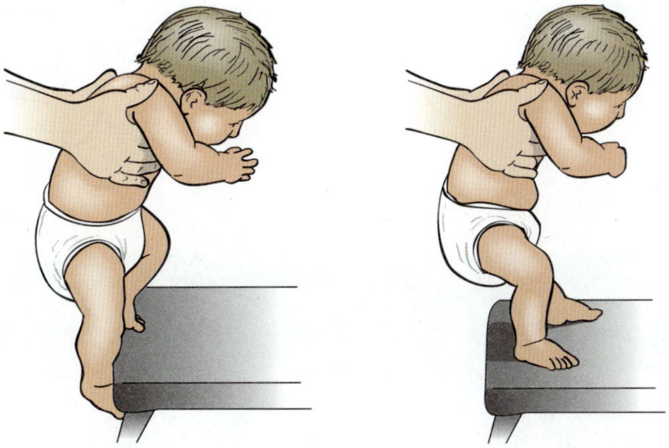

젖찾기 반사 (rooting response feflex)

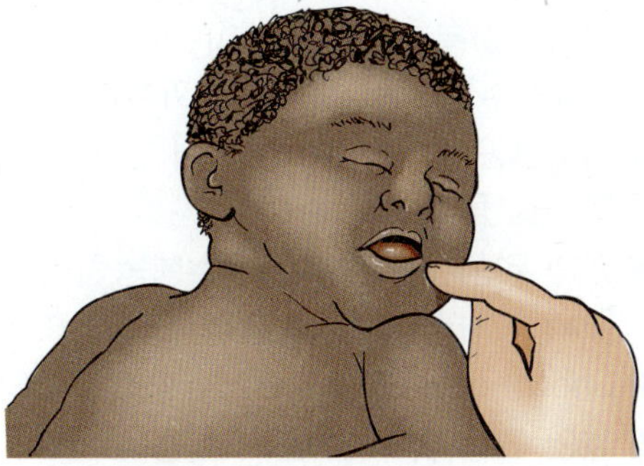

발현 시기: 재태 28주에 발현; 3~4개월에 소실

기술: 영아의 입 및 볼을 문지르면 동측으로 고개를 돌림; 빨기가 대개 동반됨

보행 반사 (stepping reaction reflex)

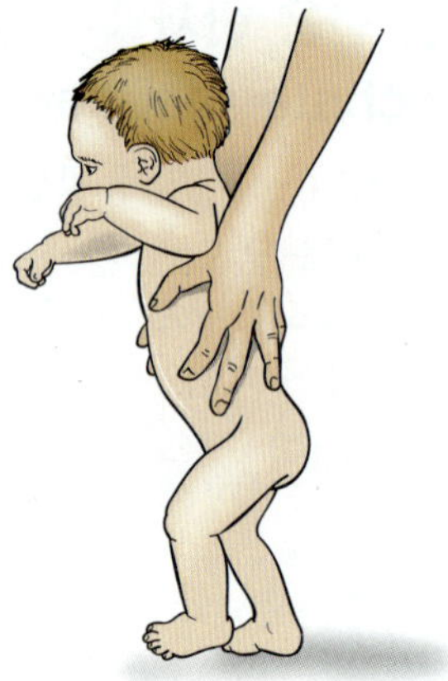

발현 시기: 재태 37주에 발현; 2-4개월에 소실

기술: 직립 자세에서 붙잡고 앞으로 기울이면 영아는 테이블에 발을 대고 교차하면서 리듬있게 발을 디디는 동작을 함

빨기 반사(suckling reflex)

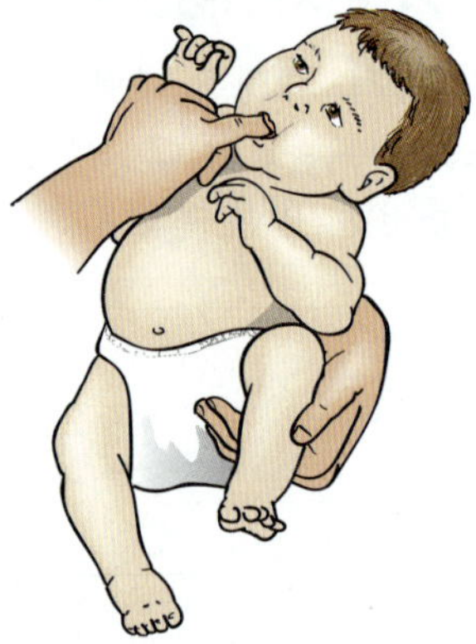

발현 시기: 재태 28주에 발현; 2-5개월에 통합됨

기술: 영아의 입에 물체를 놓으면 리듬있게 빠는 동작을 초래함

개인 위생 및 가정 관리 (일상생활동작 및 도구적 일상생활동작 포함)

(각 장의 "개인 위생 및 가정 관리" 참조)

평가

- 일상생활동작(예; 옷입기, 몸치장하기, 이동 등) 및 도구적 일상생활동작(예; 운전 등)을 수행하는 능력을 평가한다.
- 의자에서 일어나기 (항중력 조절), 평지 보행 및 앉기 (원심성 조절) 등의 기능적 활동을 평가한다.
- 개인 위생 및 가정 관리 수행능력을 보조기구, 보조기, 보호장비, 의지 등을 사용할 때와 하지 않을 때 평가한다.
- Short Form 36과 같은 방식으로 삶의 질을 측정한다(www.sf-36.com 참조).
- 개인 위생 및 가정 관리 활동 수행 시 안전성을 평가한다.

- 다음의 일상생활동작(ADL) 및 도구적 일상생활동작(IADL) 척도를 시행한다:
  - Katz의 일상생활 동작시 독립 지수
  - 기능적 독립 지수(Functional Independence Measure; FIM) (www.udsmr.org/fim2_about.php 참조)
  - 소아 장애 정도 평가(Pediatric Evaluation of Disability Index; PEDI) (신경운동 발달 부분 참조)
  - Wee-FIM-available at:http://www.udsmr.org/wee_index.php

- 다음의 배뇨 및 배변 조절을 평가한다:

질문	예/아니오/비고
환자는 배뇨/배변 욕구를 느끼는가?	
환자는 자발적으로 쉽게 배뇨/배변을 할 수 있는가?	
환자는 손가락 자극, 이완제 또는 관장을 통해 배변을 하는가?	
환자는 스스로 수지 자극 또는 관장제 주입을 하여 배변을 할 수 있는가?	
매일 배변의 횟수는?	
매일 배뇨의 횟수는?	
낮과 밤의 배뇨 패턴은?	
하루중 실금의 횟수는?	
실금은 소량인지 다량인지?	
보호 기구가 필요한가? (기저귀, 도뇨관 등)	
보호 기구를 스스로 착용할 수 있는가?	
하루 수분 섭취량은?	
환자는 실금 때문에 수분 섭취량을 제한하는가?	

감각 상태

평가

복합 감각 및 겉질 감각을 평가한다.

- **입체감각:** 몇 가지 물건(열쇠, 도전 및 안전핀)을 종이 가방이나 박스에 넣는다; 환자에게 물건을 보여주며 이름을 대도록 한다. 가장에 물건을 다시 넣고 환자가 고르도록 한다. 물건을 보지 않은 채 이름을 대도록 한다.

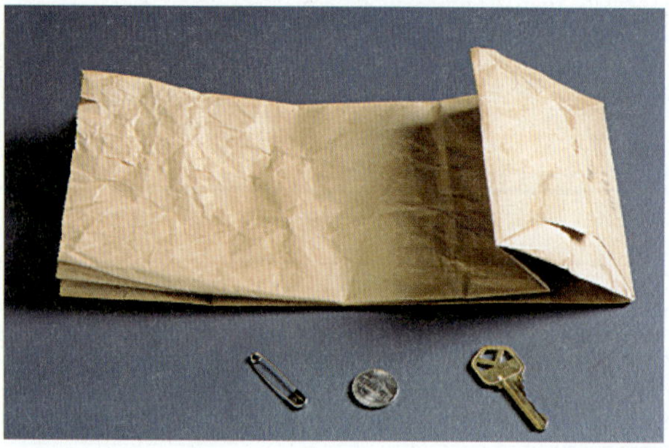

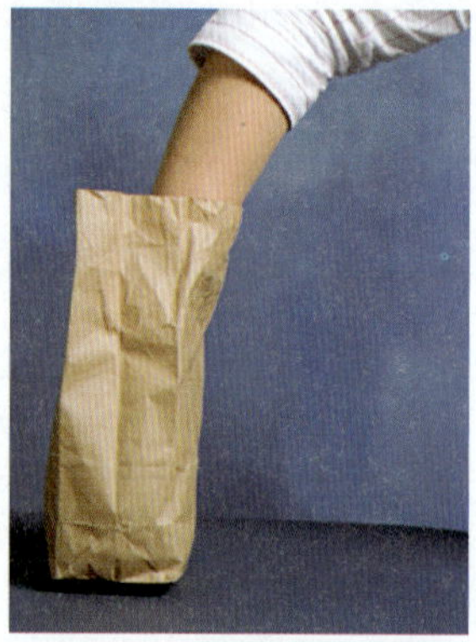

- **피부그림감각:** 환자의 눈을 감은 채 지우개는 뭉툭한 물건으로 환자 손바닥에 숫자나 문자를 그림; 환자에게 숫자나 문자를 말하라고 함.

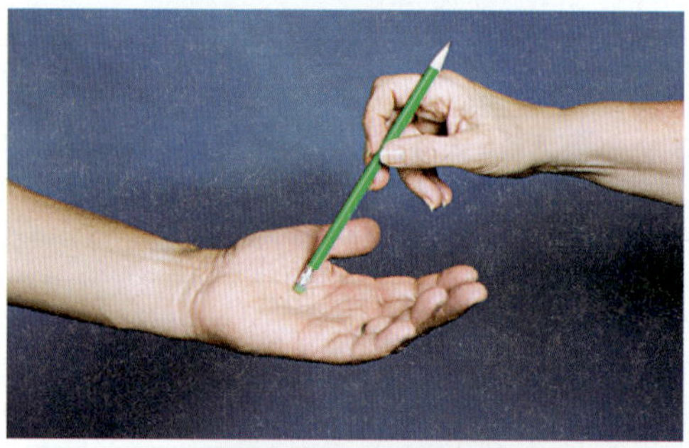

촉각 구분을 평가한다.

- **2점 구분:** 원반으로 두 압점을 정확히 구분하는 거리를 측정한다.

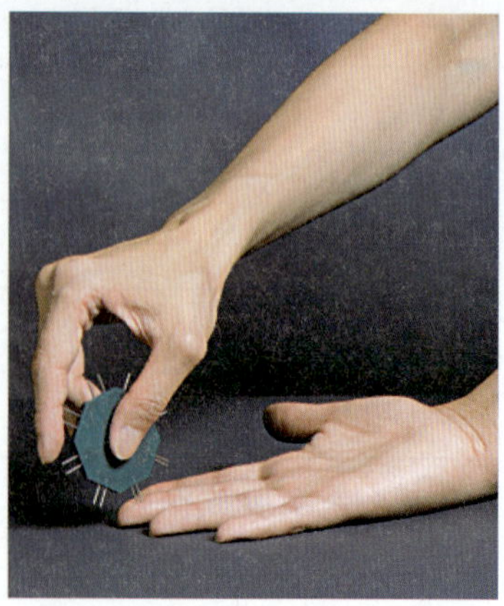

- 이중 동시 자극/소멸: 눈을 감고 몸을 만진 후 어디를 만졌는지 가리키도록 하여 가벼운 촉각이 정상인지 확인한다; 그런 다음 몸의 양측의 두 곳을 동시에 만진다; 환자로 하여금 느낌이 오는 부위를 가리키도록 한다.

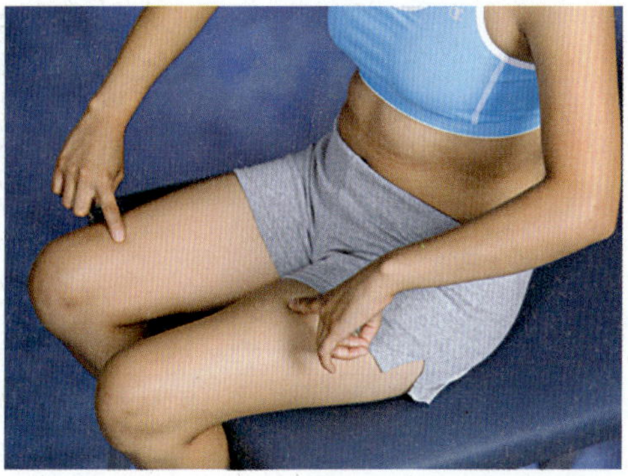

운동감각을 평가한다.

- 환자의 관절을 움직이는 방향 및 운동 범위를 말하도록 한다.

진동감각을 평가한다.

- 진동하는 소리굽쇠의 끝을 뼈돌출 부위에 놓는다; 환자에게 진동이 멈출때 말하도록 한다.

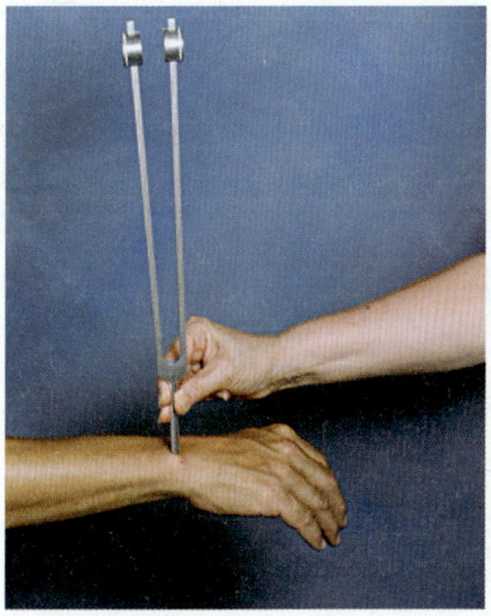

관절 위치 감각을 평가한다(고유수용성 감각).

- 환자의 관절을 움직인 후 안-가쪽을 잡아 고정시킨 후 압력을 주지 않으면서 관절의 위치를 기술하도록 한다; 관절운동범위가 극단적인 경우는 추가적인 감각 정보를 제공하므로 피한다.

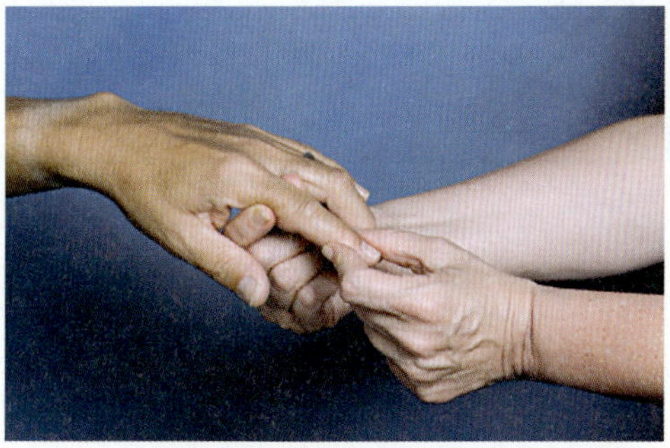

환기 및 호흡/가스 교환

(각 장의 "환기 및 호흡" 참조)

평가

- 각 엽(분절)의 호흡음을 확인하기 위해 청진을 한다.
- 폐활량계를 사용하여 일회호흡량 및 폐활량을 측정한다.
- 호흡근력을 평가한다.
- 기침하는 능력 및 힘을 평가한다.
- 가로막 및 보조 근육의 사용을 포함한 호흡 패턴을 평가한다.
- 맥박산소측정기로 혈중 산소 농도를 측정한다.
- 호흡곤란 척도를 사용하여 운동이 호흡에 미치는 영향을 평가한다.

The Medical Research Council의 호흡곤란 척도

점수	기술(descriptors)	소견
0	심한 운동 시를 제외하고는 숨가쁨은 없음	
1	서두르거나 낮은 언덕을 올라갈 때 숨가쁨	
2	숨가쁨으로 인해 동일 연령대의 사람보다 천천히 걷거나, 평지에서 제 속도로 걸을 때 숨차서 멈춰야 함	
3	100미터 보행 후 또는 평지에서 수분 보행 시 숨차서 멈춰야 함	
4	집밖에 나가기에는 숨이 차거나 옷입거나 벗을 때 숨이 참	

Source: From Fletcher CM, Elmes PC, Fairbairn AS, Wood CH. The significance of respiratory symptoms and the diagnosis of chronic bronchitis in a working population. Br Med J. 1959;Aug 29;2(5147):257-266, with permission.

직장, 사회 및 여가 활동의 재개 (도구적 일상생활동작 포함)

(각 장의 "직장, 사회 및 여가"를 참조)

평가

- 환자가 직장, 학교, 사회 및 여가 활동을 의자차, 개조된 자동차 또는 보조기를 사용하거나 사용하지 않을 때 재개할 수 있는 지 평가한다.
- 환자가 직장, 학교, 사회 및 여가 활동을 하는 곳으로 접근이 가능한지 평가한다.
- 직장/학교, 사회 및 여가 활동을 하는 곳의 안전성을 평가한다.
- 장애 환자의 사회 참여를 평가하기 위한 표준화된 도구인 Craig 장애 평가 및 보고 기술(CHART)을 시행한다(www.tbims.org/combi 참조).
- 미국 노동부는 직업 복귀의 평가를 위한 직장 수정 가이드라인을 제공한다(www.dol.gov/dol/topic/disability/dad.htm 참조).
- Katz의 일상생활 동작 시 독립 지수를 시행한다.

Katz의 일상생활 동작 시 독립 지수

활동	독립성	의존성
점수 (1 또는 0)	**(1 점)** 감시, 지시 및 개인적 보조가 필요 없음	**(0 점)** 감시, 지시, 개인적 보조 또는 완전한 보호가 필요
목욕 점수:________	**(1 점)** 혼자 목욕하거나 등, 생식기 또는 장애 부위 등 특정 신체 부위의 목욕 시에만 도움을 요함	**(0 점)** 신체 한 부위 이상에서 도움을 요하거나 욕조에 들어가고 나갈 때 도움을 요함. 완전한 도움을 요함
옷입기 점수:________	**(1 점)** 옷장 및 서랍에서 옷과 외투를 꺼내 착용하고 단추를 잠그거나 지퍼를 올림. 신발끈을 묶을 때에만 도움을 요할 수 있음	**(0 점)** 옷을 입을 때 도움을 요하거나 옷을 입혀줘야 함

계속

Katz의 일상생활 동작 시 독립 지수(계속)		
활동	**독립성**	**의존성**
화장실 사용 점수:________	**(1 점)** 화장실에 가서 옷을 입고 벗을 수 있으며 생식기 부위를 혼자 씻을 수 있음	**(0 점)** 화장실 이동 및 씻을 때 도움을 요하거나 요강(bedpan), 의자형 변기(commode) 등을 필요로 함
이동 점수:________	**(1 점)** 침대나 의자로의 이동이 가능, 이동 보조기구는 사용 가능	**(0 점)** 침대나 의자로의 이동 시 도움을 요하거나 완전히 이동해줘야 함
대소변 점수:________	**(1 점)** 운동을 통해 배뇨 및 배변을 스스로 조절	**(0 점)** 배뇨, 배변을 부분적으로 조절하거나 완전히 조절 못함
식사 점수:________	**(1 점)** 식판에서 도움없이 음식을 입으로 가져감. 음식 준비는 타인이 해도 됨	**(0 점)** 식사 시 부분적 또는 완전한 도움을 요하거나 경관외로 식이를 투여해야 함
총점: ____________		
6점 = 높음, 환자는 독립적임		
0점 = 낮음, 환자는 매우 의존적임		

Katz S, Down TD, Cash HR, et al. Index of activities of daily living. Gerontologist. 1970;1:20-30, with permission.

- 소아 장애 정도 평가(Pediatric evaluation of disability index; PEDI)를 시행한다.
- 소아 기능적 독립 지수(Wee FIM; Functional Independence Measure)을 시행한다(www.udsmr.org 참조).

제 3 장

소아질환
(Pediatric disorders)

뇌성마비 [Cerebral palsy(CP)]

기술/개관

"뇌성마비(CP)는 움직임 및 자세의 발달 이상으로 인해 활동의 제한을 초래하는 질환군으로 발달하는 태아 또는 영아의 뇌에서 발생한 비진행성 장애에 기인한다."[1]

뇌성마비는 경직형(spastic), 불수의 운동형(ataxic), 저긴장형(hypotonic) 또는 혼합형의 긴장도(mixed tone)를 초래할 수 있다.

뇌성마비의 신체 침범 분포는 양하지마비, 사지마비 및 편마비로 나뉜다.

- ***양하지마비***는 사지를 모두 침범하며 하지를 특히, 더 침범한다.
- ***편마비***는 신체 한쪽의 팔다리, 목, 몸통을 침범한다.
- ***사지마비***는 사지 전체의 근긴장도의 변화를 초래한다.

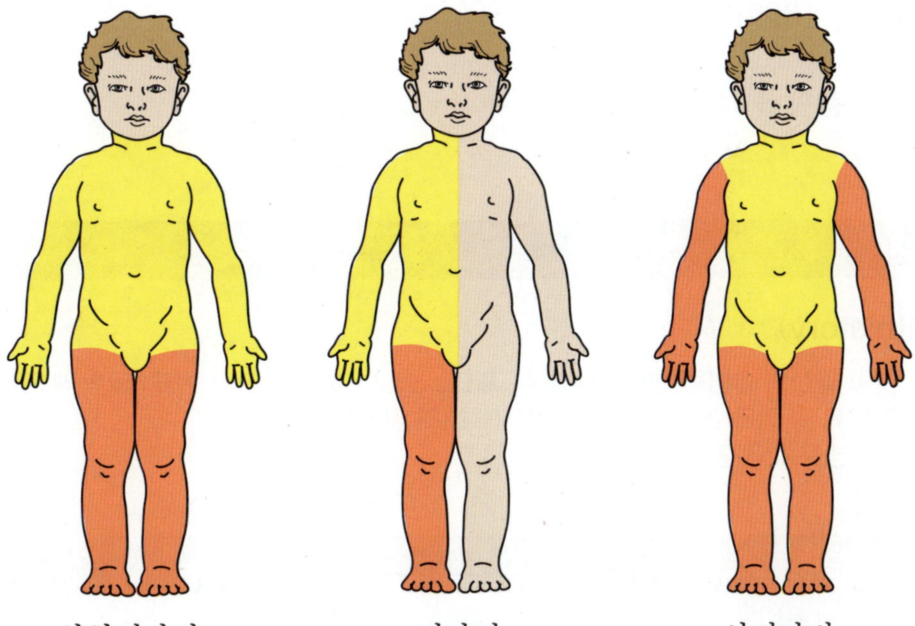

양하지마비 (diplegia) | 편마비 (hemiplegia) | 사지마비 (quadriplegia)

약하게 침범된 부위

심하게 침범된 부위

합병증으로는 인지장애, 정신지체 및 학습장애; 경련; 식이 및 의사소통 장애; 호흡 장애; 소화 문제로 인한 위장관 이상; 방광 및 장 조절 문제; 치아 문제; 청각 및 시각 문제 등이 있다.

의학적 위험 징후(Medical red flags)

다음의 경우 즉각적인 의료적 처치를 받아야 한다:

- 뇌성마비는 비진행성이기 때문에 갑작스럽거나 빠른 기능 또는 근긴장도의 변화
- 경련의 처음 발현 또는 조절되지 않는 경련

의학적 주의 징후(Medical yellow flags)

신생아에서 통증 및 유해 자극에 대한 생리적 및 행동적 반응을 주의 깊게 관찰해야 한다. 통증은 혈압, 산소 포화도, 심박동수, 호흡의 변화 및 근긴장도와 안면 표정의 변화로 나타날 수 있다.

주의사항(precautions)

부동 및 체중 부하 활동(weight-bearing activities)의 결핍은 골질량의 감소, 골감소증, 골다공증 및 골절과 연관된다.

물리치료적 검사

병력(history)

- 임신 및 출산의 합병증, 출산 시 체중, 재태, 신생아기 및 주산기 문제; 의학적 문제, 식이 문제 및 기타 건강과 관련된 문제에 대해 점검한다.
- 발달 이정표 (2장 참조)

검사 및 측정

산소 용적/지구력(aerobic capacity/endurance)

평가

- 에너지 소비 지수 (Energy Expenditure Index) (2장 참조)
- 6분 보행 검사 (5세 이상의 소아)

가능한 소견

- 질환의 정도는 산소 용적에 영향을 줄 수 있다; 일반적으로 뇌성마비 환자는 동일 연령의 정상인에 비해 심폐 기능이 상당히 저하되어 있다.[2]

인체 측정 특징(anthropometric characteristics)

평가

- 사지의 둘레를 측정하여 대칭성을 확인
- 상지 및 사지의 길이를 주기적으로 측정

가능한 소견

- 사지 발달 저하 또는 단축이 좀 더 심하게 이환된 측면에 흔하다.

보조기구(assistive and adaptive devices)

고려사항

- 영아는 워커를 사용해서는 안 된다; 미국 소아과에서는 영아 워커를 금지하면서, 워커의 사용이 심각한 손상을 초래할 수 있고, 이득이 없으며 운동 발달을 지연시킬 수 있다고 하였다; 뇌성마비 소아에서의 영아 워커는 발가락 보행 및 비정상적인 신전 패턴을 조장할 수 있어 문제가 된다.

평가 – 다음의 욕구를 평가한다.

- 보행기, 후방 워커 및 보행 훈련기 등의 치료적 워커
- 엎드린 자세 또는 누운 자세에서의 기립기

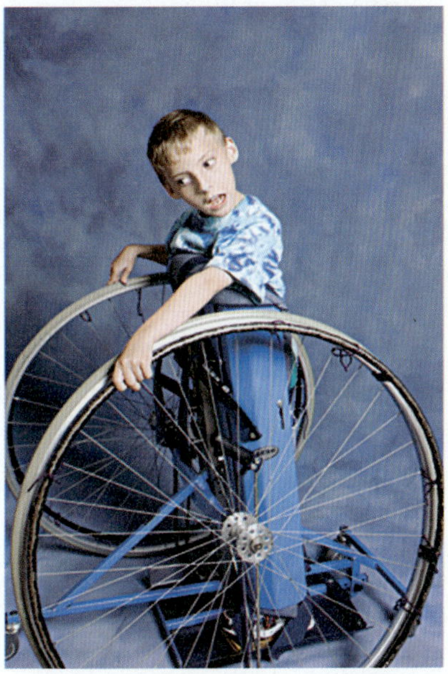

- 개조된 세발자전거
- 맞춤식 방석, 유모차 또는 의자차 (2장 참조)
- 기계적 리프팅 기구
- 특수화된 화장실 의자, 욕조 의자, 이동식 샤워기, 보조 침대를 포함한 보조 장비

순환(circulation)

2장의 나이에 따른 소아의 혈압, 맥박 및 호흡수 참조.

평가 – 영아 및 의학적으로 유약한 소아에서 평가한다.

- 모든 생체 징후를 새로운 치료 프로그램 전, 중간, 후의 모든 생체 징후
- 호흡 패턴, 기침 능력, 호흡 곤란 징후
- 입술의 손톱의 색으로 청색증을 평가

환경, 가정, 직장에서의 장애물 (environmental, home, work barriers)

평가

- 의지 및 보조기구, 의자차를 가지고 주변을 돌아다닐 수 있는 능력을 평가한다.
- 학교 기능 평가 (2장 참조)

보행, 이동 및 균형(gait, locomotion, and balance)

균형 평가 (2장 참조)

고려사항: 균형은 앉는 자세, 무릎 꿇은 자세, 선 자세에서 외부 자극을 줄 때와 주지 않을 때, 의지 및 보조 기구를 착용할 때와 하지 않을 때를 포함한 기능적 자세에서 평가해야 한다.

평가

- 소아 균형 척도 (Pediatric Balance Scale)
- 일어서서 가기 시간 측정 검사 (Timed Up and Go Test)

보행 및 이동 평가 (2장 참조)

- 보행의 구성 요소는 활보장, 지지면, 발뒤꿈치 접촉, 체중 이동, 속도 및 균형을 포함하여 평가해야 한다.

가능한 소견

- 경직형 양하지마비 환자는 일반적으로 보조기구나 보조기를 사용하거나 사용하지 않은 상태에서 독립보행이 가능하다.

- 경직형 편마비 환자는 자세 및 무릎, 발 또는 발목의 안정성을 위해 보조기는 필요로 할 수 있지만, 대개 보조기구를 사용하지 않고 보행을 한다.
- 불수의 운동형 환자의 일부는 보행을 할 수 있다; 보행은 대개 평가하기 어렵고 불안정하다.

피부 상태(integumentary integrity)

고려사항

- 보조기는 발적이 2분 이상 지속되는 경우, 교정해야 한다.

평가

- 석고 고정이나 보조기로 인한 압박 부위를 관찰한다.

관절 상태 및 이동성(joint integrity and mobility)

평가

- 목 및 척추의 이동성
- 골반 및 팔이음뼈 이동성
- 관절 신장성 및 사지의 회전, 비틀림 정렬 상태

운동 기능 (2장 참조)

평가 3장의 신경운동 발달 부분을 참조.

근육 수행력(muscle performance)

고려사항

근력은 동력계로 평가할 수 있지만, 정확도는 비정상 근긴장도 및 반사로 인해 영향을 받을 수 있다. 기능적 능력의 관점에서의 근력과 공동 패턴에서, 공동 패턴을 벗어난 경우에서의 동작 수행능력을 기술한다.

신경운동 발달 및 감각 통합 (neuromotor development and sensory integration)

고려사항

- 표준화된 검사 이외에 동작 패턴, 자세 반응, 동작에 사용되는 전략, 원하는 작업을 수행하기 위한 보정 및 감각 입력에 대한 개인의 반응을 기술해야 한다.

평가 (연령에 따른 평가 도구에 대한 세부사항은 2장을 참조)

- Pathway의 성장 및 발달 차트
- 영아 운동 수행 검사 (Test of Infant Motor Performance) (재태 34주에서 출생 후 4개월)
- Milani-Comparetti 운동 발달 선별 검사(출생에서 2세; 3장 참조)
- 피바디 발달 운동 척도, 2판 (PDMS-2) (출생에서 72개월)
- 대운동 기능 평가 (Gross Motor Function Measure) (5개월에서 16세)
- 소아 장애 평가 (6개월에서 7.5세)
- 감각 통합 및 행동 검사 (4세에서 8세 11개월)
- Bruininks Oseretsky 운동 숙련도 검사, 2판 (BOT-2)

보조기, 보호기구 및 지지 기구 (orthotic, protective, and supportive devices)

평가 - 다음의 필요를 평가한다.

- 구축 방지를 위한 야간 안정 시 보조기
- 하지 길이 차이가 있는 경우, 신발 깔창
- 관절 운동범위 향상을 위한 연속적 석고고정
- 발과 발목의 근긴장도 감소를 위한 억제성 석고고정
- 관절 안정성 향상 및 구축 방지를 위한 보조기
  - 적절한 발의 정렬 및 젖힌무릎 방지를 위한 고정식 단하지 보조기
  - 동적 단하지 보조기(DAFO) 또는 관절형 단하지 보조기(A-AFO)로 발등굽힘 및 발바닥쪽굽힘은 허용하면서 적절한 발목의 정렬을 얻음
  - 복사위보조기(SMO)는 안-가쪽 안정성을 보장한다.
- 운동감각-테이핑 및 TheraTogs™ (보조기형 속옷 및 끈 시스템)으로 이동성을 높이며 자세 정렬을 향상시킨다.

통증(pain)

고려사항

- 신생아에서 통증은 혈압, 산소 포화도, 심박동수, 호흡의 변화 및 근긴장도와 얼굴 표정의 변화로 나타날 수 있다.

평가 (2장 참조)

- FLACC (face, legs, activity, cry, consolabilty) 척도
- 보편적 통증 평가 도구 (Universal Pain Assessment Tool)

자세(posture)

평가 (2장 참조)

가능한 소견

- 목 및 가슴의 척주뒤굽음증은 가슴근 및 넙다리뒤근육의 이차적인 단축을 초래할 수 있다.
- 척주옆굽음증은 비대칭적인 근긴장도로 인해 나타날 수 있다.
- 바람받이(windswept) 자세 (골반 경사 및 굽힘, 한쪽 엉덩관절의 벌림 및 바깥돌림, 다른 쪽 엉덩관절의 굽힘, 모음 및 안쪽돌림)이 심한 경직형 사지마비에서 생길 수 있다.
- 저긴장성을 동반하는 사지마비는 개구리 다리 자세를 초래할 수 있다.

관절운동범위(range of motion)

고려사항

- 근 불균형은 엉덩관절의 아탈구 또는 탈구를 초래할 수 있다.

평가

- 각도기 측정은 능동적 및 수동적 관절범위, 관절 움직임 및 근육 신장성을 포함해야 한다; 체중 부하활동의 관절에 대한 영향도 주의해야 한다.
- 엉덩관절
  - Thomas 검사를 통해 엉덩관절 굽힘 구축을 확인한다.
  - 영아에서 Ortolani 및 Galeazzi 검사를 통해 엉덩관절 아탈구/탈구의 존재를 확인한다.
  - 골반 경사 및 넙다리뼈 앞방향 경사를 평가한다.
- 무릎
  - 정강뼈 비틀림, 안굽이무릎, 밖굽이무릎를 평가한다.
- 발
  - 목말밑관절을 중립에 놓고 발바닥쪽굽힘을 평가해야 한다.

가능한 소견

- 상지에서의 가장 흔한 구축은 팔꿈치, 손목 및 손가락의 굽힘, 엄지의 모음이다; "겉질" 손가락 자세는 엄지가 심하게 모아지면서 굽혀진 자세로 경직형 편마비 및 사지마비와 연관된다.

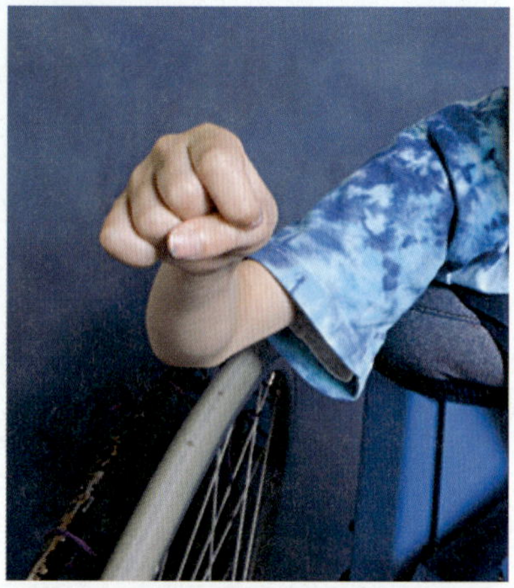

- 하지의 가장 흔한 구축은 발/발목의 첨족; 무릎 굽힘; 엉덩관절 굽힘, 모음 및 안쪽돌림이다.
- 무릎의 과다폄은 발목 발등굽힘 제한을 보상하기 위해 초래될 수 있다.

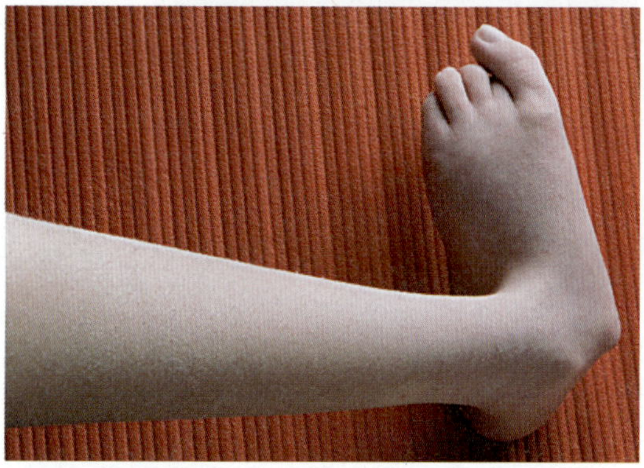

반사 상태(reflex integrity)

고려사항

- 근긴장도가 운동 수행 및 기능적 능력에 미치는 영향과 동작에 따라서 근긴장도가 어떻게 영향을 받는지, 비정상적인 근긴장도의 정도 및 분포에 대해 기술한다.

평가 (2장 참조)

- 깊은힘줄반사를 0에서 4+의 척도로 평가
- 원시 및 긴장성 반사의 존재 및 동작에 대한 영향
- 수정된 Ashworth 척도 (성인에서만 신뢰성이 있음)
- 영아의 운동 평가(Motor Assessment of Infant)의 근긴장도 부분

가능한 소견들

- 근긴장도는 자발적 움직임, 스트레스 상황, 의학적 상태 및 약제 등의 요소에 따라 매일 심하게 변화할 수 있다. 평가 시 상태에 주의를 기울여야 한다.

환기 및 호흡 (ventilation and respiration)

고려사항

- 식이 장애가 있는 환자는 흡인성 폐렴의 위험이 증가한다.
- 조산은 기관지폐형성이상과 연관될 수 있다.

평가

- 가슴 팽창/호흡 운동
- 가능하다면, 폐활량 및 일회 호흡량
- 호흡패턴
- 기침 능력

개인 위생 및 가정 관리 (2장 참조) (self-care and home management)

평가

- 소아 장애 정도 평가(Pediatric Evaluation of Disability Index; PEDI)
- 소아 기능적 독립 지수(Wee FIM; Functional Independence Measure)

영아-특이적 검사 및 측정

Milani-Comparetti 운동 발달 선별 검사 개정 점수표

NAME

RECORD NO.

	YR	MO	DAY
TEST DATE	______	______	______
BIRTH DATE	______	______	______
AGE	______	______	______

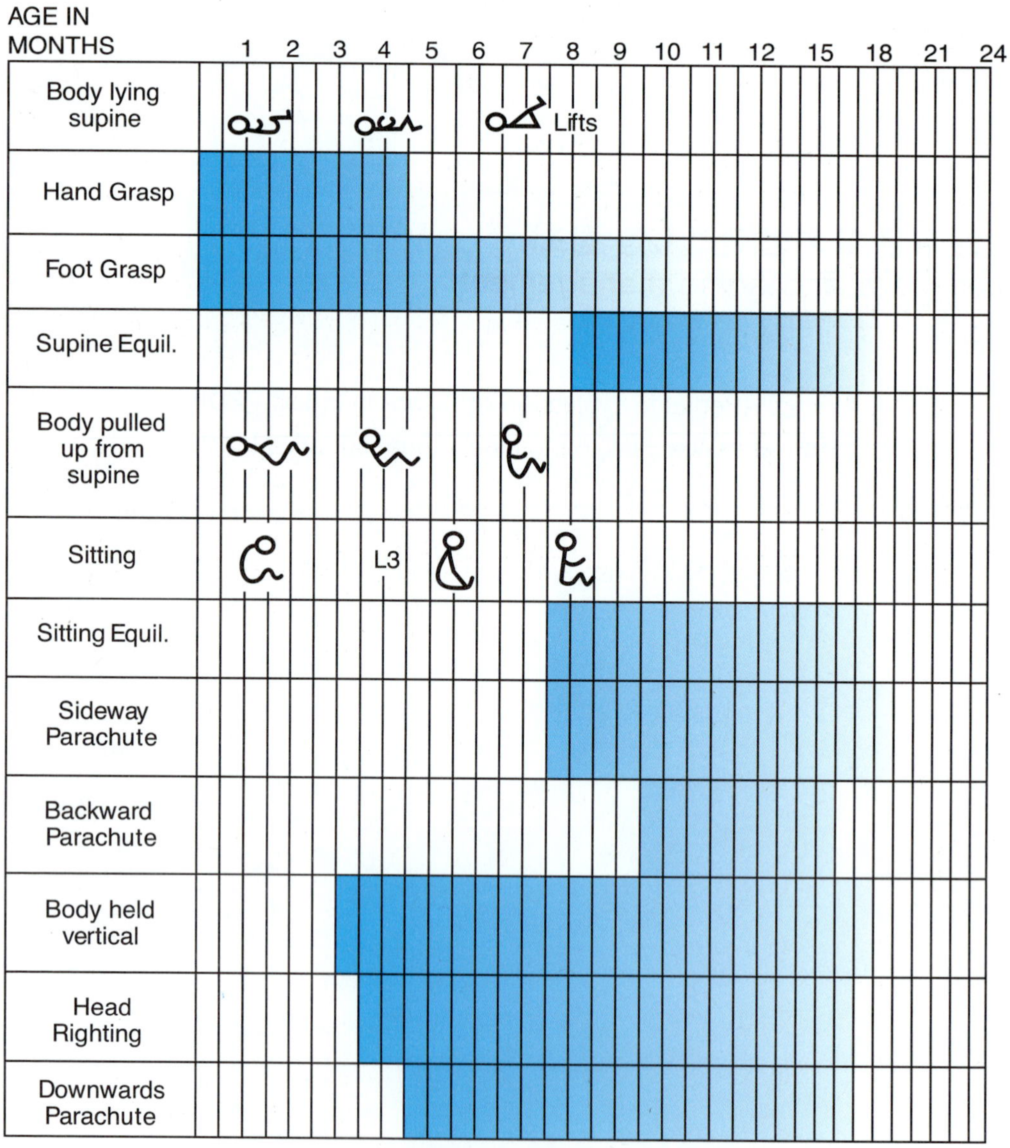

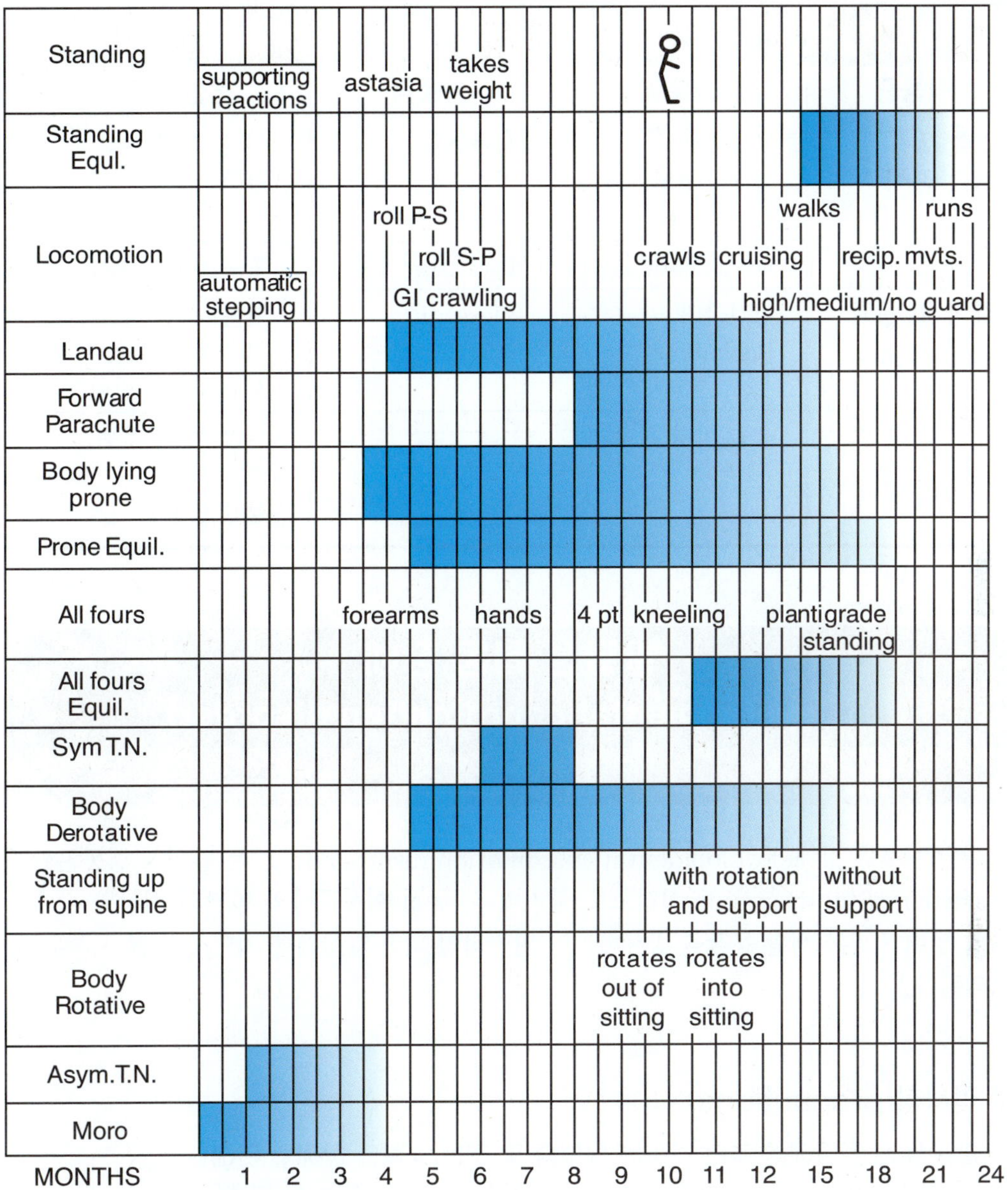

TESTER:______________________________ *Record General Observations on Back of Score Form

Source: From Stuberg WA, Dehne PR, Miedaner JA, Romero, P. Milani-Comparetti Motor Development Screening Test: Test manual, 1987 ed. Media Resource Center, C Louis Meyer Children's Rehabilition Institute, University of Nebraska Medical Center, Omaha, NE, 1987, with permission.

약제			
적응증	성분명	상품명	흔한 부작용
만성 및 심한 경직	보툴리늄 톡신– A형	보톡스, 리스포트, BT-A	위약, 주사 부위 통증
	Dantrolene	Dantrium	졸림, 위약, 설사
경직 및 통증	경질막내 Baclofen 투여	Lioresal	현훈, 졸림, 위약, 근육의 과이완, 두통, 오심, 구토, 변비
	페놀 신경 차단술		감각 이상, 피부 딱지 형성, 혈관 합병증

발달성 협동 장애 (Developmental coordination disorder)

기술/개관

발달성 협동 장애(developmental coordination disorder;DCD)는 발달성 행동곤란증(developmental dyspraxia)이라고도 불리며 "운동성 협응동작의 발달의 심각한 장애로 학업 성취 및 일상생활 동작을 방해하지만 일반적인 의학적 상태에 기인하지 않는 경우"로 정의된다.[4]

주의사항(precautions)

- 발달성 협동 장애를 지닌 소아는 실행증 및 운동 계획의 장애로 인해 "둔하다(clumsy)"는 평가를 종종 받기 때문에 대운동 활동 시 보호되어야 한다.

물리치료적 검사

병력(history)

- 출생력 및 신생아 시기와 관련된 합병증을 점검한다.
- 발달 이정표 (2장 참조)

검사 및 측정 (Tests and measures)

2장에서 검사 및 측정에 대한 기술.

산소 용적/지구력 (2장 참조) (aerobic capacity/endurance)

평가

- 에너지 소비 지수 (Energy Expenditure Index)
- 9분 보행 검사 (5세 이상의 소아)

가능한 소견

- 발달성 협동 장애에 동반하는 근육의 저긴장성은 대운동 활동 및 심지어 장기간 착석 시 지구력 및 스태미너 감소를 초래할 수 있다.
- 아이가 신체 활동 수행 능력의 저하로 인해 이를 피하기 때문에 산소 용적 및 지구력이 저하될 수 있다.

각성, 주의 및 인지 (arousal, attention, and cognition)

가능한 소견

- 발달성 협동 장애를 지닌 아이는 운동 작업을 수행하기 위해 엄청난 주의를 기울어야 하기 때문에 작업에 대한 집중을 유지하기 어렵다.

환경, 가정, 직업 장애물 (environmental, home, work barriers)

평가

- 학교 기능 평가 (2장 참조)
- 신경운동 발달 및 감각 통합에 열거된 발달 검사

가능한 소견

- 발달성 협동 장애는 옷입기, 기구 사용 및 글씨쓰기 등의 일상생활동작 뿐만 아니라, 학교에서의 일상적인 대운동 및 소운동 활동에 영향을 미친다.

보행, 이동 및 균형(gait, locomotion, and balance)

고려사항

- 검사는 균형 및 운동 계획을 구분할 수 있어야 한다; 균형은 정상일 수 있지만, 눈을 감거나 한 발로 설 때의 운동 계획은 어려울 수 있다.

평가

- 소아 균형 척도 (Pediatric Balance Scale)

가능한 소견

- Romberg 검사는 음성일 수 있음

보행, 이동 및 균형(gait, locomotion, and balance)

가능한 소견

- 발달성 협동 장애는 독립 보행, 달리기 및 조작의 습득이 지연을 초래할 수 있다.

관절 상태 및 이동성(joint integrity and mobility)

가능한 소견

- 손목, 팔꿈치, 엉덩관절 및 무릎의 과신장성은 흔한 소견이다.

운동 기능(motor function)

평가

- 신경운동 발달 부분 참조
- 협응동작 검사

가능한 소견

발달성 협동 장애는 다음과 연관될 수 있다:

- 달리기, 점핑, 공차기 등과 같은 운동 수행의 지연; 글씨쓰기, 옷입기 (단추 잠그기, 지퍼 올리기 어려움), 기구 사용 등과 같은 소운동 기술에서의 지연
- 과거 경험을 통해 계획을 세우고 작업을 수행하는 능력의 결핍으로 인해 다음을 초래할 수 있다:
  - 행동곤란증
  - 타이밍 및 리듬의 감소
  - 반응 시간의 저하

- 움직임의 질적 저하
- 손가락-코 검사, 길항운동반복, 발뒤꿈치-정강이 검사와 같은 협응동작의 어려움;

근육 수행(muscle performance)

고려사항

- 충분한 근육 수행이 있는 경우라도 이전 지식을 보유하지 못하면, 특정 활동에 필요한 힘을 이해하는데 어려움이 있을 수 있다.

신경운동 발달 및 감각 통합 (neuromotor development and sensory integration)

평가 (2장 참조)

- Pathway의 성장 및 발달 차트
- Miller 학령전기 평가 (Miller Assessment for Preschoolers)
- Bruininks Oseretsky 운동 숙련도 검사, 2판 (BOT-2)
- Gubbay 운동 효율 검사 (8-12세)

가능한 소견

발달성 협동 장애 환자는 다음을 보일 수 있다:

- 저긴장도, 협응동작 저하, 촉각 구분 결핍, 반응 시간 지연 등의 가벼운 신경학적 소견
- 시각, 청각, 촉각, 후각 정보 처리의 어려움; 저예민성 또는 과예민성을 나타낼 수 있다
- 시각적 지각 및 시각 운동 발달의 결여

자세(posture)

평가

- 아담의 전방 굽힘 검사 (Adam's' Forward Bending Test)(2장 참조)

가능한 소견

- 저긴장성으로 인해 입벌림, 허리뼈 앞굽음증을 초래할 수 있다.
- 저긴장성을 보상하기 위해 "고정(fixing)"하여 무릎 및 팔꿈치의 과다폄(hyperextension)을 초래할 수 있다.

관절운동범위(range of motion)

고려사항

- 저긴장도는 발목의 엎침을 초래할 수 있다.

평가 (2장 참조)

반사(reflex integrity)

평가

- 깊은힘줄반사(DTRS) 및 근긴장도

가능한 소견

- 깊은힘줄반사 및 근긴장도가 감소될 수 있다.

감각 상태(sensory integrity)

평가 (2장 참조)

가능한 소견

- 피부그림감각, 입체감각 및 촉각 구분의 결여

질병 특이적 검사 및 측정

Gubbay 운동 효율 검사

(8에서 12세 소아에 표준화됨)

검사	점수
검사 1 입술을 모으고 휘파람을 분다. 아이는 모은 입술로 공기를 불어서 여러 음조와 세기의 곡을 만들어야 한다.	통과 / 실패
검사 2 다섯 걸음 앞으로 내디딤 검사자의 시범에 이어 세 번의 기회가 주어진다. (즉, 왼쪽 다리로 제자리뛰기, 걸음, 오른쪽 다리로 제자리뛰기 등, 줄넘기는 제외)	통과 / 실패

Gubbay 운동 효율 검사 *(계속)*	
(8에서 12세 소아에 표준화됨)	
검사	**점수**
검사 3 *발로 공을 굴린다. 아이는 원하는 발의 바닥으로 테니스 공을 6개의 30cm 간격으로 놓인 성냥박스 주위로 나선형으로 굴려야 한다. (신발은 신어도 되고 안 신어도 됨) 공이 3번 초과하여 성냥박스에 닿으면 실격된다. 세 번의 기회가 주어진다. **점수:** 초 단위로 표시하거나 실패로 나타냄	소요시간 __________ /실패
검사 4 던지고, 박수친 다음 테니스공을 잡는다. *아이는 테니스공을 위로 던진 후 다시 한 손으로 공을 잡을 때까지 4번까지 손뼉을 쳐야 한다. 세 번의 기회가 주어진다. **점수:** 다음 7가지 분류 중 하나로 표시됨: 1. 양손으로 공을 잡을 수 없음 2. 박수를 치지 못하고 양손으로 공을 잡음 3. 박수를 1번치고 양손으로 공을 잡음 4. 박수를 2번치고 양손으로 공을 잡음 5. 박수를 3번치고 양손으로 공을 잡음 6. 박수를 4번치고 양손으로 공을 잡음 7. 박수를 4번치고 한손으로 공을 잡음	
검사 5 신발끈을 나비 형태로 매듭을 짓는다. 20cm 정도 길이 여유가 있는 검사자의 우측 신발끈을 사용한다. **점수:** 초 단위로 표시하거나 60초가 넘는 경우 실패로 간주함.	소요시간 __________ /실패

계속

Gubbay 운동 효율 검사 *(계속)*	
(8에서 12세 소아에 표준화됨)	
검사	**점수**
검사 6 *구슬을 10개 꿴다. 나무로된 직경 3cm의 구슬을 폭 0.8cm, 길이 6cm의 줄로 단단히 꿴다(구슬은 Kiddicraft toys라는 상표로 구입할 수 있다). **점수:** 초 단위로 표시한다.	소요시간 ________ /실패
검사 7 20개의 작은 구멍을 뚫는다. 아이는 첨필을 가지고 가로 세로 0.1인치 크기의 사각형 두 줄을 종이에 뚫는다. **점수:** 초 단위로 표시한다.	소요시간 ________ /실패
검사 8 상자 접기. *아이는 여섯개의 다른 모양의 상지를 조립한다. (상자 접기는 Kiddicraft toys라는 상표로 구입할 수 있다.) **점수:** 초 단위로 표시하고 60초 초과 시에는 실패로 간주한다.	소요시간 ________ /실패

* 이들 항목은 Gubbay 검사의 간략화된 형태로 발달성 협동 장애를 선별검사하기 위해 사용된다.

Source: Gubbay, SS. The Clumsy Child: A study of developmental apraxic and diagnostic ataxia. London: WB Saunders, 1975.

약제			
적응증	**성분명**	**상품명**	**흔한 부작용**
주의력 감소	Methylphenidate	Ritalin, Concerta	초조, 과활동성, 불면증, 안절부절, 떨림, 고혈압, 두근거림, 빠른맥, 거식증

간질
(Epilepsy)
기술/개관

"간질은 뇌내 신경세포(nerve cells) 또는 신경원의 군집이 비정상적으로 신호를 전달하는 질환이다."[5]

간질의 진단은 2회 이상의 경련을 한 경우에만 주어진다. 경련은 고온 (열성경련), 알콜 또는 약물 중단 및 저혈당과 같은 유발 요인에 의해서 발생할 수 있다.

전신성 경련
(Generalized seizures)

(겉질 전체로부터의 전기 신호에 의해 발생)

경련 종류	기술(description)	발작 후 상태
강직-간대성 경련 (전에는 "대발작(grand malseizure)"이라 불림)	• 의식 소실 • 강직기 (뻣뻣해짐)-대개 바닥으로 넘어짐 • 간대기-사지의 빠른 움직임; 혀를 깨물거나 침흘림, 입에 거품 물기, 요실금 또는 변실금을 보일 수 있음	• 기면, 대개 잠듦 • 수분 내지 수시간 동안 혼돈 상태 • 말이 어눌해질 수 있음; 두통, 근육통, 지남력 장애 및 초조
결신 발작 (전에는 "소발작(petit malseizure)"이라 불림)	• 잠깐 동안의 의식 소실 동안 눈을 2~15초간 고정함 • 빠른 안구 깜빡임이 선행할 수 있음 • 완전 결신 발작은 입 또는 손 움직임 등의 운동 요소를 포함할 수 있음 • 하루에 수차례 발생 가능	• 경련을 인지하지는 못하지만 "시간이 경과"한 것은 인지함

계속

전신성 경련 (계속)

(겉질 전체로부터의 전기 신호에 의해 발생)

경련 종류	기술(description)	발작 후 상태
근간대성 경련 (myoclonic)	• 산발적, 동시다발적, 양측성 신체의 율동성 움직임 • 물건을 떨어뜨리거나 불수의적으로 던질 수 있음 • 20초 정도 지속됨	• 없음
이완성 경련 (atonic)	• 갑작스럽고 짧은 의식의 소실 및 근긴장도 소실, 15초 이내로 지속됨 • 고개를 떨굴 수 있음 • 바닥으로 넘어질 수 있음; 물건을 떨어뜨릴 수 있음	• 없음

부분 경련

(뇌의 구조적 이상과 연관된 전기신호에 의해 발생)

경련 종류	기술(description)	발작 후 상태
단순 부분 발작		
자동성 운동성 감각성 심리적	• 심박동수 또는 호흡수의 변화, 발한 • 강직, 율동성 움직임, 신체 일부의 경련; 다른 부위로 확대 가능 • 시각, 청각, 후각, 미각 또는 촉각의 이상한 경험 • 공포, 불안, 데자뷰, 탈인격화	• 경련에 대해 기억함 • 수시간 동안 환측의 위약
복합 부분 발작 (이전에는 관자엽발작 또는 정신운동발작으로 불림	• 입맛 다시기, 껌씹기, 손발떨기 등의 자동성 움직임	

의학적 위험 징후 (Medical Red Flags)

간질중첩증	
증상	처치
• 5분 이상 지속되는 경련 또는 • 경련 사이 의식이 회복되기 전에 2회 이상 발생하는 경련	• 즉각적인 의료적 도움을 요청 • 경련에 대한 안전 지침을 따른다. (다음 내용 참조)

의식 소실을 동반한 경련의 경우 다음의 안전 절차를 따른다.

- 바닥에 환자를 내려놓는다.
- 측면으로 돌린다(구토가 동반될 수 있음).
- 머리를 보호한다.
- 근처의 물건은 손상을 초래할 수 있으므로 치운다.
- 꽉 끼는 옷은 느슨하게 한다.
- 경련의 지속시간을 기록한다.
- **입으로 어떤 것도 넣지 않는다.**
- 환자를 구속하지 않는다.
- 경련이 5분이상 지속되면 의료적 도움을 요청한다.
- 의식을 회복하거나 의료진이 올 때까지 환자 곁에 있는다.

물리치료적 검사

병력(history)

- 발생 시간, 경련의 종류 및 유발 요인을 포함한다.
- 약제 및 부작용에 관한 정보를 얻는다.

간질에는 특별한 검사나 측정이 없다. 그러므로 의학적 상태에 대한 평가로 후송 여부가 결정되어져야 한다.

약제			
적응증	성분명	상품명	흔한 부작용
경련 – 강직 간대성, 결신, 복합 부분	Valproic Acid	Depakene, Depakote, Depacon	오심, 구토, 혼돈, 어지럼, 두통, 떨림
	Clonazepam	Klonopin	졸림, 피로, 실조, 행동 변화
전신성 강직 간대성 또는 부분 경련	Phenytoin	Dilantin, Diphenylan	어둔한 말, 어지럼, 협응동작 장애, 겹보임, 안구진통, 오심; 장기간 사용 시 얼굴 골격이 거칠어지고, 잇몸이 과증식
	Primidone	Mysoline	근육 협응동작 장애, 어지럼, 현기증, 두통, 과활동성
	Carbamazepine	Tegretol	심각한 부작용 없음
	Phenobarbital	Phenobarbital, Luminal	졸림, 우울, 두통
결신 발작	Ethosuximide	(Zarontin)	
근간대성 발작	Phenytoin	Dilantin	Phenytoin 참조
	Clonazepam	Klonopin	Phenytoin 참조
경련 중첩증	Diazepam	Valium	어지럼, 졸림, 실조, 오심, 침침한 시야, 두통, 어둔한 말, 혼돈, 기억 장애

수두증(Hydrocephalus)

기술/개관

수두증은 뇌척수액(CSF)의 병적 축적으로 인해 뇌척수액의 생성과 흡수의 불균형이 초래되는 질환이다.

수두증(hydrocephalus)

영아에서 수두증의 증상은 다음과 같다:

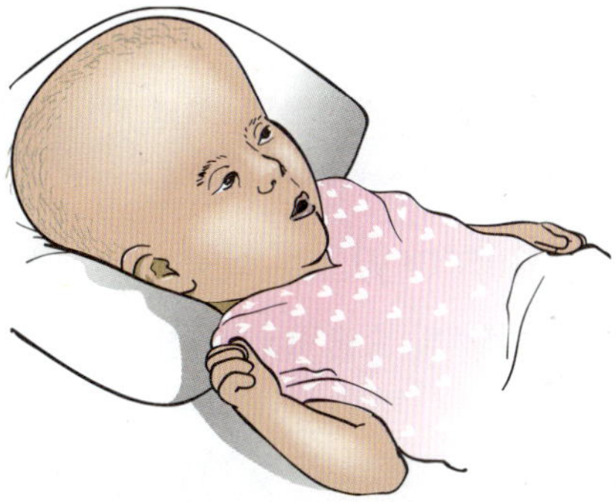

- 머리둘레의 정상치 이상 증가
- 숫구멍의 돌출
- 봉합이 과도하게 넓어짐
- 두개 정맥의 확대
- 구토
- 기면
- 역류 및 흡인 등의 식이 장애
- 안구의 수평 편향 (해거름 징후)

소아에서는 경도의 추체로 징후를 포함하여 다음이 나타날 수 있다:

- 섬세 운동 협응장애
- 운동 지각 결여
- 시공간 감각 이상
- 지적 능력 저하

의학적 위험 징후 (Medical Red Flags)

단락 기능이상		
증상	**가능한 원인**	**처치**
• 두통 • 구토 • 경련 • 기면 • 인지 기능, 언어, 시각 및 근력 등의 신경학적 상태 변화 • 초조	• 뇌척수액의 축적으로 인한 압력 증가	• 즉각적인 의료진의 진료

단락 감염		
증상	가능한 원인	처치
• 발열 • 단락을 따라 홍조 또는 압통 • 기면 • 초조 • 복부 불편감	• 표피포도알균 또는 황색포도알균에 노출	• 즉각적인 의료진의 진료

물리치료적 검사

병력(history)

출산, 발달 및 수술력 (2장 참조)

검사 및 측정

검사 및 측정에 대한 기술은 2장 참조.

인체 측정 특징(anthropometric characteristics)

평가

- 머리둘레 (2장 참조)

가능한 소견

- 머리둘레가 정상치 이상 증가할 수 있다.
- 전두부 돌출 (이마가 두드러짐)은 수두증의 특징이다.

각성, 주의 및 인지 (2장 참조) (arousal, attention, and cognition)

- 소아 장애 평가(Pediatric Evaluation of Disability Inventory)

뇌/말초신경 상태 (2장 참조) (cranial/peripheral nerve integrity)

평가

- 뇌신경 II, III, IV, VI, IX, X, XII번

가능한 소견:

- 시신경 위축
- 안근마비
- 눈떨림
- 눈꺼풀처짐증
- 후두 및 인두 기능 이상
- 연하장애

환경, 가정, 직장 장애물 (environmental, home, work barriers)

평가

- 학교 기능 평가 (2장 참조)

보행, 이동 및 균형(gait, locomotion, and balance)

균형 평가 (2장 참조)

- 균형은 앉는 자세, 무릎 꿇은 자세, 선 자세에서 외부 자극을 줄 때와 주지 않을 때, 의지 및 보조 기구를 착용할 때와 하지 않을 때를 포함한 기능적 자세에서 평가해야 한다; 평가는 다음과 같다:
  - 소아 균형 척도 (Pediatric Balance Scale)
  - 일어서서 가기 시간 측정 검사 (Timed Up and Go Test)

근 수행력(muscle performance)

평가

- 나이에 따른 도수근력검사 및 관절운동범위 평가

가능한 소견

- 상지 위약이 흔한 증상이다.

신경운동 발달 및 감각 통합 (neuromotor development and sensory integration)

평가 (2장 참조)

- Milani-Comparetti 운동 발달 선별 검사
- 소아 장애 평가(PEDI)
- Bruininks Oseretsky 운동 숙련도 검사, 2판 (BOT-2)
- 감각 통합 및 행동 검사
- Pathway의 성장 및 발달 차트

가능한 소견

- 신경운동 발달은 수술적 처치의 적절한 시기 및 척수수막류와 같은 동반 질환의 상태에 의존한다.

반사 상태(reflex integrity)

평가

- 영아에서 원시 반사를 검사한다.
- 깊은힘줄반사

가능한 소견

- 하지의 중등도 경직 및 상지의 경도 경직
- 후궁반장 자세가 발생할 수 있음

근디스트로피 (MD)

기술/개관

진행성 근 위약 및 근골격근의 퇴화를 특징으로 하는 근디스트로피(MD)는 30종류가 넘게 있다. 발병 시기 및 질병의 경과는 각 종류에 따라 다르다.

근디스트로피의 흔한 형태 및 질병의 진행
(Common forms of muscular dystrophy and disease progression)

종류: 베커(Becker)근디스트로피

발병 시기: 2세에서 20대 초반
조기 증상: 골반, 위팔, 위쪽 다리
후기 증상: 서서히 진행; 30세 이후에도 보행 가능할 수 있음
근육 침범: 듀첸근디스트로피 참조
수명: 20대에서 30대

종류: 선천성 근디스트로피–후쿠야마(Fukuyama) 근디스트로피를 포함한 여러 종류

발병 시기: 출생 시
조기 증상: 심한 얼굴 및 사지 근 위약; 저긴장증; 관절 구축
후기 증상: 서서히 진행; 언어 지연; 경련; 나중까지 보행할 수도 있으나, 대개는 불가능함
근육 침범: 그림 참조
수명: 10대에서 20대

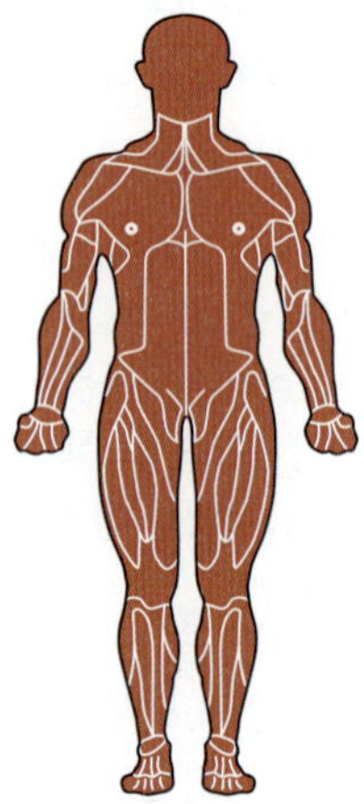

종류: 듀첸(Duchenne)근디스트로피

발병 시기: 3세에서 5세
조기 증상: 계단보행이 어려움; 일어나기 어려움
후기 증상: 12세 이전에 보행 불가능; 호흡기 및 심장 합병증
근육 침범: 그림 참조
수명: 10대 후반에서 20대

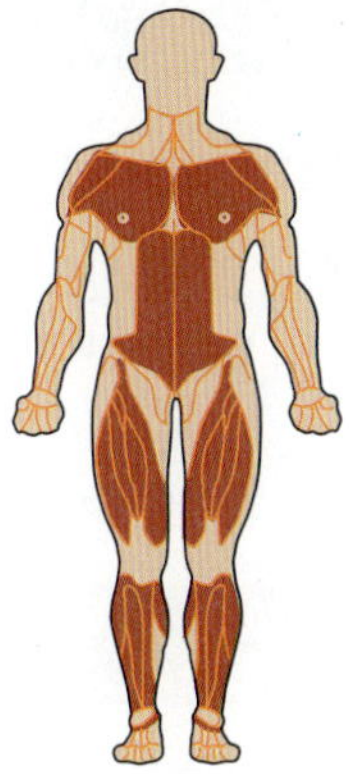

종류: 얼굴어깨위팔근디스트로피(FSH)

발병 시기: 십대/초기 사춘기
조기 증상: 얼굴, 팔이음뼈, 팔 및 가슴 위약
후기 증상: 복부, 발, 다리이음뼈 및 다리까지 서서히 진행; 씹기 불능, 연하 및 언어장애; 보행 능력을 유지될 수도 있음
근육 침범: 그림 참조
수명: 다양하나 정상 수명을 가지기도 함

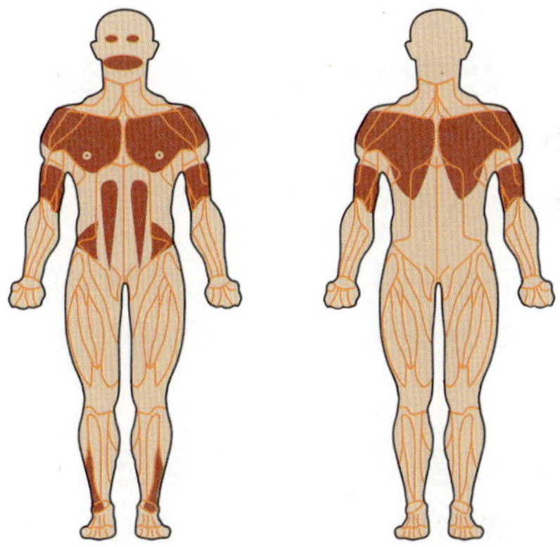

종류: 팔다리이음근디스트로피(LGMD)

발병 시기: 십대/초기 사춘기
조기 증상: 다리이음뼈 및 팔이음뼈 위약
후기 증상: 사지위약으로 서서히 진행; 20대 초반에 보행능력 소실
근육 침범: 그림 참조
수명: 정상 수명을 가지기도 함

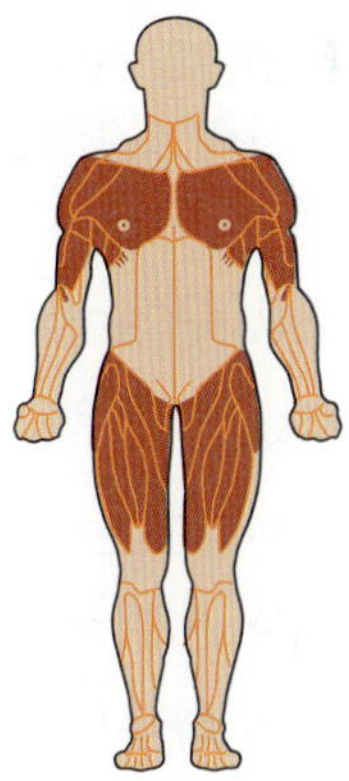

주의사항(precautions)

- 부동 및 체중 부하 활동의 소실로 인해 골질량의 감소, 골감소증, 골다공증 및 골절과 연관될 수 있다.

물리치료적 검사

병력(history)

- 임신 및 출산의 합병증, 출산 시 체중, 재태, 신생아기 및 주산기 문제; 의학적 문제, 식이 문제 및 기타 건강과 관련된 문제에 대해 점검한다.

검사 및 측정

검사 및 측정에 관한 기술은 2장 참조.

산소 용적/지구력 (2장 참조) (aerobic capacity/endurance)

가능한 소견

- 피로는 근디스트로피의 흔한 요인이다.
- 산소 용적은 신체 활동이 줄어들면서 감소한다.

인체 측정 특징 (2장 참조) (anthropometric characteristics)

가능한 소견

- 듀첸근디스트로피와 베커근디스트로피는 장딴지근 비대와 연관되며 세모근, 넙다리네갈래근, 아래팔 폄근의 비대와도 연관될 수 있다.

보조기구(assistive and adaptive devices)

고려사항

- 듀첸근디스트로피 환자는 대개 12세 이전에 의자차의 정규적인 사용이 필요하다.
- 수동 및 전동 의자차 모두가 이동 시의 독립성을 위해 필요할 수 있다.

평가 – 다음의 필요를 평가한다.

- 구축 방지를 위한 야간 안정 시 부목
- 워커 또는 보행기
- 맞춤식 방석, 유모차 또는 의자차
- 기계적 리프팅 기구
- 특수화된 화장실 의자, 욕조 의자, 이동식 샤워기, 보조 침대를 포함한 보조 장비

순환 (2장 참조) (circulation)

가능한 소견

- 듀첸근디스트로피 환자는 심비대, 지속적인 빠른맥, 심부전을 흔히 동반한다.

환경, 가정, 직장 장애물 (environmental, home, and work barriers)

평가

- 학교 기능 평가 (2장 참조)
- 보조기 및 보조기구, 의자차로 주변을 돌아다닐 수 있는 능력을 평가한다.

보행, 이동 및 균형(gait, locomotion, and balance)

균형 평가 (2장 참조)

- 소아 균형 척도(Pediatric Balance Scale)

보행 평가

- 보행의 구성 요소는 활보장, 지지면, 발뒤꿈치 접촉, 체중 이동, 속도 및 균형을 포함하여 평가해야 한다.

가능한 소견

- 보행 기대치를 참조하며 근디스트로피의 종류에 따라 매우 다양한다.
  - 듀첸 및 베커근디스트로피에서는 보행 능력이 저하되면서 몸통의 측면 이동으로 인해 "오리(waddling)" 걸음을 초래한다.

피부 상태(integumentary integrity)

고려사항

- 부동의 정도에 따라 피부 상태를 잘 관찰한다.

평가 (2장 참조)

운동 기능(motor function)

가능한 소견

- 듀첸근디스트로피 환자는 앉았다가 일어설 때 특징적으로 Gower 방법을 사용한다.

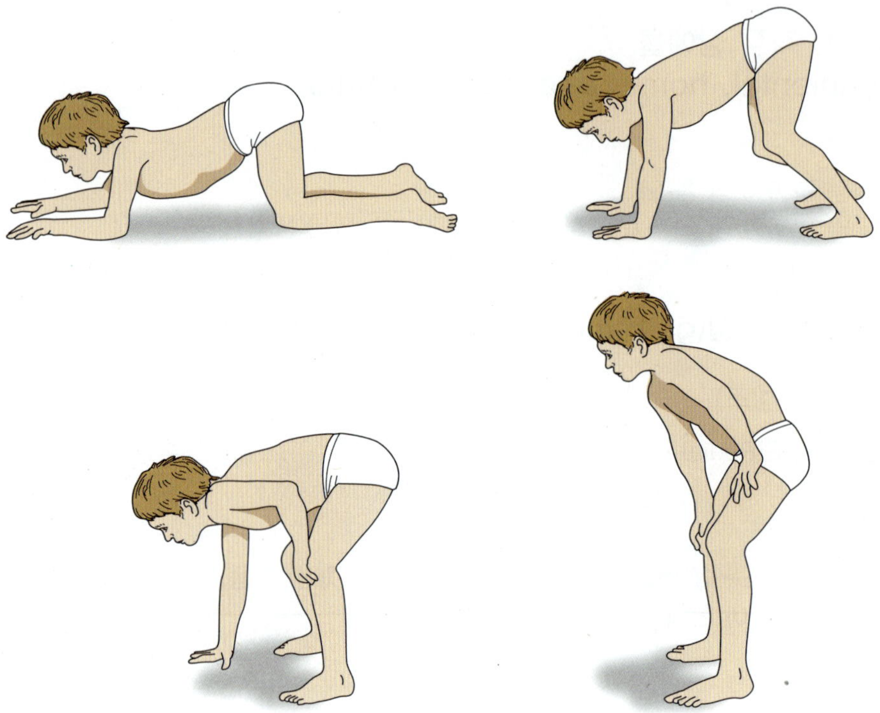

근 수행력(muscle performance)

평가

- 도수근력검사 및 동력계

가능한 소견

- 앞에 나온 위약의 양상에 대한 표를 참조한다.
- 근 위약은 대개 대칭적이다.
- 듀첸근디스트로피는 종아리의 가성비대를 초래하며 종종 세모근 및 가시아래근의 비대도 초래한다.
- 얼굴어깨위팔근디스트로피는 날개어깨뼈 및 입 주위 근육의 위약을 초래할 수 있다.

신경운동 발달 및 감각 통합 (2장 참조) (neuromotor development and sensory integration)

평가

- 소아 장애 평가(Pediatric Evaluation of Disability Inventory) (6개월에서 7.5세)
- Bruininks Oseretsky 운동 숙련도 검사, 2판 (BOT-2)
- 듀첸근디스트로피에 대한 Vignos 기능적 척도

보조기, 보호기구 및 지지기구 (orthotic, protective, and supportive devices)

고려사항

- 성장하는 아이에게 필요한 보조기가 잘 맞는지 지속적으로 평가한다.

평가 – 다음의 필요여부를 평가한다.

- 보행을 위한 단하지 보조기
- 척주옆굽음증에 대한 등허리엉치 보조기

자세(posture)

평가 (2장 참조)

가능한 소견

- 척주옆굽음증은 모든 형태의 근디스트로피에서 흔한 소견이다.
- 듀첸근디스트로피는 진행성 허리뼈뒤굽음증과 연관된다; 듀첸 및 얼굴어깨위팔근디스트로피는 날개어깨뼈를 종종 초래한다.

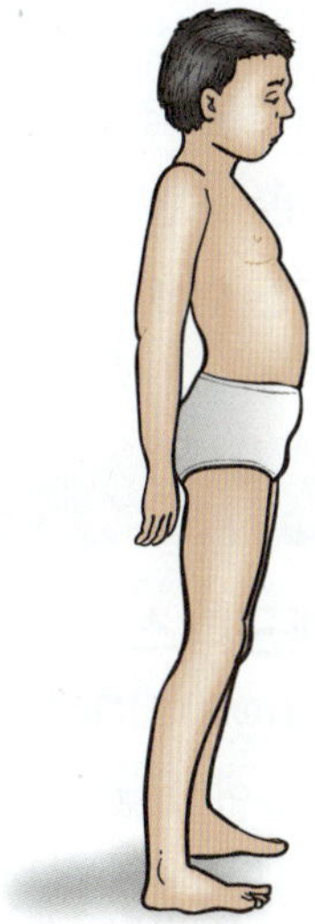

관절운동범위(Range of motion)

평가

- 모든 사지에서 각도기를 사용하여 평가한다.

가능한 소견

- 베커근디스트로피는 요족 변형과 연관된다.
- 선천성 근디스트로피는 질병 초기에 특히, 하지 및 팔꿈치관절의 구축과 연관된다; 엉덩관절 아탈구/탈구가 발생할 수 있다.
- 듀첸근디스트로피는 장딴지근-가자미근 및 넙다리근막긴장근의 단축을 초래한다.

반사(reflex integrity)

평가 (2장 참조)

가능한 소견

- 듀첸 및 베커근디스트로피는 깊은힘줄반사의 소실이 나타날 수 있다.

개인 위생 및 가정 관리 (2장 참조) (self-care and home management)

평가

- 소아 장애 정도 평가(Pediatric Evaluation of Disability Index; PEDI)
- 소아 기능적 독립 지수 (Wee FIM)

환기 및 호흡(ventilation and respiration)

평가 (2장 참조)

- 가슴 팽창/호흡 운동, 호흡 양상
- 기침 능력

가능한 소견

- 모든 형태의 근디스트로피에서는 호흡 용적이 감소되며 감염이 흔하다.

질병 특이적 검사 및 측정

듀첸근디스트로피에 대한 Vignos 기능적 척도 (vignos functional rating scale for duchenne muscular dystrophy)

1. 도움없이 보행하고 계단을 올라갈 수 있다.
2. 난간을 잡고 보행하고 계단을 올라갈 수 있다.
3. 난간을 잡고 천천히 보행하고 계단을 올라갈 수 있다(계단 8개에 25초 이상).
4. 보행할 수 있으나 계단을 올라갈 수 없다.
5. 보조하에 보행가능하나 계단을 올라가거나 의자에서 일어날 수 없다.
6. 보조하거나 보조기를 착용해야지만 보행할 수 있다.
7. 의자차에서: 똑바로 앉고 앞으로 의자차를 굴려서 침대 정리 및 일상생활동작을 수행할 수 있다.
8. 의자차에서: 똑바로 앉을 수 있지만 의자차를 굴려서 침대 정리 및 일상생활동작을 수행은 도움이 필요하다.
9. 의자차에서: 지지하여야지만 똑바로 앉을 수 있고, 최소한의 일상생활동작만을 수행할 수 있다.
10. 침상에서: 도움 없이는 일상생활동작을 전혀 수행할 수 없다.

약제			
적응증	**성분명**	**상품명**	**흔한 부작용**
근육 퇴화	prednisone	Deltasone, Orasone, Pred-Pak	체중 증가, 쿠싱형 외모, 골다공증, 창상 치유 지연
호흡기 감염	광범위 항생제		사용되는 항생제에 따라 다름

Source: Vignos PJ, Spencer, GE, Archibald, KC. Management of progressive muscular dystrophy. JAMA. 2963;184:103-112.

신생아 신경학적 상태 (Neonatal neurological conditions)

출생전기 및 주산기 동안의 많은 의학적 상태는 영아/소아 발달에 유사한 영향을 미친다. 각각의 진단을 위한 신생아 평가 과정이 유사하기 때문에 다음 질환이 함께 열거된다.

저산소성 허혈성 뇌병증(HIE)

저산소성 허혈성 뇌병증은 세포 파괴를 초래하는 저산소증(산소 공급의 저하) 또는 허혈(혈류 저하)로 인해 유발된다.

저산소성 허혈성 뇌병증의 결과는 다양하며 빨기 위약, 보챔, 인지 장애, 저긴장성, 경직 또는 무정위 운동형의 다양한 뇌성마비 등을 포함한다. 중등도 저산소성 허혈성 뇌병증에서 영아는 극도로 쳐지면서 경련 및 모로 및 빨기 반사의 저하를 보인다.

뇌실내 출혈(IVH)

뇌실내 출혈은 불안정한 호흡 상태, 저산소증 및 혈압 변화를 조절하지 못하는 상태 등으로 인해 유발된다. 출혈의 단계 체계가 사용되며 1단계는 국소적 출혈이며 4단계는 뇌실내 출혈 및 뇌실주변 출혈성 경색을 포함한다. 4단계의 경우는 정신 지체, 경련 및 뇌성마비 등의 위험이 매우 높다.

저체중

신생아에서 저체중은 3가지로 분류된다:

- 저체중(Low birth weight; LBW)　2500그람 미만(5.51 lb)
- 초저체중(Very low birth weight; VLBW)　1500그람 미만(3.31 lb)
- 극초저제중(Extremely low birth weight; ELBW)　1000그람 미만(2.20 lb)

저체중 영아는 뇌성마비가 좀 더 잘 생기며 경련, 감각신경성 청력 소실, 학습 장애, 주의력결핍 질환 등의 발병률이 높다. 이러한 합병증은 초저체중 및 극초저체중에서는 더욱 악화된다.

뇌실주위 백질연화증 (PVL)

뇌실주위 백질연화증은 하지의 운동 조절 및 근육 긴장도를 담당하는 뇌실주위 대뇌 백질의 괴사를 가리킨다. 뇌실주위 백질연화증의 주된 장기적 신경학적 합병증은 경직형 양하지마비로 지적 장애 및 시공간 장애를 흔히 동반한다.

조산

재태 37주 이전에 태어난 영아는 조산으로 간주한다.

의학적 응급 징후 (Medical Red Flags)

신생아 집중 관리실에서의 영아는 매우 유약하다. 이들과 함께하는 의료인은 신생아가 항상성을 유지하기 위해 노력하고 있는 생리적 및 행동적 스트레스징후를 인지하여야 한다. 그러한 때에는 치료적 중재는 멈추거나 수정되어야 한다.

이러한 스트레스의 징후는 다음과 같다:

- 청색증 및 피부 반점을 포함한 색의 변화
- 혈압, 호흡수 및 심박동수의 변화
- 산소 포화도 감소
- 하품하기 또는 재채기
- 얼굴 찡그림
- 딸꾹질
- 구토
- 근긴장도의 변화
- 비정상적인 움직임
- 보챔
- 응시; 유리와 같은 눈 모양

경련은 근긴장도의 약간의 증가 및 사지의 강직, 입맛 다시기, 빨기와 같은 미묘한 변화의 형태를 띠기도 한다.

물리치료적 검사

병력(history)

- 임신 및 출산의 합병증, 출산 시 체중, 재태, 신생아기 및 주산기 문제; 의학적 문제, 식이 문제 및 기타 건강과 관련된 문제에 대해 점검한다.
- 발달 이정표 (2장 참조)

검사 및 측정

인체 측정 특징(anthropometric characteristics)

평가

- 머리둘레
- 쏠린머리증(비대칭적인 뒤통수 평편증)과 같은 머리 모양의 기술

각성, 주의 및 인지(arousal, attention, and cognition)

고려사항

- 영아의 행동 상태를 관찰하고 모든 평가 및 치료에서 고려한다.
- 평가는 영아가 각성상태에서만 시행하며 행동 또는 생리학적인 스트레스 징후를 보이지 않을 때에만 시행한다.

평가

- 피바디 발달 운동 척도, 2판 (Peabody Developmental Motor Scales, 2nd ed; PDMS-2)
- 영아 운동 수행 검사 (Test of Infant Motor Performance; TIMP) (재태 34주에서 생후 4개월까지)

순환(circulation)

평가

- 산소포화도, 심박동수, 혈압 및 혈액내 가스치의 규칙적인 모니터링

신경운동 발달 및 감각 통합 (neuromotor development and sensory integration)

고려사항

- 영아가 안정되고 각성상태에서 자세 및 자발적 움직임을 관찰하기 시작한다.

평가 (2장 참조)

- 움직임의 질 및 양상을 기술
- Pathway의 성장 및 발달 차트
- 영아 운동 수행 검사 (Test of Infant Motor Performance)
- Milani-Comparetti 운동 발달 선별 검사(출생에서 2세; 3장 참조)
- 영아 움직임 평가 (출생에서 12개월)

통증(pain)

고려사항

- 통증 자극에 대한 반응의 결여는 뇌간기능이상 또는 심한 미만성 겉질 손상을 암시한다.

평가

- FLACC (face, legs, activity, cry, consolabilty) 척도 (2장 참조)

자세(posture)

평가

- 사경
- 안정 시 및 각성 시의 자세 정렬; 비대칭성 또는 편향을 관찰한다.

관절운동범위(range of motion)

고려사항

- 신생아는 자궁내 자세에 동반한 생리적 굽힘으로 인해 제한을 지닌다; 그로 인해 엉덩관절 및 무릎의 폄과 발목의 발바닥쪽굽힘의 제한을 가진다.
- 수동적 관절운동범위의 제한에 주의한다.

반사(reflex integrity)

고려사항

- 영아의 자세는 근긴장도 이상을 나타낼 수 있다.

- 긴장도는 다음에 따라 변화한다:
  - 각성/의식 상태
  - 하루 중 시기/식사 시기
  - 자발적 움직임
  - 스트레스 및 비스트레스 상황
  - 의학적 상태
  - 약제

평가

- 영아 움직임 평가 (Movement Assessment of Infants)의 근긴장도 파트를 사용한다.
- 근육의 몸통을 촉지하여 단단한지 부드러운지 확인한다.
- 다음을 자세히 기술한다:
  - 근긴장도가 운동 및 기능적 능력에 어떻게 영향을 미치는지
  - 근긴장도가 빠른 스트레칭 및 능동적 동작에 의해 어떤 영향을 받는지
  - 비정상적인 긴장도의 정도 및 분포

환기 및 호흡(ventilation and respiration)

- 호흡 양상, 기침 및 재치기를 관찰한다.
- 고통의 징후로는 노작성 호흡, 가슴 후방 견인, 코벌렁임, 들숨 시 협착음, 그르렁거림 및 보조 호흡근의 사용 등을 포함한다.
- 입술 및 손발톱바닥의 청색증

산과적 팔신경얼기 마비 (Obstetrical brachial plexus palsy)

기술/개관

이 장에서는 에르브-듀첸 마비(Erb-Duchenne palsy), 클룸프케 마비(Klumpke palsy), 에르브-클룸프케 마비(Erb-Klumpke palsy) 등의 **산과적** 팔신경얼기 마비(obstetrical brachial plexus palsy; OBPP)를 다룬다.

산과적 팔신경얼기 마비			
산과적 팔신경얼기 마비	신경 뿌리	임상 양상	감각 소실
에르브-듀첸 마비 (Erb's-Duchenne's palsy)	C5-C6	사지는 어깨 모음, 안쪽돌림; 팔꿈치 폄; 아래팔 뒤침 및 손목 굽힘 상태이며; 날개어깨뼈가 발생할 수 있음; 손바닥 쥐기는 정상임	근육피부신경 분포 부위
클룸프케 마비 (Klumpke's palsy)	C7-T1	정상적인 팔꿈치 및 어깨 기능; 위팔세갈래근, 아래팔 뒤침근, 손목 및 손가락 굽힘근 및 폄근의 위약; 손의 기능은 없음; C7 침범으로 호너 증후군을 초래할 수 있음(133페이지 참조)	1번 가슴신경 분포 부위 (손/아래팔의 자쪽)
에르브-클룸프케 마비〔Erb-Klumpke (total plexus) palsy〕	C5-T1	상지의 전체 마비	C5-T1 분포 부위

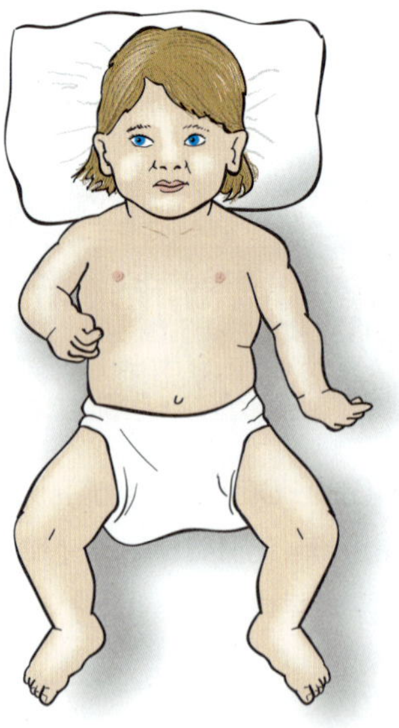

의학적 응급 징후 (Medical Red Flags)

동측 가슴막 마비		
증상	가능한 원인	처치
• 가슴 움직임의 감소 • 편측성 가슴막 거상 • 호흡 곤란 • 청색증	• 가슴막신경 손상으로 인한 동측 가슴막의 마비	• 치료 중단 • 즉각적인 의료진의 진료

주의사항(precautions)

- 생후 1~2주 동안 출혈 및 부종이 감소할 때까지는 평가 및 처치를 하지 않는다; 이 기간 동안 사지는 팔을 가슴에 고정시켜 부분적으로 움직이지 않도록 한다.
- 산과적 팔신경얼기 마비는 빗장뼈 및 위팔뼈의 골절, 어깨의 아탈구와 연관된다.
- 마비/위약의 양상으로 어깨 또는 팔꿈치의 탈골을 초래할 수 있다; 들기 또는 관절범위운동을 할 때 주의를 요한다.

물리치료적 검사

병력(history)

2장 참조.

- 출생 전, 출생 및 영아 병력을 기록한다.

검사 및 측정

검사 및 측정에 대한 기술은 2장 참조.

인체 측정 특징(anthropometric characteristics)

가능한 소견

- 마비로 인해 환측 사지의 성장 저하를 초래할 수 있다.

보조기구(assistive and adaptive devices)

평가 – 다음의 필요 여부를 평가한다.

- 자세 및 보호를 위한 안정시 손 보조기
- 손목 폄 감소를 위한 등쪽 cock–up 보조기 (cock–up splint)
- 자세 및 체중 부하 활동을 위한 공기 부목 (air splint)
- 관절운동범위 유지 및 기능 보조를 위한 부목

뇌 및 말초 신경 상태(cranial and peripheral nerve integrity)

평가

- 환측 사지의 말초신경 평가를 시행한다(2장 참조).

피부 상태(integumentary integrity)

평가

- 영아 및 소아의 손톱, 손가락 및 손을 검사한다.

가능한 소견

- 산과적 팔신경얼기 마비로 인한 감각 소실을 지닌 영아 및 소아는 손톱 및 손을 물어뜯을 수 있어 조직 손상 및 감염을 초래할 수 있다; 이는 완전 신경총 마비의 경우에 더욱 흔하다.

관절 상태 및 이동(joint integrity and mobility)

고려사항

- 팔을 움직여 팔꿈치 뒤침시킬 때 노뼈–위팔뼈 관절의 탈구 위험이 있어 주의를 요한다.
- 환측 근육의 과도한 스트레칭은 피한다.

평가

- 상지, 어깨뼈, 목 및 몸통의 관절운동범위 및 이동성을 평가한다.

가능한 소견

- 어깨 및 팔꿈치는 아탈구되거나 탈구될 수 있다.
- 어깨뼈 이동성이 감소될 수 있다.

운동 기능(motor function)

고려사항

- 산과적 팔신경얼기 마비는 불완전 병변 또는 혼합형 병변을 초래할 수도 있으므로 철저하게 운동 기능을 평가하여 움직임을 촉진시키는 것이 중요하다.

평가

- 스스로 유발하거나 촉진된 움직임을 평가한다.

근 수행력(muscle performance)

평가

- 능동적, 자발적 움직임을 관찰 및 촉진한다.
- 가능하면 각 근육 및 근육군의 근력을 평가한다.
- 좀 더 나이많은 아이나 성인에서는 도수 근력 검사를 시행한다.

가능한 소견

- 에르브 마비는 마름근, 어깨올림근, 앞톱니근, 어깨밑근, 세모근, 가시위근, 가시아래근, 작은원근, 위팔두갈래근, 위팔근, 위팔노근, 뒤침근 및 손목, 손가락, 엄지의 긴폄근을 침범할 수 있다.
- 완전 상완총 마비는 에르브 마비와 연관된 근육 및 손의 내재근, 손목, 손가락 굽힘근 및 폄근을 침범한다.
- 호너증후군(Horner' s syndrome)은 산과적 팔신경얼기 마비(OBPP)를 동반할 수 있다; 이는 경추부 교감신경 줄기의 마비로 인해 홍채 수축, 안구의 눈확안으로의 후전, 안검 하수, 환측 얼굴의 발한 저하 등을 초래할 수 있다.

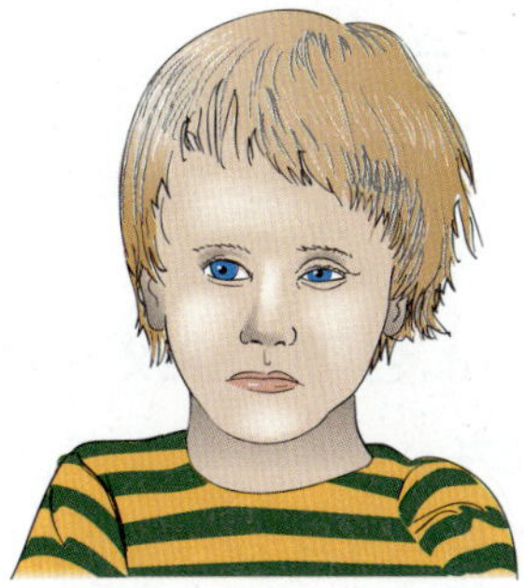

신경운동 발달 및 감각 통합 (neuromotor development and sensory integration)

평가 (2장 참조)

- 소아 장애 평가(Pediatric Evaluation of Disability Inventory)
- Bruininks Oseretsky 운동 숙련도 검사, 2판 (BOT−2)
- Pathway의 성장 및 발달 차트

보조기, 보호기구 및 지지기구 (orthotic, protective, and supportive devices)

평가 − 다음의 필요를 평가한다.

- 동적 및 정적 보조기, 카이네지오−테이핑, TheraTogs™ (보조 속옷 및 끈 시스템) 및 보조기로 어깨 안전성, 움직임 및 자세 정렬을 향상시킨다.

자세(posture)

평가

- 목과 몸통의 비대칭에 대한 지속적인 평가
- 아담의 전방 굽힘 검사 (Adam's' Forward Bending Test) (2장 참조)

가능한 소견

- 척주옆굽음증은 근육 불균형 및 비대칭적 운동 양상으로 인해 유발될 수 있다.

관절운동범위(range of motion)

평가

- 각도기로 환측 능동 및 수동 관절운동범위를 측정한다.
- 영아 및 유아에서 능동 관절범위운동을 관찰한다.
- 구축 발생에 대해 어깨뼈위팔뼈각을 측정한다.

가능한 소견

- 구축은 어깨뼈 내밈; 어깨 폄, 벌림 및 안쪽돌림; 팔꿈치 굽힘; 아래팔 엎침; 손목 및 손가락 굽힘으로 흔히 발생한다.

반사 상태(reflex integrity)

평가

- 모로, 두갈래근 및 노반사
- 원시 반사

가능한 소견

- 환측 사지에서 대부분의 반사가 편측성으로 소실될 수 있다.

감각 상태(sensory integrity)

평가

- 환자의 나이를 고려한 전면적인 감각 검사

가능한 소견

- 감각은 피부분절을 따를 수 있지만 이는 항상 그런 건 아니고, 특히 불완전 병변의 경우에는 그렇지 않을 수 있다.

환기 및 호흡(ventilation and respiration)

평가

- 가슴막 신경의 침범으로 가슴막의 마비를 초래할 수 있으므로 호흡 상태를 평가

가능한 소견

- 호흡 곤란, 호흡 시 비대칭적 가슴 움직임, 빈번한 폐(frequent lung) 감염 등의 증상이 있을 수 있다.

질병 특이적 검사 및 특정

Eng의 회복 분류 체계[2]	
경도 장애 (mild impairment)	최소한의 날개어깨뼈; 어깨 벌림이 90° 이상; 어깨 돌림 및 팔꿈치 바깥돌림의 최소한의 제한; 정상 손 기능; 정상 발한 및 감각
중등도 장애 (moderate impairment)	중등도의 날개어깨뼈; 어깨 벌림은 90° 미만으로 다른 근육으로 대체; 팔꿈치 굽힘 구축; 뒤침 불가, 손목 및 손가락 폄근의 위약; 손 내재근 근력은 정상; 발한 및 감각이 약간 소실
중증 장애 (severe impairment)	심한 날개어깨뼈; 어깨 벌림은 45° 미만; 심한 팔꿈치 굽힘 구축; 손 기능의 감소 또는 소실; 심한 발한 및 감각 소실, 사지의 인식불능증

Source: From Eng GD, Binder H, Getson P, O'Donnell R: Obstetrical brachial plexus palsy (OBPP) outcome with conservative management. Muscle Nerve. 1996; Jul; 19(7):884-891

레트 증후군
(Rett syndrome)

(소아기에서의 기타 상세불명의 대뇌 퇴행)

기술/개관

레트 증후군(RS)은 미만성 대뇌 퇴행을 초래하며 진행성 과정이라기 보다는 발달 정지를 유발한다. 이는 여성에서 정신 지체의 주요인이지만, 남성도 침범할 수 있다.

발병 시기에 따라 레트 증후군은 4단계로 나뉜다:

단계	발병 연령	징후 및 증상
I. **초기**	6~12개월	• 저긴장성 • 주위 환경에 대한 관심 저하를 동반한 미세한 발달 지연
II. **급성 파괴기**	1~4세	• 머리 성장의 지연 • 손•입 움직임 또는 손뼉치기와 같은 손의 반복적인 동작; 손으로 글씨쓰기가 특징적인 징후임 • 구강 운동 기능장애로 의사 소통 및 식이 장애가 동반됨 • 위식도 역류 • 무호흡, 숨참기, 과환기와 같은 호흡 불규칙 • 자폐적 행동으로 눈 맞추기, 사회적 상호작용, 의사소통의 소실 • 수면 무호흡 및 수면 장애 • 실행증 • 보행 실조 • 자율신경계 이상으로 청색증 및 사지 체온 저하
III. **편평기**	2~10세	• 실행증 • 경련 활동 • 자폐적 행동의 감소 • 사회적 상호작용, 의사소통, 주의집중에서의 약간의 호전
IV. **후기 운동 퇴행기**	십대— 이 단계를 없을 수도 있음	• 이동성 감소 • 근육 강직 • 근긴장이상 • 척주옆굽음증 • 기능적 손 기술의 약간의 호전 • 경련 활동의 감소 가능

물리치료적 검사

병력(history): 완전한 발달력을 기록해야 한다.

2장의 발달 이정표 참조.

검사 및 측정

검사 및 측정에 대한 기술은 2장 참조.

인체 측정 특징(anthropometric characteristics)

평가

- 머리둘레 측정

가능한 소견

- 머리 성장이 3개월에서 4세 사이에 느려질 수 있다.

보조기구(assistive and adaptive devices)

평가 – 다음의 필요성을 평가한다.

- 맞춤식 방석, 유모차 또는 의자차 (2장 참조)
- 워커, 보행 훈련기 및 다른 보조기구
- 기계적 리프팅 기구

순환(circulation)

고려사항

레트 증후군은 사지의 순환 감소와 연관될 수 있으며 이는 종종 차갑고, 청색증을 나타날 수 있다.

보행, 이동 및 균형(gait, locomotion, and balance)

평가

- 관찰적 보행 평가

가능한 소견

- 실행증 및 실조가 흔히 존재; 지지면이 넓고 강직성 하지 보행 패턴이 동반될 수 있음; 발가락 보행이 종종 관찰됨.

운동 기능(motor function)

고려사항

- 저긴장성은 레트 증후군의 초기 징후중 하나이다; 이는 이후 근긴장이상을 동반한다.
- 실행증은 안구 응시 및 발화를 포함한 모든 신체 동작에서 발생한다.

신경운동 발달 및 감각 통합 (2장 참조) (neuromotor development and sensory integration)

평가

- Bruininks Oseretsky 운동 숙련도 검사, 2판 (BOT-2)
- Pathway의 성장 및 발달 차트

보조기, 보호기구 및 지지기구 (Orthotic, protective, and supportive devices)

고려사항

- 사용할 경우, 척주옆굽음증 보조기가 잘 맞는지 주시한다.

자세(posture)

평가

- 추선
- 아담의 전방 굽힘 검사 (Adam's' Forward Bending Test)(2장 참조)

가능한 소견

- 척주옆굽음증은 레트 증후군 환자의 약 80%에서 발생한다.[6]

관절운동범위(range of motion)

고려사항

- 부동은 4단계에서 발생하며 종종 관절구축으로 이어진다.

평가

- 신체 활동의 감소함에 따라 주기적으로 각도기 측정을 해야 한다.

개인 위생 및 가정 관리 (2장 참조) (self-care and home management)

평가

- 소아 장애 정도 평가(Pediatric Evaluation of Disability Index; PEDI)
- 소아 기능적 독립 지수 (Wee FIM)

환기 및 호흡(ventilation and respiration)

평가

- 안정 시, 활동 중 및 활동 후 생체 징후

고려사항

- 무호흡, 숨참기, 과환기와 같은 호흡 불규칙이 레트 증후군에서 발생할 수 있다.

약제

경련 조절을 위한 약제를 사용할 수 있다. 이 장의 간질 부분을 참조하라.

흔들린 아이 증후군 (Shaken Baby Syndrome)

기술/개관

흔들린 아이 증후군(SBS)은 3세 이전에 울음 또는 다른 원치 않는 행동을 중단하게 하기 위해 심하게 흔들린 영아에서 주로 발생한다. 흔들린 아이 증후군은 심각한, 때로는 치명적인 손상 및 장애를 초래할 수 있다.

- 외상성 뇌손상
- 경련
- 뇌성마비(CP)
- 뇌손상
- 사망
- 거미막밑출혈
- 시각상실
- 척추마비
- 정신지체
- 학습장애

흔들린 아이 증후군의 증상은 다음과 같다:

- 보챔
- 경련
- 구토
- 식사량 감소
- 반응성 감소
- 호흡 변화

의학적 위험 징후 (Medical Red Flags)

흔들린 아이 증후군 증상은 응급 조치를 요한다.

물리치료적 검사

물리치료적 평가는 흔들린 아이 증후군의 결과에 따라 달라진다. 추가적인 정보는 뇌성마비, 외상성 뇌손상 등 해당 부분을 참조한다.

척추갈림증
(Spina Bifida, SB)

기술/개관

척추갈림증(척추 융합부전)은 신경관 결손으로 척추가 재태 첫 달에 적절히 닫히지 않아서 생긴다.

척추갈림증에는 3가지 종류가 있다:

- *잠재성 척추갈림증*은 하나 이상의 척추의 불완전한 닫힘으로 인하며 척수 또는 신경의 침범은 없다.
- *수막류*는 척수를 감싸고 있는 뇌척수막이 수막류라 불리는 주머니 안에 있는 척추로 돌출될 때 발생한다; 척수는 정상이며 피부로 덮혀 있으며 신경 경로의 손상은 거의 없거나 전혀 없다.

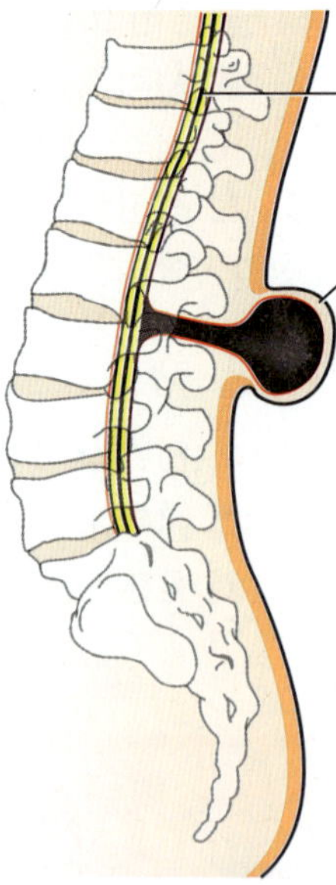

수막류(Meningocele)

■ *척수수막류*는 뇌척수막과 척수 신경뿌리가 척수내 공간으로 돌출될 때 발생한다; 척수 및 신경이 종종 노출되어 척수수막류 아래 부위로 마비 및 감각 소실을 초래한다.

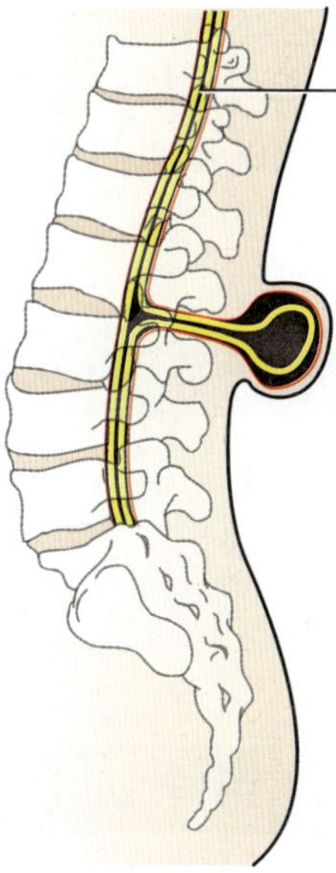

척수수막류(meningomyelocel)

■ *계류척수증후군*은 척수 또는 말총이 척추에 붙을 때 발생한다; 합병증으로은 근육 기능의 소실, 근긴장도의 증가, 방광 및 장 조절 저하 및 요통을 포함한다.

의학적 위험 징후 (Medical Red Flags)

병적 골절		
증상	**가능한 원인**	**처치**
• 통증(골절 부위의 감각에 따라 없을 수도 있다) • 온열감 • 부종 • 관절운동범위 제한	• 마비 및 비활동성으로 인한 골다공증	• 즉각적인 의료진의 진료

주의사항(precautions)

- 라텍스 알레르기는 도뇨관, 단락 튜브, 부목의 안감, 치료적 공, TheraBand, 검사용 장갑 등의 장기간 접촉으로 인해 종종 발생한다; 이 알레르기는 심한 경우 과민성 쇼크를 유발하기도 한다.
- 관절범위운동, 자세 및 처치 시 마비와 감각 저하를 고려해야 한다; 뼈는 체중 부하의 감소 및 근육 비활동성으로 인해 골다공증이 있을 수 있다.
- 잠시 동안의 부동도 뼈의 탈광화를 초래하여 골절에 더욱 취약해질 수 있다.

물리치료적 검사

병력(history)

- 출산력 및 모든 수술력을 기록한다.

검사 및 측정

산소 용적/지구력(aerobic capacity/endurance)

고려사항

- 지역 사회 보행 및 기능적 활동의 참여 가능성을 결정하기 위해 에너지 소모를 측정한다.

평가

- 에너지 소비 지수(Energy Expenditure Index) (2장 참조)

보조기구(assistive and adaptive devices)

고려사항

- 노화에 따라 이동성이 감소하므로 일생에 걸쳐 보조기구의 필요성을 평가해야 한다.

평가–다음의 필요성을 평가한다.

- 목발, 워커, 엎드린 자세 또는 누운 자세에서의 기립기, 파라포디움 등의 보행 기구
- 보행기 및 의자차
- 영아 및 소아를 위한 착석 보조 기구
- 리쳐 (reacher)나 이동용 판과 같은 일상생활동작 보조기구

배변 및 배뇨 조절(bowel and bladder control)

평가

- 소아 기능적 독립 지수 (Wee FIM)
- 소아 장애 평가(Pediatric Evaluation of Disability Inventory; PEDI)

가능한 소견

- 자발적 배변 및 배뇨 조절은 거의 획득하기 어렵다.

순환(circulation)

고려사항

- 척주뒤옆굽음증(kyphoscoliosis)은 척추갈림증과 종종 연관되며 심각한 심폐장애를 초래할 수 있다.

평가

- 안정 시 및 활동 중, 활동 후의 심박동수, 혈압, 호흡수

환경, 가정, 직장 장애물 (environmental, home, work barriers)

평가 (2장 참조)

- 가정 평가 형태
- 학교 기능 평가

보행, 이동 및 균형(gait, locomotion, and balance)

균형 평가 (2장 참조)

- 가능한 경우 앉은 자세, 무릎 꿇은 자세, 선 자세에서 균형 평가
- 소아 균형 척도 (Pediatric Balance Scale)
- "신경운동 발달" 부분 참조

보행 및 이동 평가

- 보행의 기술적 평가
- 보조기구 또는 보조기 착용 시의 보행
- 주위 환경에서의 보행

가능한 소견

- 보행 능력을 침범 부위에 따라 다르다; 지역사회 보행은 운동 레벨이 L5이며 넙다리네갈래근의 근력이 좋을 때 가능성이 높다.
- 보행은 대개 보조기 및 보조기구의 사용을 요한다.

피부 상태(integumentary integrity)

고려사항

- 감각 저하는 욕창의 발생에 기여한다.
- 라텍스 예민성으로 인해 피부 발진 및 괴사가 초래될 수 있다.

평가

- 피부 상태 (2장의 "욕창의 가능한 부위" 참조)
- 2장의 욕창 분류에 따른 욕창의 점수를 기록한다.

가능한 소견

- 욕창이 흔한 부위는 살; 뒤굽음 곡선의 정점 윗부분; 뼈 돌출부, 특히 하지; 석고고정 또는 보조기로부터 압박받는 부위; 소변 또는 변으로 인한 피부 짓무름 등이다.

관절 상태 및 이동성 (joint integrity and mobility)

평가

- 관절 정렬상태 및 이동성, 특히, 급성장기에서

가능한 소견

- 근육의 불균형으로 인해 해당 관절의 이완을 초래할 수 있다.

운동 기능(motor function)

평가 (2장 참조)

- Bruininks Oseretsky 운동 숙련도 검사, 2판 (BOT–2)
- 피바디 발달 운동 척도, 2판 (PDMS–2)
- 소아 장애 정도 평가(PEDI)

근 수행력(muscle performance)

평가

- 근육의 초기 평가로 병변 수준 및 근육 침범의 분포/정도(distribution/severity)를 파악한다.
- 영아: 각성 상태에서 치기, 간지르기, 찌르기 및 항중력 자세에서 잡기 등의 다양한 방법을 통해 모든 능동적 움직임을 평가한다; 근육/근육군의 힘을 평가하거나 "존재" 또는 "없음"으로 나타낸다.
- 성장하는 아이에서는 척수내 또는 주위의 이상으로 인해 근력의 변화를 초래할 수 있으므로 주기적인 재평가를 요한다.

척수수막류에서의 신경학적 증가 (Neurological syndromes with myelomeningoceles)	
L3 이상	• 완전 하지마비 및 피부분절의 하지 감각소실 • 요실금 및 변실금 • 보행 불가
L4 이하	• 엉덩관절 굽힘근, 엉덩관절 모음근, 무릎 폄근의 보존을 제외하고는 "L3 이상"과 동일 • 보조기, 정형외과적 수술로 보행 가능
S1 이하	• 발의 발등굽힘근의 보존 및 엉덩관절 폄근(extensors), 무릎 굽힘근(flexors)의 부분 보존을 제외하고는 "L4 이하"와 동일 • 최소한의 도움으로 보행이 가능
S3 이하	• 다리 근 기능은 정상 • 안장 마비 • 다양한 요실금 및 변실금 양상

허리 및 엉치신경뿌리의 분절적 신경 지배 (Segmental nerve supply of lumbar and sacral nerve roots)

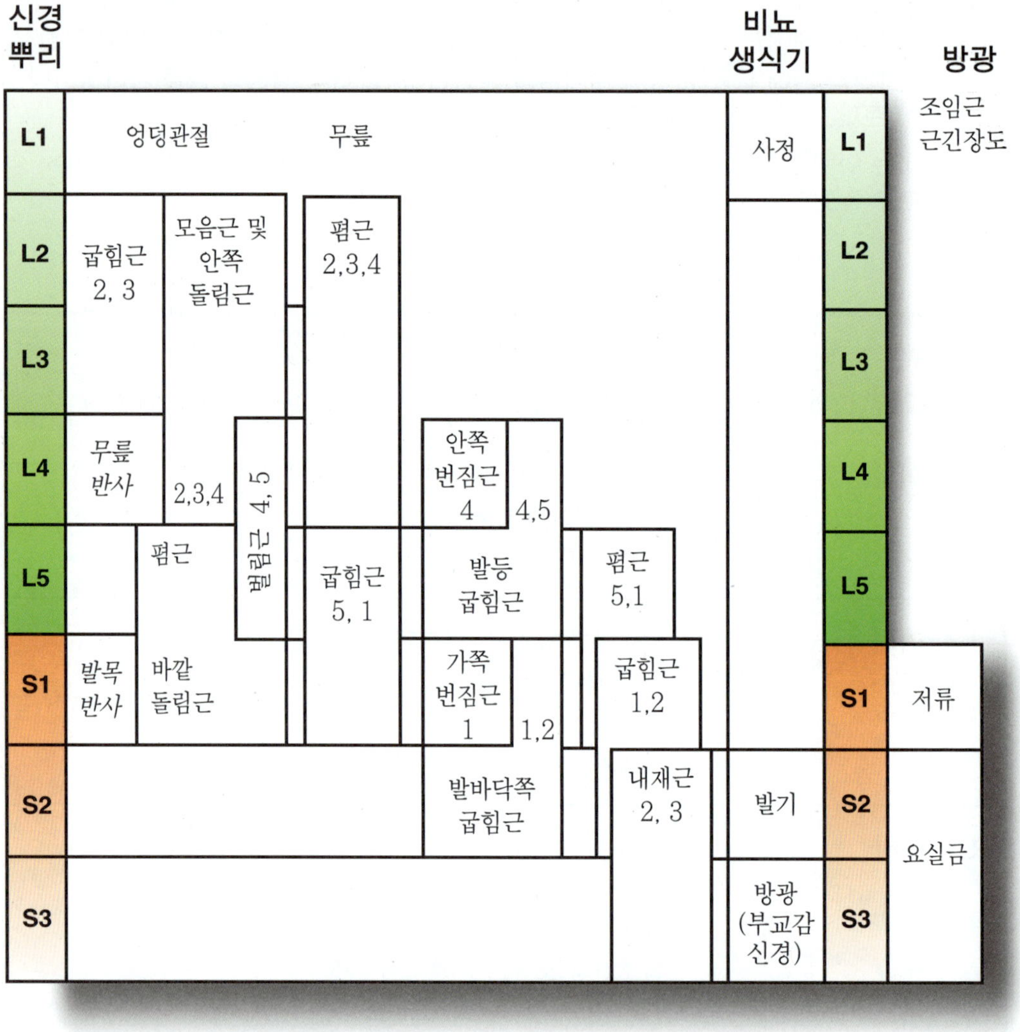

Stokes M. Physical Management in neurological Rehabilitation, London: Elsevier; 2004, with permission.

신경운동 발달 및 감각 통합 (2장 참조) (neuromotor development and sensory integration)

평가 (2장 참조)

- 소아 장애 정도 평가(Pediatric Evaluation of Disability Index; PEDI)
- Bruininks Oseretsky 운동 숙련도 검사, 2판 (BOT-2)
- 시각-운동 통합 검사
- 시각적 지각 기술 검사
- Pathway의 성장 및 발달 차트

보조기, 보호기구 및 지지기구 (orthotic, protective, and supportive devices)

고려사항

- 보조기는 구축/변형의 방지 및 이동을 위해 종종 필요하다.

평가 – 다음의 필요성을 평가한다

- 파라포디움/기립기, 상호적 보행 보조기(RGO), 엉덩관절-무릎-단하지 보조기(HKAFO), 무릎-단하지 보조기(KAFO) 또는 단하지 보조기 (AFO)
- 등허리엉치보조기 또는 허리엉치보조기 등의 척추 보조기

통증(pain)

고려사항

- 요통은 허리뼈 앞굽음증의 증가, 엉덩관절 구축, 계류척수증후군으로 인해 초래될 수 있다.

평가 (2장 참조)

- 보편적 통증 평가 도구 (Universal Pain Assessment Tool)
- FLACC (face, legs, activity, cry, consolabilty) 척도 (2장 참조)

자세(posture)

고려사항

- 척추뼈몸통의 이상형성, 갈비뼈 이상 및 근육 불균형으로 인해 허리뼈 앞굽음증의 증가, 이마의 전방 돌출, 둥근 어깨, 척주뒤굽음증 및 척주옆굽음증 등의 심한 자세 변형을 초래할 수 있다.

평가

- 척주옆굽음증 발견을 위한 아담의 전방 굽힘 검사(3장 참조)

가능한 소견

- 척주옆굽음증이 종종 발생한다.
- 척주앞굽음증은 선전적 결함 및 엉덩관절 굽힘 구축으로 인해 발생한다.
- 척주뒤굽음증은 높은 레벨의 척추갈림증에서 종종 발생한다.

관절범위운동(range of motion)

고려사항

- 관절범위운동 및 관절 정렬은 일생동안 지속적으로 주시해야 한다.
- 선천성 엉덩관절 아탈구 및 탈구는 흔히 발생한다; 이 때문에 몸의 중앙선을 넘는 엉덩관절 모음은 금기이다.
- 관절범위운동은 마비, 감각 감소, 골다공증의 경향 등을 고려하여 시행해야 한다.

평가

- 각도기로 모든 관절운동범위의 기저값을 측정한다; 환측 관절에는 최소한 1년에 2회 측정한다.

가능한 소견

- 관절운동범위의 제한 및 관절 변형은 선천적 변형, 전반적인 잔존 위약, 근육 마비, 관절 부위 근육의 불균형에 의해 종종 발생한다.
- 휜발 및 흔들의자 바닥 발변형도 발생할 수 있다.
- 가장 흔한 구축은
  - 높은 레벨의 병변 – 엉덩관절 굽힘, 모음 및 바깥돌림; 무릎 굽힘, 꿈치바깥들린휜발을 동반한 발목 발바닥쪽굽힘
  - 중부 등뼈 및 하부 허리뼈 병변 – 엉덩관절 및 무릎 굽힘 구축, 발꿈치 외반 및 발목 뒤침
  - 엉치뼈 병변 – 엉덩관절 및 무릎 굽힘, 발목의 외반 및 내반

반사(reflex integrity)

평가

2장의 기술 참조.

평가

- 깊은힘줄반사
- 원시반사

- 평형 및 정위 반응 등의 체위 반응
- 수정된 Asthworth 척도 (Modified Ashworth Scale)

가능한 소견

- 근긴장도는 이완에서 경직까지 다양하다.

개인 위생 및 가정 관리 (2장 참조) (self-care and home management)

평가

- 소아 장애 정도 평가(Pediatric Evaluation of Disability Index; PEDI)
- 소아 기능적 독립 지수 (Wee FIM)

감각 상태(sensory integrity)

평가

- 개인의 연령을 고려하여 전신에 걸쳐 촉각, 2점 구분, 고유수용성감각, 운동감각, 가벼운 촉각, 침통각, 진동, 위치 감각 및 온도 감각을 포함한 여러 감각의 측면을 평가한다(2장 참조).
- 영아 및 매우 어린 아이들에서는 심부 및 가벼운 촉각과 침통각을 평가해야 한다.
- 공간 지각 및 그림-바닥 구분을 포함한 지각 부분도 검사한다.
- 검사는 감각의 피부분절의 레벨을 따라 전부 시행하며 정상, 저하 또는 소실로 등급을 매긴다.

가능한 소견

- 명백히 구분되는 감각 및 운동 레벨이 있지 않는 경우가 종종 있으며 같은 피부분절 내에서도 감각이 소실되는 "skip" 부위가 있을 수 있다.

환기 및 호흡(ventilation and respiration)

고려사항

- 척주옆굽음증 및 다른 척추 변형은 환기 용적의 감소를 초래할 수 있다.

평가

- 일회 호흡량
- 가슴막의 사용

약제			
적응증	성분명	상품명	흔한 부작용
신경인성 방광의 증상 (빈뇨, 과활동성 방광, 실금)	oxybutynin	Ditropan, Oxytrol	어지럼, 졸림, 침침한 시야, 변비
요로 감염	광범위 항생제		사용되는 항생제에 따라 다름

제 4 장

비진행성 중추신경계 질환 (Nonprogressive disorders of the central nervous system)

중추성 안뜰기능 이상 (Central vestibular dysfunction)

중추성 현기증 기술/개관

중추성 안뜰기능 이상(CVD)의 증상은 다음과 같다:

- 심한 균형 소실
- 지속적인 현기증; 시야 고정으로 감소하지 않음
- 오심
- 심한 동요 시 (고정된 물체가 움직이는 듯한 느낌)
- 속도가 동일한 눈떨림 (수직 또는 추 움직임 양상)

중추성 안뜰기능 이상은 다음을 동반할 수 있다:

- 협응 동작 장애 (상반운동반복수행장애, 실행증)
- 자세 불균형
- 청각 소실

의학적 위험 징후 (Medical Red Flags)

증상	가능한 원인	처치
머리가 멍하면서 실신	자세 또는 운동으로 인한 저혈압 심장 부정맥 또는 결함	치료 중단 혈압 측정 의사의 진료
각성의 감소 또는 의식 변화를 동반한 어지럼	뇌간 경색	치료 중단 즉각적인 의료적 처치

물리치료적 검사

병력(history)

병력에 관한 자세한 사항은 2장 참조.

- 낙상 및 균형 소실에 대한 기술 및 상황을 기록한다.
- 최근의 변화 및 마지막 안과 검진을 포함한 안경 착용력

목표(subjective)

- 증상을 악화시키는 상황이나 증상의 지속기간 등 "어지럼(dizziness)"에 대해 기술하도록 한다.
- 시각적 상사 척도(visual analog scale) (10 cm 선)으로 환자의 다음 증상 정도를 측정한다:
  - 균형 장애
  - 동요 시
  - 현기증
  - 머리 움직임으로 유발되는 증상

검사 및 측정

뇌 및 말초신경(cranial and peripheral nerve integrity)

고려사항

- 프렌젤 (Frenzel) 렌즈로 눈을 확대하여 눈떨림을 평가

평가

- 뇌신경 II, III, IV, VI, VIII번에 주의
- 다음을 포함한 6장의 안뜰체계에 대한 평가 참조:
  - 딕스 홀파이크(Dix–Hallpike) 방법
  - 안뜰눈반사 (vestibular ocular reflex; VOR)
  - 머리 밀어올리기 (Head–thrust) 검사
  - 머리 흔들기 (Head–shaking) 눈떨림 검사

가능한 소견

- 원활추종(smooth pursuit) 및 급속눈운동이 대개 저하됨
- 뇌신경 9번에서 12번의 이상은 종양으로부터 유발될 수 있다.

보행, 이동 및 균형(gait, locomotion, and balance)

균형 평가

- 기능적 활동 동안 보조기구 및 보조기를 사용하거나 사용하지 않은 상태로 시행한다.
- 정적 균형 검사 (2장 참조)
  - 롬버그 검사 (Romberg Test)
  - 텐덤(샤픈드) 롬버그 검사 〔Tandem(sharpened) Romberg Test〕
  - 한 다리로 서기 검사(One-Legged Stance Test)
- 동적 균형 검사 (2장 참조)
  - 기능적 팔 뻗어닿기 검사 (Functional Reach Test)
  - 다방향 뻗어닿기 검사 (Multidirectional Reach Test)
  - Berg 균형 검사 (Berg Balance Test)
  - 균형에서의 감각 상호작용에 대한 임상 검사(CTSIB) 또는 수정된 CTSIB
  - 작업 지향적 움직임 (Performance Oriented Mobility) 평가

가능한 소견

- 한 방향으로 넘어지는 것은 안뜰체계 불균형을 시사한다.
- "눈을 뜬 상태에서의" 롬버그 검사에서 불안정함은 소뇌 기능이상을 시사한다.
- 텐덤 롬버그 검사는 대개 양성이다.
- 한 다리로 서기 검사(One-Legged Stance Test)는 종종 불가능하다.

보행 및 이동 평가 (2장 참조)

- 4-항목 동적 보행 지수 (4-Item Dynamic Gait Index)
- 머리를 측면으로 돌릴 때의 보행을 평가한다.

가능한 소견

- 실조성 보행이 나타날 수 있다.
- 균형 소실 및 실조는 머리를 측면으로 돌릴 때 증가한다.

낙상 효율 및 예측(falls efficacy and falls prediction)

평가

- Tinetti 낙상 효율 척도 (Tinetti Falls Efficacy Scale) (2장 참조)

가능한 소견

- 중추성 안뜰기능 이상은 낙상 위험이 높다.

운동 기능(motor function)

평가

- 상하지 협응 동작 (2장 참조)
- Rivermead 이동성 지수 (Rivermead Mobility Index) (2장 참조)

고려사항

- 심한 실조는 종종 중추성 안뜰기능 이상을 동반한다.
- 동작을 시작하고 균형을 유지하기 위해 협응하는데 결함이 있을 수 있다.

자세(posture)

평가 (2장 참조)

가능한 소견

- 측면 머리 경사(lateral head tilt)가 중추성 안뜰기능 이상 환자에서 관찰될 수 있다.

관절운동범위(range of motion)

평가

- 목의 관절운동범위는 딕스-홀파이크, 안뜰눈반사(vestibular ocular reflex; VOR), 머리 밀어올리기(Head-thrust) 검사, 머리 흔들기(Head-shaking) 검사를 시행하기 전에 측정해야 한다.

질환 특이적 검사 및 측정

- 어지러움 척도(Dizziness handicap inventory) (6장 참조)

말초성 vs. 중추성 안뜰기능 이상		
증상	말초신경계	중추신경계
균형 소실	경도 및 중등도로 보행 능력에는 영향 없음	심각함; 선 자세를 유지하거나 보행이 불가능
청력 소실	흔한; 저주파 소실 (메니에르씨 병)	드물지만, 앞아래소뇌동맥 손상 시 발생할 수 있음
오심	중등도 또는 중증	다양하지만 대개는 경도임

말초성 vs. 중추성 안뜰기능 이상 *(계속)*		
증상	말초신경계	중추신경계
신경학적 증상	드묾	운동 또는 감각 결손이 있을 수 있음; 바빈스키 징후; 구음장애; 사지 실조; 과반사
눈떨림	존재; 자세 검사에 대한 방향 특이적 반응 양상; 대개 편향적임; 반복 시 피로;	종종 존재; 피로하지 않음; 수직적일 수 있음; 머리 위치에 따라 편향적이거나 다방향적임
눈떨림 – 시야 고정의 효과	수평 및 수직 눈떨림이 감소 또는 억제	효과 없음
동요 시	병변이 양측성이지 않는 한 경도임	심함
급속눈운동	효과 없음	감소됨
이명	메니어르씨 병에서는 존재; 속귀신경집종에서도 존재할 수 있음	없음

약제			
적응증	성분명	상품명	흔한 부작용
어지럼(dizziness), 배멀미(motion sickness), 현기증(vertigo)	meclizine	Bonamine, Bonine	침침한 시야, 혼돈, 졸림, 요저류

뇌혈관질환 (Cerebrovascular accident)

기술/개관

뇌혈관질환(CVA) 또는 뇌졸중은 뇌로 가는 혈류의 차단으로 인해 일시적 또는 영구적인 신경학적 결손을 초래하는 질환이다.[1]

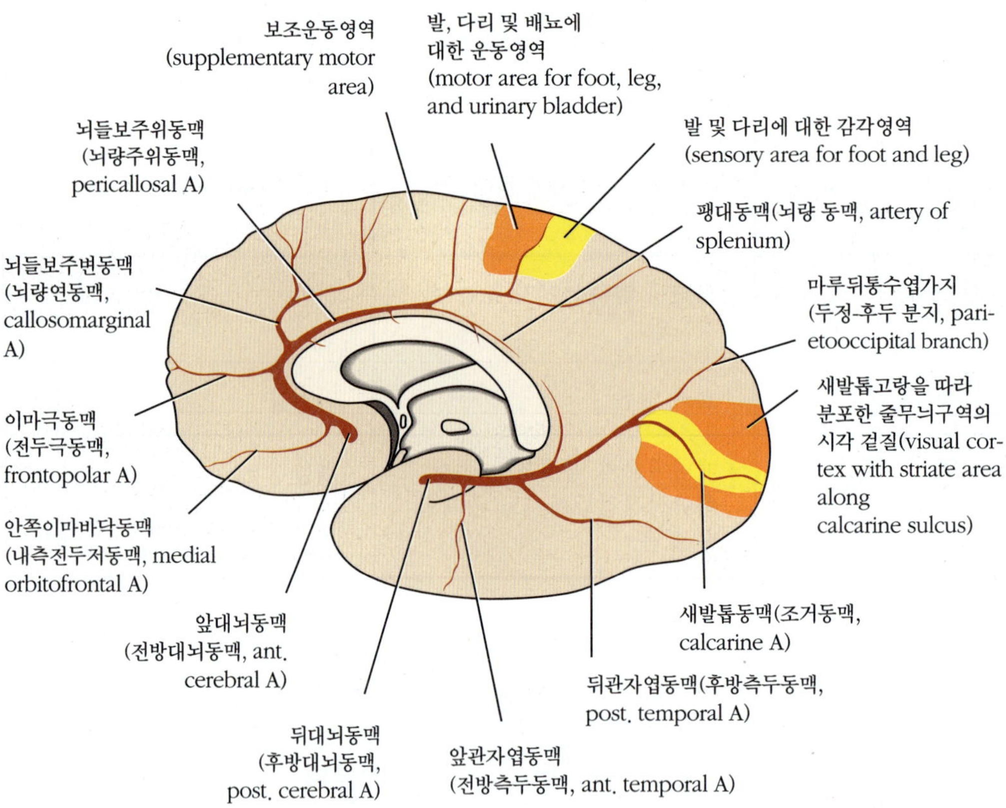

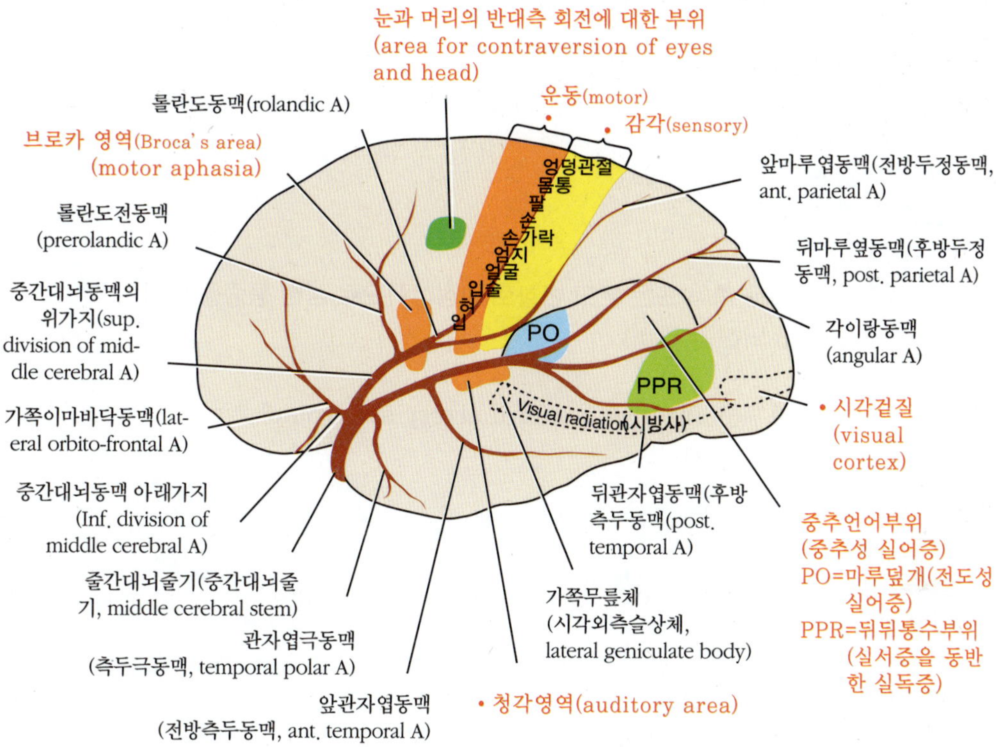

Source: Adapted from Ropper AH, ed. Adams and Victor's Principles of Neurology. 8th ed. New York: McGraw-Hill Medical Pub; 2005, pp. 668, 670, with permission.

혈류차단과 관련된 흔한 증상은 다음과 같다:

허혈성 뇌졸중(ischemic stroke)

중간대뇌동맥(middle cerebral artery; MCA):

- 반대측 편마비
- 관념운동성 실행증
- 동측 반맹
- 반대측 감각소실
- 2점 구분, 질감 및 체중 감각 등의 겉질성 감각 소실

좌반구 경색(left hemisphere infarction)

- 반대측 무시
- 반대측 시야 결손도 가능
- 실어증: 브로카(표현성) 또는 베르니케(수용성)

뒤대뇌동맥 (posterior cerebral artery; PCA)

- 떨림 또는 실행증과 같은 협응동작 장애
- 반대측 반맹
- 겉질시각상실
- 기억 장애를 포함한 인지 장애
- 반대측 감각 장애
- 이상감각
- 시상 증후군 (가벼운 촉각 또는 온도 변화로 비정상적으로 심한 통증을 느낌)
- 웨버 증후군 (제3 뇌신경 마비)

앞대뇌동맥(ACA) 증후군(anterior cerebral artery syndrome)

- 반대측 하지마비
- 반대측 하지의 감각 소실
- 겉질성 감각 소실
- 실행증
- 기억 상실

뇌바닥동맥(basilar artery)

- 편마비, 사지마비 또는 감금 증후군
  (의식 및 안구 운동을 보존된 사지마비)
- 동측 호너 증후군 (3장 참조)
- 반대측 몸통 및 사지의 일부 또는 모든 감각의 저하

척추동맥(vertebral artery)

- 편마비
- 반대측 통증 및 온도감각 저하
- 호너 증후군 (눈꺼풀처짐증, 축동, 무한증)
- 뇌신경 XII번, IX번, X번 침범

출혈성 뇌졸중(hemorrhagic stroke)

- 편마비
- 감각 소실
- 동측 시야 결손

의학적 위험 징후 (Medical Red Flags)

신경학적 상태의 변화

증상	가능한 원인	처치
• 각성 수준의 저하, 뇌졸중 병변측의 동공 확대, 갑작스러운 근긴장도 및 깊은힘줄반사의 변화	• 대뇌부종 • 또 다른 뇌졸중	• 치료 중단 및 즉각적인 의료적 처치

깊은정맥혈전증(DVT)

대부분 다리에서 발생

증상	가능한 원인	처치
• 환부의 부종, 열감 및 홍조 (특히, 환측에 호발) • 호만 징후(Homan' s sign)가 나타날 수 있음	• 부동으로 인해 혈전이 다리의 깊은정맥에 형성될 수 있음	• 치료 중단 및 즉각적인 의료적 처치

연하곤란(Dysphagia)

증상	가능한 원인	처치
• 연하 시 통증 • 질식 • 흡인 • 기도 폐쇄 • 폐렴	• 연하근육의 협응동작 저하 • 연하반사의 감소 • 구강 및 후두부의 조절 저하 • 뇌신경 결손	• 흡인의 경우 즉각적인 의료적 처치 • 필요한 경우 하임리히 방법 또는 심폐소생술을 시행 • 발화-언어, 식이 장애

■ 뇌졸중은 혈관질환과 대개 연관되므로 치료를 시작하기 전에 의사에게 확인하는 것이 필요하다.

물리치료적 검사

병력(history)

2장 참조.

고려사항

■ 뇌졸중의 이전 병력은 회복에 영향을 미칠 수 있고, 다발성 뇌경색 치매를 유발할 수 있다.

검사 및 측정

산소 용적/지구력(aerobic capacity/endurance)

평가 (2장 참조)

■ 2분 또는 6분 보행 검사를 시행한다(생체 징후를 모니터링하면서).
■ 보행 검사 이후 다음을 수행한다:
  ■ Medical Research Council의 호흡곤란 척도 (2장 참조)
  ■ Borg 운동 자각도 (2장 참조)

가능한 소견

■ 산소 소모는 보행이 가능한 뇌졸중 환자에서 더 크다.[1]

각성, 주의 및 인지(arousal, attention, and cognition)

고려사항

■ 언어 장애가 있는 경우, 그림, 제스쳐, 시각적 길잡이 등을 통해 의사 소통을 시도한다; 짧고 명료한 지시를 내린다.

평가 (2장 참조)

■ 글라스고 혼수 척도 (Glasgow Coma Scale)(4장)
■ 간이 의식 상태 검사 (MMSE)(2장)

가능한 소견

■ 표현성 또는 수용성 실어증
■ 주의력 장애

- 서술기억 및 과정 기억을 포함한 기억 장애
- 실행 기능 결핍

보조기구(assistive and adaptive devices)

평가 – 다음의 필요성을 평가한다

- 직립 지팡이, 네발 지팡이, 편측 워커 및 워커 등의 보행 보조기구 (상지 기능이 적절한 경우)
- 옷입기 및 다른 일상생활동작 수행을 돕는 보조 기구
- 의자차 체크리스트를 완성

가능한 소견

다음이 필요할 수 있다:

- 한 팔로 운전하는 의자차
- 오목위팔관절 지지를 위한 슬링

순환(circulation)

고려사항

- 잔존하는 심장 문제가 재활을 방해할 수 있다.

평가

- 평가 및 치료의 생체 징후 및 호흡곤란을 평가
- 부종 (2장 참조)

가능한 소견

- 부종은 환측 사지에서 발생할 수 있으며 어깨–손 증후군과 연관될 수 있다.

뇌 및 말초신경 (2장 참조)(cranial and peripheral nerve integrity)

평가

- 뇌신경 기능
- 표재성 감각

가능한 소견

- 시야 결손
- 얼굴 근육의 위약 및 감각 소실
- 인두 및 후두 기능의 결손
- 구역 반사의 저하
- 표재성 감각의 감소

환경, 가정, 직장 장애물 (environmental, home, and work barriers)

평가

- 환경 평가 (2장 참조)

보행, 이동 및 균형(gait, locomotion, and balance)

균형 평가 (2장 참조)

- Berg 균형 척도 (Berg Balance Scale)
- 일어서서 가기 시간 측정 검사 (Timed Get up and Go Test)
- 뇌졸중에 대한 자세 평가 척도 (다음 내용 참조)

보행 및 이동 평가 (2장 참조)

- 2장에서 열거된 보행의 변수 기록
- 다음을 수행하는데 있어 필요한 도움의 정도를 기술한다.
  - 일어서서 가기 시간 측정 검사 (Timed Get up and Go Test)
  - 6분 보행 검사
  - 4-항목 동적 보행 지수 (4-Item Dynamic Gait Index)
  - 작업 지향적 움직임 (Performance Oriented Mobility) 평가

가능한 소견

뇌졸중 후 흔한 이상 소견은 다음과 같다:

- 엉덩관절 폄의 감소 및 무릎의 과다폄
- 중간유각기 동안 무릎과 엉덩관절의 굽힘 감소
- 전유각기 및 중간유각기 시 무릎 굽힘의 감소
- 전방 이동 시 무릎 폄의 증가
- 최초접지기 및 입각기 동안 발목 발등굽힘의 감소
- 보행 주기 전반에 걸친 골반의 뒤당김
- 발목의 발바닥쪽굽힘 및 엉덩관절 휘돌림(circumduction)
- 트렌델렌버그 또는 보상된 트렌델렌버그 징후

피부 상태(integumentary integrity)

고려사항

- 감각 소실 또는 무시로 인해 부상 및 욕창을 초래할 수 있다.
- 환자는 피부 괴사로 인한 통증을 기술하지 못할 수 있다.

평가

- 모든 부위의 피부의 색, 질감 및 온도를 평가하며 "욕창 발생 가능 부위"에 집중한다(2장 참조).
- "욕창의 분류"를 사용한다(2장 참조).

관절 및 이동성(joint integrity and mobility)

평가

- 환측 관절에 연부조직 부종, 염증 또는 제한에 있는지 평가한다.
- 위팔위관절 공간을 건측과 비교한다.
- 동작 수행 시 관절 또는 신체 일부 움직임의 성질/상태를 기술한다.

가능한 소견

- 오목위팔관절 아탈구
- 어깨 충돌 증후군
- 유착성 관절낭염
- 복합 국소 동통 증후군 1 및 어깨-손 증후군

운동 기능(motor function)

평가

- 의도 또는 안정 시 떨림이 있는지 기술한다.
- 협응동작 검사 (2장 참조)
- 뇌졸중에 대한 자세 평가 척도
- Fugl-Meyer 평가

가능한 소견

- 동작의 공동 패턴을 다음과 같다:
  - 상지 굽힘: 어깨관절 뒤당김, 어깨 벌림 및 바깥쪽돌림, 팔꿈치 굽힘,* 아래팔 뒤침, 손목 및 손가락 굽힘
  - 상지 폄: 어깨관절 내밈, 어깨 모음*, 팔꿈치 폄, 아래팔 엎침,* 손목 및 손가락 폄
  - 하지 폄: 엉덩관절 굽힘,* 바깥쪽돌림 및 벌림, 무릎 굽힘, 발목 발등굽힘
  - 하지 폄: 엉덩관절 폄 및 모음,* 무릎 폄,* 발목 발바닥쪽굽힘*

---

* 대개 가장 강한 요소를 나타냄.

- 연관 동작 또는 연합운동 (스트레스 상황에서 나타나거나 또는 자발적 동작에 수반되는 불수의 동작)
- 운동 또는 언어 실행증

보조기, 보호기구 및 지지기구 (orthotic, protective, and supportive devices)

고려사항

잘 맞는지 여부 및 피부 괴사 부위에 대한 관찰 지시

- 환자가 안정화되기 전까지는 영구적인 기구를 처방하지 않는다.

평가 – 다음의 필요성을 평가한다

- 공기 등자 보조기 (air stirrup brace)
- 발등굽힘 보조띠
- 강성(rigid) 또는 반강성(semi–rigid), 후방 리프(posterior leaf), 경성(solid) 또는 관절형(hinged) 단하지 보조기
- 이중 기둥/이중 채널 단하지 보조기
- 무릎 과다폄을 막기 위한 Swedish 무릎 보조기
- 손의 안정 시 또는 중립 기능적 부목

통증(pain)

고려사항

- 언어 장애가 있는 환자의 경우 통증에 대한 비언어적인 지표를 사용한다.

평가

- 보편적 통증 평가 도구 (Universal Pain Assessment Tool) (2장 참조)

가능한 소견

- 근긴장도의 변화, 근육 불균형, 감각 장애 및 관절 부동으로 인해 관절통, 연부조직 및 관절변화, 힘줄염을 유발할 수 있다.
- 아탈구로 인한 어깨 통증은 흔한 문제이다.
- 어깨–손 증후군은 손의 부종, 압통, 전체 팔의 통증을 동반한다.
- 복합 국소 동통 증후군은 손의 통증 및 부종, 신경혈관적 이상, 피부 및 뼈의 변화를 동반한다; 심한 통증으로 재활이 제한될 수 있다.

자세(posture)

평가

- 안정 시 및 활동 시 정렬 및 자세

가능한 소견

- 경직 양상은 팔의 굽힘 및 벌림, 팔꿈치의 굽힘, 손가락 굽힘을 동반한 팔꿈치 뒤침; 발목의 발바닥쪽굽힘 및 내번을 동반한 엉덩관절 및 무릎의 폄

관절운동범위(range of motion)

모든 능동 및 수동 관절운동범위와 근력을 측정한다.

가능한 소견

- 연부조직 단축 및 구축
- 근육 강직의 증가
- 관절 부동
- 미사용으로 인한 연부조직의 변화
- 오목위팔관절의 낭성 조직의 과신장성

반사(reflex integrity)

평가

- 경직의 등급에 대한 수정된 Ashworth 척도

다음을 평가한다

- 근긴장도를 과긴장성, 저긴장성 또는 이상긴장성으로 표현
- 깊은힘줄반사 (2장 참조)
- 바빈스키 징후에 대한 발바닥 반사
- 모든 자세에서 정위, 평형 및 보호 반응

가능한 소견

- 처음에는 근긴장도가 낮다가 점차 경직이 증가할 수 있다.

개인 위생 및 가정 관리(self-care and home management)

평가 (2장 참조)

- 기능적 독립 지수 (Functional Independence Measure; FIM)
- Katz의 일상생활 동작 시 독립 지수 (2장 참조)
- 배변 및 배뇨조절 (2장 참조)

가능한 소견

- 요실금은 뇌졸중 초기에 흔하다.

감각 상태(sensory integrity)

고려사항

- 신체 양측의 감각 평가를 시행해야 한다.
- 인지 및 언어 장애로 인해 정확한 평가가 어려울 수 있다.
- 인지/지각 검사를 하기 전에 감각 체계 상태(체성감각, 시각, 청각)를 평가한다.

평가 (2장 참조)

- 표재 (통증, 온도, 촉각), 심부(고유수용성, 진동) 및 통합 겉질감각
- 그림-바닥 구분
- 공간 관계
- 형태

가능한 소견

다음의 이상이 동반될 수 있다:

- 실인증 – 청각, 체성감각, 촉각, 시각, 입체인지불능 및
  신체인지불능 (신체 이해 장애)
- 감각소실, 이상감각 또는 감각저하
- 관절위치 및 움직임 감각
- 신체 형태/이미지, 그림-바닥 구분 및 형태 인식 등의 지각장애
- 편측성 시각 무시
- 시각-지각 장애
- 푸셔 증후군 – 환자는 편마비 측으로 기울어지며 직립 자세에 저항한다.

환기 및 호흡(ventilation and respiration)

고려사항

- 보행은 특히, 보조기를 착용할 경우에 에너지 소모를 증가시키므로 생체 징후를 자주 측정해야 한다.

평가

- Medical Research Council의 호흡곤란 척도(2장 참조)
- 일회 호흡량 및 폐활량을 측정
- 호흡근력 및 기침능력을 평가

직장, 사회 및 여가 활동의 재개 (work, community, and leisure integration and reintegration)

평가

- 기능적 독립 지수 (Functional Independence Measure; FIM)
- 뇌졸중에 대한 운동 평가 척도(Motor Assessment Scale for Stroke)
- Rivermead 이동성 지수 (2장 참조)

약제

적응증	성분명	상품명	흔한 부작용
관상동맥혈전, 급성 허혈성 뇌졸중, 폐색전 (뇌졸중 증상 발생 3시간 이내에 투여해야 함)	alteplase	Tissue plasminogen activator(tPA); Activase	위장관 출혈, 뇌내출혈
뇌압상승 및 대뇌부종	mannitol	Osmitrol, Resectisol	어지럼, 혼돈, 침침한 시야, 오심
고혈압	labetalol	Normodyne	부정맥, 서맥, 피로, 위약, 기립성 저혈압
	enalapril	Vasotec	두통, 어지럼, 피로
정맥성 혈전, 폐색전	warfarin	Coumadin	장기 및 조직의 출혈

질병 특이적 검사 및 측정

뇌졸중에 대한 운동 평가 척도 (점수에 동그라미 치시오)

	점수		날짜/환자 점수
1. 누운 자세에서 건측으로 돌아눕기 (똑바로 누운 자세에서 시작해야 함; 무릎을 굽히지 않음)	1	당겨서 측면으로 돌아눕기 (환자는 건측 팔로 스스로 몸을 당기고 건측 다리로 환측 다리를 움직임)	
	2	다리를 능동적으로 교차하며 하반신이 따라옴. (팔은 뒤로 쳐짐)	
	3	팔을 다른 팔로 들어 몸을 가로지름. 다리를 능동적으로 움직이며 몸이 하나로 따라옴.	
	4	팔을 능동적으로 몸통을 가로지르며 나머지 신체가 하나로 따라옴	
	5	팔과 다리를 움직이 측면으로 구르지만 균형이 잡히지 않음. (어깨는 뒤당김, 팔은 앞으로 굽힘)	
	6	3초내에 측면으로 구름. (손을 사용하지 않음)	
2. 누운 자세에서 침대의 끝부위로 앉음	1	측면으로 누움, 머리를 옆으로 들지만 앉지는 못함(환자는 옆으로 눕기 위해 보조받아야 함).	
	2	측면으로 누운상태에서 침대 끝으로 일어나 앉음(치료사는 환자의 동작을 보조. 환자는 전체에 걸쳐 머리 위치를 조절).	
	3	측면으로 누운상태에서 침대 끝으로 일어나 앉음(치료사는 서서 다리를 보조해줌).	
	4	측면으로 누운상태에서 침대 끝으로 일어나 앉음(치료사의 도움 없음).	
	5	누운자세에서 침대 끝으로 일어나 앉음(치료사의 도움 없음).	
	6	10초내에 누운자세에서 침대 끝으로 일어나 앉음 (치료사의 도움 없음).	

뇌졸중에 대한 운동 평가 척도 (점수에 동그라미 치시오) *(계속)*			
	점수		날짜/환자 점수
3. 앉아서 균형잡기	1	보조를 받아야지만, 앉을 수 있음 (치료사는 환자가 앉도록 보조해줌).	
	2	10초 동안 보조없이 앉을 수 있음 (잡지 않고 무릎과 발을 붙인채 발은 바닥에 댈 수 있음).	
	3	보조없이 앉아서 체중을 전방으로 적절히 분배함(무게중심이 엉덩관절 앞쪽에 놓이며 머리와 등뼈는 펴지고 체중으로 양측에 균형적으로 분배).	
	4	보조없이 앉아서 머리와 몸통을 돌려 뒤를 볼 수 있음(발을 바닥에 댐. 다리를 벌리거나 발을 움직이지 않음. 손을 허벅지에 위치).	
	5	보조없이 앉아서 팔을 뻗어 바닥에 닿은 뒤 다시 원위치로 돌아올 수 있음(발을 바닥에 댐. 환자가 붙잡지 못하게 함. 다리과 발이 움직이지 않게 하며 필요하면 환측 팔을 지지함. 손은 발에서 최소한 10cm 떨어진 바닥에 닿아야 함).	
	6	보조없이 등받이 없는 의자에 앉아 양옆으로 팔을 뻗어 바닥에 닿고 다시 원위치로 돌아올 수 있음 (발을 바닥에 댐. 환자가 붙잡지 못하게 함. 다리과 발이 움직이지 않게 하며 필요하면 환측 팔을 지지함. 손은 발에서 최소한 10cm 떨어진 바닥에 닿아야 함).	
4. 앉은 자세에서 일어나기	1	치료사의 도움을 받아 일어섬	
	2	도움을 받을 준비를 한 상태에서 일어섬(체중이 고르게 분포하지 않으며 손을 사용해 지지함).	

계속

뇌졸중에 대한 운동 평가 척도 (점수에 동그라미 치시오) *(계속)*			
	점수		날짜/환자 점수
	3	일어남(체중이 고르게 분포하며 손을 사용하지 않음).	
	4	일어나서 5초간 엉덩관절 및 무릎을 편 채로 서 있음(체중이 고르게 분포함).	
	5	앉은 자세에서 일어난 뒤 다시 앉으며 도움을 받지 않음(체중이 고르게 분포함. 엉덩관절 및 무릎의 완전 폄).	
	6	앉은 자세에서 일어난 뒤 다시 앉으며 도움을 받지 않고 10초 내에 3번 반복함(체중이 고르게 분포함).	
5. 보행	1	환측 다리로 서서 다른 다리를 앞으로 내디딤(체중을 받는 엉덩관절은 펴져야 함. 치료사는 도와줄 준비를 함).	
	2	타인이 도와줄 준비를 한 상태에서 보행	
	3	타인의 도움없이 혼자 또는 보조기구를 사용하여 3m 보행	
	4	15초 내에 보조기구 없이 5m 보행	
	5	25초 내에 보조기구 없이 10m 보행하고 돌아서 바닥의 작은 모래주머니를 집어 올린 후 다시 걸어옴(어느쪽 손을 사용해도 무방함).	
	6	35초 내에 보조기구를 사용하거나 사용하지 않은 채 난간을 잡지 않고, 4계단을 올라갔다 내려옴	
6. 상지 기능	1	누운 상태에서 팔을 올린 채로 팔이음뼈를 뒤당김함(치료사는 팔을 위치에 놓고 팔꿈치를 폄시킨 채 지지함).	
	2	누운 상태에서 2초 동안 팔을 편 채로 유지함(치료사는 팔을 위치에 놓고 환자는 약간의 바깥쪽돌림을 시키며 자세를 유지해야 함). 팔꿈치는 완전히 편 상태에서 20° 이내로 유지되어야 한다.	
	3	팔을 2번에서와 같이 하고 손바닥을 이마에 대기 위해 팔꿈치를 굽혔다 폄(치료사는 아래팔의 뒤침을 보조할 수 있음).	

뇌졸중에 대한 운동 평가 척도 (점수에 동그라미 치시오) *(계속)*			
	점수		날짜/환자 점수
	4	앉은 자세에서 팔을 펴서 몸의 90° 방향으로 앞으로 굽힌 채 2초간 유지함(치료사는 팔을 위치에 놓고 환자는 약간의 바깥쪽돌림 및 팔꿈치를 펴면서 자세를 유지해야 함. 과도한 어깨 올림은 피할 것).	
	5	앉은 자세에서 환자는 팔을 들어 위의 자세를 취하고 10초간 유지한 후 다시 내림(환자는 약간의 바깥쪽돌림을 시키며 자세를 유지해야 함. 엎침은 피할 것).	
	6	선 자세에서 팔을 벽에 댐. 몸을 벽으로 돌리면서 팔 자세를 유지함 (손바닥을 벽에 평평하게 댄 채 팔은 90° 벌림).	
7. 손 동작	1	앉은 자세에서 손목을 폄. (치료사는 환자를 테이블에 앉히고 아래팔을 테이블에 올려 놓도록 함. 치료사는 원통형 물체를 환자의 손에 쥐어줌. 환자는 팔꿈치를 굽히지 않고 손목만 펴서 물체를 테이블 위로 들어야 함)	
	2	앉은 자세에서 손목을 노쪽 편향시킴(치료사는 아래팔을 중간엎침-뒤침 자세 즉, 자쪽을 대고 엄지를 아래팔과 나란히 하며 손목은 펴고 손가락은 원형 물체를 잡음. 환자는 손을 테이블 위로 들도록 함. 팔꿈치 굽힘 또는 엎침은 피할 것).	
	3	앉은 자세에서 팔꿈치를 몸에 붙이고 엎침 및 뒤침(팔꿈치는 지지하지 않은 채 90°로 유지. 3/4 범위이면 허용가능).	

계속

뇌졸중에 대한 운동 평가 척도 (점수에 동그라미 치시오) *(계속)*

	점수		날짜/환자 점수
	4	팔을 앞으로 뻗어 직경 14cm 크기의 큰 공을 양손을 집어 내려놓음 (공은 환자가 팔을 완전히 뻗어야 닿도록 충분히 멀리 테이블 위에 있어 있어야 함. 어깨는 뒤당김되며 팔꿈치는 폄, 손목은 중립 또는 펴짐. 손바닥이 공과 계속 닿아야 함).	
	5	폴리스티렌 컵을 테이블 위에서 집어서 몸을 가로질러 테이블 위에 놓음 (컵의 모양에 변화를 주어서는 안 됨).	
	6	10초 동안 14번 이상 엄지를 각 손가락에 대립시킴(각 손가락이 교대로 엄지에 닿아야 하며 검지부터 시작함. 엄지가 한 손가락에서 다른 손가락으로 미끄러져서 가면 안되며 뒤로 가서도 안 됨).	
8. 고급 손동작	1	펜의 끝을 집어 올려 다시 내려놓음 (환자는 팔을 앞으로 뻗어 펜의 끝을 집은 후 몸에 가까운 쪽 테이블에 놓음).	
	2	콩모양 젤리 과자를 컵에서 집어 올려 다른 컵에 놓음(커피잔에 8개의 과자가 놓여 있고, 각 컵은 팔이 닿는 거리게 있어야 함. 왼손으로 우측 컵에 있는 과자를 집어 왼쪽 컵에 놓음).	
	3	20초 내에 10개의 수평선을 그어 수직선상에서 멈추도록 함(최소한 5개의 선이 수직선에 닿고 멈춰야 함).	
	4	연필을 잡고 종이에 빠르게 점을 연속적으로 찍음(환자는 5초간 초당 2개 이상을 찍어야 함. 환자는 도움없이 연필을 집어 올리고 제 위치에 놓아야 함. 글씨 쓰는 것처럼 연필을 잡음. 쾅쾅 치는 것이 아니라, 점을 찍어야 함).	

뇌졸중에 대한 운동 평가 척도 (점수에 동그라미 치시오) *(계속)*			
	점수		날짜/환자 점수
	5	티스푼으로 물을 떠서 입으로 가져감 (머리를 숫가락쪽으로 낮추면 안 됨. 물을 흘리면 안 됨).	
	6	빗을 잡고 머리 뒤로 빗음	
9. 전반적 긴장도	1	신체 일부를 만질 때 완전히 이완되며 저항이 없음	
	2	신체 일부가 움직일 때 약간의 저항이 느껴짐	
	3	다양함, 때로는 이완되며 때로는 긴장성이 적절하며 때로는 과긴장성임	
	4	지속적으로 정상 반응	
	5	50% 이상의 경우에서 과긴장성	
	6	거의 모든 경우에 과긴장성	

Source: Carr JH, Shepherd RB, Nordholm L, Lynne D. Investigation of a new motor assessment scale for stroke patients. Phys Ther. 1985;65(2):175-180, with permission.

외상성 뇌손상
[traumatic brain injury(TBI)]

기술/개관

외상성 뇌손상은 뇌에 가해지는 외력으로 인해 두개내 이상을 초래하는 질환이다.

외상성 뇌손상은 두 종류의 뇌진탕으로 나뉜다:

단순 뇌진탕 : "합병증 없이 7-10일 이내에 점차 회복되는 부상"[3]

복합 뇌진탕 : "지속적인 증상 (노작 시 재발하는 지속적 증상 포함), 특정 후유증 (뇌진탕성 경련 등), 지속적인 의식 소실 (1분 이상) 또는 부상 후 지속적인 인지 장애"를 지니는 경우이다.[3]

'제2차 스포츠에서의 뇌진탕에 관한 국제 회의' 에서는 뇌진탕 후의 선수에게 다음과 같은 프로토콜을 권고하였다:

1. 운동을 하지 말고 완전히 쉴 것. 증상이 없어지면 2단계로 진행
2. 걷기 및 고정 자전거, 무저항 훈련 등 가벼운 유산소 운동을 시행
3. 스포츠 특이적인 운동 (예; 하키에서 스케이팅이나 축구에서의 달리기 등), 3, 4 단계에서는 저항을 추가하는 훈련을 시행
4. 비접촉성 훈련
5. 의학적으로 이상 없는 경우 완전 접촉 훈련
6. 시합[3]

Source: McCrory P, Johnston K et al. summary and agreement statement of the 2nd. International Conference on Concussion in Sport, Prague 2004. Clin J Sport Med. 2005: 15(2);48-55, with permission.

의학적 위험 징후 (Medical Red Flags)

깊은정맥혈전증(DVT)		
대부분 다리에서 발생		
증상	**가능한 원인**	**처치**
• 환부의 부종, 열감 및 홍조 (특히, 환측에 호발) • 호만 징후(Homan's sign)가 나타날 수 있음	• 부동으로 인해 혈전이 다리의 깊은정맥에 형성될 수 있음	• 치료 중단 및 즉각적인 의료적 처치

기립성 저혈압(체위성 저혈압)		
증상	**가능한 원인**	**처치**
직립 자세를 취할 때 갑작스럽게 혈압이 떨어짐; 머리가 멍하거나 의식 소실 동반할 수 있음	일정 기간 부동 이후 먼쪽/하지의 정맥 순환 저하로 인한 중력성 혈액의 저류	• 체위 변경 시 혈압을 측정 • 환자를 비스듬히 기울이거나 다리를 들어 올림 • 압박 스타킹의 필요성을 평가

연하곤란		
증상	가능한 원인	처치
• 연하 시 통증 • 질식 • 흡인 • 기도 폐쇄 • 폐렴	• 연하근육의 협응동작 저하 • 연하반사의 감소 • 구강 및 후두부의 조절 저하 • 뇌신경 결손	• 흡인의 경우, 즉각적인 의료적 처치 • 필요한 경우, 하임리히 방법 또는 심폐소생술을 시행 • 발화•언어, 식이 장애

주의사항(precautions)

이소성 골화증		
증상	가능한 원인	처치
통증, 국소 압통, 미열, 엉덩관절, 무릎 및 어깨에서 부종이 흔함; 관절운동범위 제한 초래 가능	관절외 공간, 근육 및 연부조직에 뼈가 형성됨; 과긴장성 근긴장도의 선을 따라 발생 가능	• 의사에게 의뢰하여 방사선 사진으로 확진 • 수동적 관절운동범위는 부드럽게 시행하며 힘을 주지 않음

경련		
증상	원인	처치
의식 소실 이후 강직이 동반되며 사지가 리듬있게 수축; 혀, 볼 또는 입술을 깨물 수 있음; 침흘림, 요실금 및 변실금	다발성 신경학적, 심혈관계, 심리적 및 기타 경련의 원인	• 치료 중단 • 환자를 부상으로부터 보호 • 의사에게 알림

물리치료적 검사

병력(history)

- 다음의 병력을 얻는다:
  - 부상의 원인, 위치 및 정도
  - 역행성 및 외상후 기억상실의 기간
  - 병전 상태 및 기능
- 가정내 폭력이 두부 손상을 흔히 초래하므로 독립된 공간에서 가정내 폭력에 대해서 환자에게 직접적으로 질문을 한다(예; "가정내 폭력은 너무나 흔하기 때문에 폭행을 당했는지 모든 환자에게 물어본다" 등).

검사 및 측정

각성, 주의 및 인지 (arousal, attention, and cognition)

고려사항

- 뇌진탕 후 증후군은 경도의 기억, 인지 및 성격 문제를 초래할 수 있어서 주의깊은 검사를 요한다.
- 외상 후 기억상실증은 지각, 사고, 기억 및 집중, 충돌성 및 억제부족 등의 문제를 초래할 수 있다.

평가

- 글라스고 혼수 척도 (Glasgow Coma Scale)
- Galveston 지남력 및 기억상실 검사 (GOAT)
- 소아 글라스고 혼수 척도 (Pediatric Glasgow Coma Scale)
- 란초 로스 아미고 인지 수준
- 간이 의식 상태 검사 (MMSE)(2장 참조)

가능한 소견

- 환자는 자신 및 주변에 대한 인식이 없고, 자극에 대한 행동 반응이 지속적으로 없으면 식물인간 상태에 있는 것으로 간주된다; 지속적 식물인간 상태는 이러한 상태가 1달 이상 지속되는 경우이다.[4]
- 최소 의식 상태는 자신 또는 환경에 대한 지속적이고 재현 가능한 인식의 증거가 있어야 한다.[4]
- 글라스고 혼수 척도, 란초 로스 아미고 인지 수준, Galveston 지남력 및 기억상실 검사 척도는 주의 및 인지의 회복에 대한 가이드를 제공한다.

- 환자는 다음의 결손을 지닐 수 있다:
  - 지남력 및 주의력
  - 서술기억 및 과정 기억
  - 논리적 사고 및 문제 해결 능력
  - 작업에 대한 집중
  - 안전 위험에 대한 충돌 조절
  - 표현성 또는 수용성 실어증과 반향언어증 등의 언어문제
- 흔한 행동 문제는 다음과 같다:
  - 산만
  - 성적, 감정적 및 공격적인 억제부족
  - 쉽게 좌절
  - 감정적 변화가 심함

보조기구(assistive and adaptive devices)

다음의 필요성 및 적절한 사이즈, 안전한 사용 능력에 대해 평가한다:

- 보행 기구
- 일상생활동작을 돕는 보조기구
- 경사 각도 조절 의자차
- 벨트, 방석 및 머리, 골반 측면 지지대 등의 자세 기구

뇌 및 말초신경(cranial and peripheral nerve integrity)

평가

- 뇌 및 말초신경 상태 (2장 참조)

가능한 소견

- 가벼운 촉각, 통증, 깊은 압박 및 온도 감각 장애
- 시야결손, 반맹 또는 곁질시각 상실 등의 시각 장애
- 연하곤란

환경, 가정, 직장 장애물 (2장 참조) (environmental, home, and work barriers)

보행, 이동 및 균형(gait, locomotion, and balance)

균형 평가

- 기능적 활동 동안 보조기구 및 보조기를 사용하거나 사용하지 않은 상태로 시행한다.
- 표준화된 균형 평가를 시행한다:

- 정적 균형 검사 (2장 참조)
  - 롬버그 검사 (Romberg Test)
  - 템덤(샤픈드) 롬버그 검사 [Tandem(sharpened) Romberg Test]
  - 한 다리로 서기 검사(One-Legged Stance Test)
- 동적 균형 검사 (2장 참조)
  - Berg 균형 검사 (Berg Balance Test)
  - 일어서서 가기 시간 측정 검사 (Timed Get up and Go Test)
  - 작업 지향적 움직임 (Performance Oriented Mobility) 평가
- 낙상 효율 및 예측
  - Tinetti 낙상 효율 척도 (Tinetti Falls Efficacy Scale)

가능한 소견

- 균형 문제는 흔함
- 말초 안뜰 또는 시각 장애로 인해 어지럼이 초래될 수 있음

보행 및 이동 평가 (2장 참조)

- 일어서서 가기 시간 측정 검사 (Timed Get up and Go Test) (3m)
- 4-항목 동적 보행 지수 (4-Item Dynamic Gait Index)(2장 참조)
- 작업 지향적 움직임 (Performance Oriented Mobility) 평가(2장 참조)
- 보행 및 이동 시 도움의 필요 정도, 안전에 관한 자아 판단의 지표 등 안전성을 평가

피부 상태(integumentary integrity)

평가

- 피부 색, 질감, 긴장도 및 이동성을 평가한다.
- 창상의 크기, 색, 냄새를 기술한다.
- 욕창의 등급을 분류하기 위해 "욕창 분류"를 사용한다(2장 참조).

관절 및 이동성(joint integrity and mobility)

평가

- 연부조직 부종, 염증 또는 제한을 평가한다.

운동 기능(motor function)

고려사항

- 운동 기능 침범은 다양하며 침범 부위에 따라 단마비, 편마비 또는 사지마비로 표현될 수 있다.

평가 – 다음을 있는 그대로 기술한다.

- 기능적 활동 시의 동작 양상
- 운동 계획 (실행) 능력
- 목표에 도달하는 정확도 (오류)
- 사지의 협응동작 검사 (2장 참조)
- Rivermead 이동성 지수 (Rivermead Mobility Index) (2장 참조)

가능한 소견

- 손상 부위에 따라 겉질제거 또는 대뇌제거경축 (다음의 반사 상태 부분 참조), 경직 또는 실조가 나타날 수 있다.
- 다음 항목에서의 결함이 발생할 수 있다:
  - 동작의 타이밍 및 연결
  - 다단계 작업의 연결
  - 손–눈 협응동작

근 수행력(muscle performance)

- 기능적 활동 및 일상생활동작 수행 시 근력을 평가한다.

보조기, 보호기구 및 지지기구 (orthotic, protective, and supportive devices)

고려사항

- 잘 맞는지 여부 및 피부 손상 가능 부위 등 보조기구 사용에 대한 지침
- 영구적인 보조기구는 환자가 안정화될 때까지는 처방해서는 안 됨.

평가 – 다음의 필요성을 평가한다.

- 강성(rigid) 또는 반강성(semi–rigid), 후방 리프(posterior leaf), 경성(solid) 또는 관절형(hinged) 단하지 보조기(AFO)
- 억제성 또는 연속적 석고고정
- 자세 보조기구

통증(pain) (2장 참조)

평가

- 보편적 통증 평가 도구 (Universal Pain Assessment Tool)
- 통증의 비언어적인 지표에 주의한다.

자세(posture)

가능한 소견

- 환자는 경직으로 인한 사지 자세를 취할 수 있다.
- 환자는 대뇌제거 또는 겉질제거경축을 지닐 수 있다.

관절운동범위(range of motion)

고려사항

- 부동, 비정상적인 근긴장도 및 원시 반사는 구축의 가능성을 높인다.

평가

- 수동적, 능동-보조 및 능동적 관절운동범위
- 근육, 관절 및 연부조직의 특성

가능한 소견

- 구축은 발목의 발바닥쪽굽힘근, 엉덩관절, 무릎 및 팔꿈치 굽힘근에서 흔히 발생한다.

반사(reflex integrity)

평가

- 경직의 등급에 대한 수정된 Ashworth 척도 (2장 참조)
- 다음을 평가한다.
  - 안정 시 사지의 자세 및 위치
  - 근긴장도를 과긴장성, 저긴장성 또는 이상긴장성으로 표현
  - 깊은힘줄반사 (2장 참조)
  - 바빈스키 징후에 대한 발바닥 반사 (2장 참조)
  - 모든 자세에서 정위, 평형 및 보호 반응

가능한 소견

- 겉질제거경축 (상부 뇌간 윗부분의 병변으로 상지는 굽힘, 하지는 펴진 자세가 지속됨)
- 대뇌제거경축, 뇌간손상으로 인해 체간과 사지가 편 상태로 지속되는 자세
- 경직
- 바빈스키 징후 양성
- 간대성 경련

개인 위생 및 가정 관리 (2장 참조) (self-care and home management)

평가 (2장 참조)

- 기능적 독립 지수 (Functional Independence Measure; FIM)
- Katz의 일상생활 동작 시 독립 지수

감각 상태(sensory integrity)

고려사항

환자는 지시나 명령을 이해하거나 반응할 수 없을 수 있다.

평가

- 표재 (통증, 온도, 촉각), 깊은(고유수용성, 진동) 및 통합 겉질감각

가능한 소견

- 병변의 위치에 따른 반대측 또는 동측의 감각 결손
- 지각 이상으로 무시나 실행증이 나타날 수 있다.
- 다음의 이상이 관찰될 수 있다
  - 고유수용성 감각
  - 운동 감각
  - 그림-바닥 구분
  - 공간 관계

환기 및 호흡(ventilation and respiration)

고려사항

- 환자는 기관삽관, 기관절개술 및 기계적 환기를 요할 수 있다.

평가

- 각 엽에 호흡음을 청진한다.
- 일회호흡량, 폐활량, 호흡근력 및 기침능력을 평가한다.
- Medical Research Council의 호흡곤란 척도(2장 참조)

질병 특이적 검사 및 측정

글라스고 혼수 척도(Glasgow Coma Scale; GCS)는 의식 수준을 간단하게 정량적으로 평가하며 망상체의 손상여부를 나타낸다.

분류	점수	기술(descriptor)	결과
눈 뜨기	4	자발적	
	3	소리에 반응	
	2	통증에 반응	
	1	반응 없음	
운동반응	6	명령에 따름	
통증자극에 대한	5	국소적	
통증자극에 대한	4	움츠림	
통증자극에 대한	3	비정상적 굽힘	
통증자극에 대한	2	폄 반응	
통증자극에 대한	1	반응 없음	
대답하기	5	지남력 있음	
	4	혼돈된 대화	
	3	부적절한 단어	
	2	이해할 수 없는 소리	
	1	반응 없음	
총점			
중증(severe) 머리 손상	GCS 8점 미만		
중등도(moderate) 머리 손상	GCS 9−12점		
경도(mild) 머리 손상	GCS 13−15점		

Source: Jennett B, Teasdale G. Management of Head Injuries. Philadephia: FA Davis; 1981, p.78, with permission.

Galveston 지남력 및 기억상실 검사 [Galveston orientation and amnesia test (GOAT)]

질문	오답 점수	비고
이름이 무엇인가?	−2 ______	이름과 성을 모두 말해야 함
언제 태어났는가?	−4 ______	년, 월, 일을 모두 말해야 함
어디 사는가?	−4 ______	지역만 말해도 충분함

Galveston 지남력 및 기억상실 검사(GOAT) *(계속)*		
질문	오답 점수	비고
지금 어디 있는가?		
(a) 도시 (b) 건물	−5 _______ −5 _______	실제 사는 곳을 말해야 함 대개 병원 또는 재활원에 있음. 실제 이름이 필요함
이 병원에 언제 입원했는가?	−5 _______	날짜
여기는 어떻게 왔는가?	−5 _______	이동 수단
부상 후 처음 기억나는 것이 무엇인가?	−5 _______	일어날 수 있는 상황이면 가능 (답변을 기록)
좀 더 상세하게 이야기할 수 있는가?	−5 _______	적절하게 부연설명을 해야 함
사고 전 마지막 기억나는 것은 무엇인가?	−5 _______	일어날 수 있는 상황이면 가능 (답변을 기록)
지금이 몇 시인가?	−5 _______	30분 오차마다 1점 감점
오늘은 무슨 요일인가?	−3 _______	1일 오차마다 1점 감점
오늘은 몇 일인가?	−5 _______	1일 오차마다 1점 감점
오늘은 몇 월인가?	−15 _______	1달 오차마다 5점 감점
오늘은 몇 년도인가?	−30 _______	1년 오차마다 10점 감점
총 오답:		
총 점수 = (100−총 오답) 100 − _________ =	음수일 수 있음	
76−100 = 정상; 66−75 = 경계; <66 = 장애 3번 연속으로 78점 이상인 경우, 환자는 외상 후 기억상실에서 벗어난 것을 나타낸다.		

Source: Levin HS, O'Donnell VM, Grossman RG. The Galveston Orientation and Amnesia Test: A practical scale to assess cognition after head injury. J Nerv Ment Dis. 1979;167:675-684.

소아 글라스고 혼수 척도				
		영아	소아	결과
눈 뜨기	4	자발적으로 눈을 뜸	자발적 눈뜨기	
	3	소리에 대해 눈을 뜸	언어로 명령했을 때 눈을 뜸	
	2	통증 자극에 대해 눈을 뜸	통증 자극에 대해 눈을 뜸	
	1	눈을 뜨지 않음	눈을 뜨지 않음	
운동반응	6	영아는 자발적 또는 목적적으로 움직임	자발적 (언어 명령에 따름)	
	5	영아는 자극으로부터 움츠림	통증 자극에 대해 국소화함 (손사래 침)	
	4	통증으로부터 움츠림	통증 자극에 대해 굽힘 양상으로 움츠림	
	3	통증에 대해 비정상적인 굽힘 (겉질제거)	통증 자극에 대해 굽힘 반응	
	2	통증에 대해 폄 (대뇌제거)	통증 자극에 대해 폄 반응	
	1	운동반응이 없음	통증 자극에 반응 없음	
대답하기	5	옹알이함 (정상 활동)	미소짓고, 소리에 반응하고, 물체를 따라서 쳐다봄	
	4	보채며 계속 울음	울음, 타인과 부적절한 상호 반응	
	3	통증에 울음	간헐적으로 달랠수 있지만, 신음하거나 보챔	

소아 글라스고 혼수 척도 *(계속)*				
		영아	소아	결과
	2	통증에 신음함	달랠수 없음, 안절부절 못함; 이해할 수 없는 소리	
	1	언어 반응이 없음	언어 반응이 없음	
총점				

총점 3−15
경도(minor) 머리손상 GCS 13−15점
중등도(modeerate) 머리손상 GCS 9−12점
중증(severe) 머리손상 GCS 8점 미만

Source: Holmes JF, et al. Performance of the Pediatric Glasgow Coma Scale in children with blunt head trauma. Acad Emerg Med. 2005;12(9):814-819, with permission.

란초 로스 아미고 인지 수준 – 수정판		
기능 수준	행동 특징	예/아니오
1단계 무반응 완전한 도움	시각, 청각, 촉각, 고유수용감각, 안뜰감각 또는 통각 자극이 주어졌을 때 행동변화가 전혀 관찰되지 않음	
2단계 일반적 반응	통증 자극에 대한 일반적 반사 반응을 보임	
	반복적인 청각 자극에 대해 활동이 증가하거나 감소하면서 반응함	
완전한 도움	외부 자극에 대해 일반적인 생리적 변화 및 대운동을 보이나, 목적있는 발화는 없음	
	자극의 종류 및 위치에 상관없이 상기 반응은 동일할 수 있음	
	반응이 매우 지연됨	

계속

란초 로스 아미고 인지 수준 – 수정판 *(계속)*		
기능 수준	**행동 특징**	**예/아니오**
3단계 국소적반응	통증 자극에 대해 움츠리거나 소리를 냄	
	청각 자극을 향해 돌아보거나 멀어짐	
	강한 빛이 시야에 들어오면 눈을 깜빡임	
완전한 도움	시야에서 들어온 물체를 따라감	
	튜브나 묶은 줄을 당겨서 불편함을 나타냄	
	간단한 명령에 일관되지 않게 반응	
	자극의 종류에 연관되게 직접 반응	
	특정인에게만 반응 (특히, 가족이나 친구)	
4단계	각성상태이며 활동에 대해 고양된 상태임	
혼돈-초조	묶은 줄이나 튜브를 제거하려 하거나 침대에서 빠져나오려고 함	
	앉기, 팔 뻗어 닿기 및 걷기 등의 운동 활동을 분명한 목적이 없거나 타인의 요구에 의해 수행할 수 있음	
최대의 도움	매우 짧고 대개는 목적이 없이 주의 집중함	
	단기기억력 소실	
	목적 지향적, 문제 해결형, 자아 감시적인 행동의 소실	
	자극이 주어지고 제거된 후에도 과도하게 울거나 소리지름	
	공격적 또는 도망치는 행동을 보임	
	주변 환경의 특별한 변화 없이 기분이 매우 좋다가 적대적으로 바뀜	
	치료에 협조가 안 됨	
	발화는 일관성이 없으며 활동 또는 환경에 부적절함	

란초 로스 아미고 인지 수준 – 수정판 *(계속)*		
기능 수준	행동 특징	예/아니오
5단계 혼돈- 부적절- 초조하지 않음	각성 상태이며 초조하지 않으나 정처없이 방황하거나 집으로 돌아올 의도가 분명하지 않음	
	외부 자극에 대해 또는 주변 환경에서의 부족으로 인해 초조해질 수 있음	
	사람, 장소 또는 시간에 대한 지남력이 없음	
	종종 짧은 기간 동안 목적 없이 주의 집중함	
최대의 도움	최근 기억이 심하게 저해되며, 과거 및 현재 진행 중인 일에 대해 혼돈	
	외부 지시 없이는 물건을 적절하게 사용하지 못하기도 함	
	새로운 정보를 얻지 못함	
	외부에서의 신호를 받아서 비교적 일관성있게 간단한 지시에 적절하게 반응할 수 있음	
	외부 신호없이는 간단한 지시에 대한 반응이 일정하지 않으며 무목적적임	
	외부 신호를 줄 경우, 잠시 동안 사회적, 자동적 수준에서의 대화가 가능함	
	외부 신호를 주지 않을 경우에는 현재 일에 대한 발화가 부적절해지며 작화적임	

계속

란초 로스 아미고 인지 수준 – 수정판 *(계속)*		
기능 수준	행동 특징	예/아니오
6단계	사람 및 장소에 대한 지남력이 일관되지 않음	
혼돈-적절	산만하지 않은 환경에서 30분 동안 친숙한 작업에 대해 집중할 수 있음	
	이전 기억이 최근 기억에 비해 더욱 심층적이며 자세함	
	일부 사람에 대한 기억이 불분명함	
중등도 도움	최대 도움하에 기억 보조 도구를 사용할 수 있음	
	자아, 가족 및 기본 욕구에 대해 적절한 반응을 자각하기 시작함	
	기본적인 욕구를 만족과 연관된 목적 지향적인 행동을 시작함	
	작업 수행에 장애물을 해결하기 위해 중등도 도움이 필요	
	예전에 학습된 내용에 대해 감시가 필요 (예; 개인 위생)	
	재학습된 친숙한 과제에 대해 지속적인 학습 효과를 보임 (예; 개인 위생 등)	
	새로운 학습에 대해 최대의 도움이 필요하며 지속적인 학습 효과가 거의 나타나지 않음	
	손상, 장애 및 안전 위험에 대해 인지하지 못함	
	간단한 지시를 일관되게 따를 수 있음	
	친숙하고 구조화된 상황에서 발화성 표현이 적절함	
7단계 자동적–적절	매우 친숙한 환경내의 사람 및 장소에 대해 일관되게 지남력을 지님	
	최소의 도움으로 기억 보조 도구를 사용할 수 있음	
	새로운 학습에 대해 최소한의 감시만이 필요함	

란초 로스 아미고 인지 수준 – 수정판 *(계속)*		
기능 수준	행동 특징	예/아니오
일상생활 기술에 대한 최소한의 도움	새로운 학습에 대한 지속적인 학습 효과를 보임	
	친숙한 개인 및 가사일을 수행하며 하고 있는 일에 대해 회상을 함	
	일상의 개인 및 가사일을 수행할 때 정확도 및 완성도에 신경을 쓸 수 있으며 최소한의 도움으로 계획을 수정함	
	본인의 상태에 대해 표면적인 자각을 하지만, 구체적인 장애에 대해서는 인지하지 못하며 안전하고 정확하고 완전하게 가사,지역사회, 직장 및 여가 일상생활동작을 수행하는 능력에 제한이 있음을 인지하지 못함	
	안전한 가정 및 지역사회 생활에 대해 최소한의 감시를 요함	
	미래에 대한 비현실적인 계획	
	결정이나 행동의 결과에 대해 생각하기 어렵거나 중등도 도움을 요함	
	능력을 과대평가함	
	타인의 욕구 및 감정에 대한 인식이 제한됨	
	대립적이거나 비협조적임. 부적절한 사회 상호 행동을 인지하지 어려울 수 있음	
8단계 목적적 적절	사람, 장소 및 시간에 대해 지속적으로 및 지남력을 지님	
	친숙한 작업을 스스로 완성함	
	과거 및 최근의 일에 대해 회상하고 통합할 수 있음	

계속

란초 로스 아미고 인지 수준 – 수정판 *(계속)*		
기능 수준	행동 특징	예/아니오
도움을 주기 위해 대기	기억 보조 기구를 사용하여 하루 스케줄, "해야 할 일" 목록을 기억하고, 중요한 정보는 보조를 통해 추후 사용을 위해 기록함	
	친숙한 개인, 가정, 사회, 직장 및 여가 생활은 보조를 통해 시작 및 완전히 수행하며 약간의 도움으로 계획을 수정할 수 있음	
	새로운 과제/활동을 학습하면 도움을 요하지 않음	
	장애가 작업 수행에 방해가 되는 것을 인지하지만, 적절한 교정 조치를 취하기 위해 보조적 도움을 요함	
	약간의 도움으로 결정이나 행동의 결과에 대해 생각함.	
	능력을 과대평가하거나 과소평가함	
	타인의 요구와 감정을 인지하며 약간의 도움으로 이들에 적절하게 반응함	
	우울함	
	쉽게 흥분함	
	쉽게 좌절함/쉽게 화냄	
	논쟁을 잘함	
	자기 중심적임	
	특징없이 의존적/독립적임	
	부적절한 사회 상호 행동이 발생할 때 이를 인지할 수 있고, 약간의 도움만으로 교정 조치를 취할 수 있음	

란초 로스 아미고 인지 수준 – 수정판 *(계속)*		
기능 수준	행동 특징	예/아니오
9단계 목적적 및 적절	스스로 여러 과제를 왔다갔다하면서 최소 2시간 동안 정확하게 끝냄	
	기억 보조 기구를 사용하여 하루 스케줄, "해야 할 일" 목록을 기억하고, 중요한 정보는 필요한 경우 도움을 요청하여 추후 사용을 위해 기록함	
	친숙한 개인, 가정, 사회, 직장 및 여가 생활은 보조를 통해 시작 및 완전히 수행하며 필요한 경우 약간의 도움으로 계획을 수정할 수 있음	
요청할 경우 도움을 주기 위해 대기	장애가 작업 수행에 방해가 되는 것을 인지하고 적절한 교정 조치를 취하지만, 문제가 발생하기 전에 예측하기 위해 이를 피하기 위해서는 도움을 요함	
	필요한 경우, 약간의 도움으로 결정이나 행동의 결과에 대해 생각함.	
	할 수 있는 것은 정확히 알 수 있으나 과제가 요구하는 것에 맞추기 위해서는 도움을 요함	
	타인의 요구와 감정을 인지하며 필요한 경우, 약간의 도움으로 이들에 적절하게 반응함	
	우울증이 지속될 수 있음	
	쉽게 흥분할 수 있음	
	쉽게 좌절할 수 있음	
	사회 상호 작용의 적절성을 필요한 경우 약간의 도움으로 스스로 모니터할 수 있음	

계속

란초 로스 아미고 인지 수준 – 수정판 *(계속)*		
기능 수준	**행동 특징**	**예/아니오**
10단계 목적적 및 적절	모든 상황에서 다발적인 과제를 동시에 수행할 수 있지만, 주기적으로 휴식을 요함.	
	독립적으로 기억 보조 기구를 조달하거나, 만들어서, 유지할 수 있음	
수정된 독립	개인, 가사, 지역사회, 직장 또는 여가 활동을 익숙하거나 그렇지 않은 것도 스스로 시작해서 완전히 수행할 수 있지만, 시간이 일반적인 경우보다 많이 소요되거나 완수하기 위해 다른 보상 방법을 사용함	
	장애로 인해 일상생활 과제를 수행하는 능력에 미치는 영향에 대해 생각하여 이러한 문제가 발생하지 않도록 조치를 취하지만, 시간이 일반적인 경우보다 많이 소요되거나 완수하기 위해 다른 보상 방법을 사용함	
	의사 결정이나 행동의 결과에 대해 스스로 생각할 수 있지만, 시간이 일반적인 경우보다 많이 소요되거나 완수하기 위해 다른 보상 방법을 사용함	
	능력을 정확하게 평가하고 과제가 요구하는 대로 스스로 적응함	
	타인의 요구사항이나 감정을 인지할 수 있고 적절한 방법으로 자동적으로 반응함	
	주기적인 우울증이 생길 수 있음	
	아프고 피곤하거나 감정적인 스트레스를 받으면 초조해지며 쉽게 좌절함	
	사회적 · 상호적 행동이 적절하게 지속됨	

Source: hagan C. The Rancho Levels Of Cognitive Functioning: A Clinical Case Management Tool, The Revised Levels. 3rd ed. Rancho Los Amigos, CA: 1998, with permission.

약제			
적응증	**성분명**	**상품명**	**흔한 부작용**
초조	carbamazepine	Tegretol	심각한 부작용 없음
	lorazepam	Ativan	어지럼, 졸림, 위약
경직 – 전신적	baclofen	Lioresal	어지럼, 졸림, 위약, 피로, 근육의 과이완
	dantrolene	Dantrium	어지럼, 졸림, 설사
경직 – 특정 근육	페놀 신경 차단		이상감각, 피부 딱지 형성, 혈관 합병증
	보톡스-A형	Botox, Dysport, BT-A	위약, 주사 부위 통증
경련	phenobarbital	Phenobarbital, Luminal	졸림, 우울, 두통
	valproic acid	Depakene, Depakote, Depacon	오심, 구토, 혼돈, 어지럼, 두통, 떨림

제 5 장

진행성 중추신경계 질환 (Progressive disorders of the central nervous system; CNS-P)

알쯔하이머병 (Alzheimer's disease)

기술/개관

알쯔하이머병(Alzheimer's disease; AD)은 인지 기능에 영향을 미치며 4단계로 구분될 수 있다: 임상 전, 경도, 중등도, 중증. 임상 전 단계에서 환자는 종종 기억 소실을 대개 첫 번째 징후로 해서 약간의 인지 장애를 보인다.

물리치료적 검사

일반적 고려사항(general considerations)

- 환자가 치매의 징후를 보일 경우, 신호를 주거나 간단한 지시를 한다.
- 장소나 활동을 선정함에 있어 환자를 안심시키고 친숙한 것으로 한다.
- 가족구성원의 도움을 요할 수 있다.

병력(history) (2장 참조)

- 가족구성원으로부터의 병력 청취가 필요할 수 있다.

생체 징후(vital signs)

- 혈압, 심박동수, 호흡수 및 체온을 측정한다.

검사 및 측정

산소 용적/지구력(aerobic capacity/endurance)

평가

- 안정 시 및 활동 중, 활동 후의 혈압, 심박동수, 호흡수를 측정한다.
- 가능하다면 2분 보행 검사를 시행하고, Borg 운동 자각도(2장)로 자각도를 측정한다.

가능한 소견

- 탈조건화로 인해 운동에 대한 반응이 저하될 수 있다.

인체 측정 특징(anthropometric characteristics)

평가

- 체중, 키 및 체질량지수를 평가한다.

가능한 소견

- 알쯔하이머병 환자는 식이 행동 변화로 인해 갑작스러운 체중 변화를 겪을 수 있다(증가 또는 감소).

각성, 주의 및 인지(arousal, attention, and cognition)

평가

- 간이 의식 상태 검사(MMSE)(2장)를 시행하여 지남력, 인지, 단기/장기 기억력, 의사소통을 평가한다.

가능한 소견

- 알쯔하이머병 환자는
  - 날짜,시간 및 장소에 대해 지남력이 떨어지며 혼동한다.
  - "해질녘(sundowning)" 행동을 보인다(오후 늦게 방황하기, 초조 및 혼돈의 위험 증가).
  - 환각, 초조 및 망각을 경험한다(예를 들어, "누가 나를 독살하려고 한다"고 믿는다).
  - 폭력적 행동등 성격 변화를 보인다.
  - 수면-각성 주기의 변화를 보인다(종종 낮에 자고 밤에 깨어 있음).
  - 판단 장애를 보인다.
  - 명령을 수행하지 못할 수 있다.
  - 수표를 맞추는 등의 복잡합 과제를 수행하는데 어려움을 겪는다.
  - 단기기억 소실을 경험한다(예를 들어, 물건을 잘못 놓거나 다단계 지시를 수행하지 못함).
  - 의사소통에 문제를 보인다(복잡한 단어 대신 단순한 단어를 사용함; 알쯔하이머병 환자의 일부는 종국에는 완전히 의사소통을 못하게 됨).

순환(circulation)

고려사항

- 대부분의 알쯔하이머병 환자는 고령이며 종종 질환과는 무관하게 고혈압을 지닐 수 있다.

평가 – 다음을 평가한다.

- 혈압, 심박동수, 부종을 누운 자세, 앉은 자세, 선 자세에서 측정한다.
- 혈압, 심박동수를 안정 시 및 운동 중, 운동 후에 측정한다.

환경, 가정, 직장 장애물 (environment, home, and work barriers)

고려사항

- 낙상을 예방하기 위해 환경, 가정 및 직장을 확인한다(2장).
- 알쯔하이머병 환자는 종종 집 밖으로 방황한다.
  (모든 출입구를 확인하고 잠근다.)

평가 (2장 참조)

보행, 이동 및 균형(gait, locomotion, and balance)

고려사항

- 주변 환경에 대한 자각이 결여로 세 부분 모두 영향을 받을 수 있다.
- 알쯔하이머병 환자의 다수에서 낙상 이후 물리치료를 의뢰받는다.

평가

- 우선 정돈되고 밝게 조명된 복도에서 걷는 것을 관찰하고, 다음에는 장애물을 약간 놓고 안전성 및 장애물에 대한 대처능력을 관찰한다.
- 일어서서 가기 시간 측정 검사 (Timed Get up and Go Test)을 시행하여 (2장 참조) 동적 균형을 평가한다.

가능한 소견

- 알쯔하이머병 환자는 다음을 보일 수 있다.
  - 동적 균형 장애
  - 환경 변화에 대한 반응 능력 소실
  - 장애물 대처의 어려움

운동 기능(motor function)

평가

- 알쯔하이머병 환자가 친숙한 활동 및 일상생활동작을 수행하는 것을 관찰하여 동작의 양상을 평가한다.
- 알쯔하이머병 환자가 새로운 운동 작업을 수행하는 것을 관찰하여 운동 학습 능력을 결정한다.

가능한 소견

- 알쯔하이머병 환자는
  - 친숙한 작업을 수행할 때 실행증을 보일 수 있다.
  - 새로운 운동 기술을 학습하는데 어려움을 보일 수 있다.

근 수행력(muscle performance)

고려사항

- 인지 장애로 인해 평가가 어려움

평가 (2장 참조)

- 환자가 의자에서 일어나서 다시 앉는 것을 관찰한다.
- 환자가 평지 및 계단에서 일정 거리나 일정시간 동안 걷는 것을 관찰한다.

가능한 소견

- 알쯔하이머병 환자는 탈조건화로 인해 지속적인 활동을 할 경우, 전반적인 위약 및 조기 피로를 보일 수 있다.

통증(pain)

고려사항

- 평가하기 어려움
- 비언어적 의사소통에 주의를 기울인다(얼굴 표정, 사지 위축, 초조 등).

반사(reflex integrity)

평가

- 무릎힘줄, 넙다리뒤근육, 위팔두갈래근, 위팔세갈래근의 깊은힘줄반사
- 앉은 자세 및 선 자세에서 정위 반사
- 앉은 자세, 선 자세, 흔들었을 때의 평형 반응
- 보호 신전 반응

가능한 소견

- 경미한 파킨슨씨병 양상의 증상은 다음을 포함한다.
  - 강직으로 인해 수동적 움직임에 저항이 증가
  - 과활동성 반사
  - 운동완만증

  - 근간대성 연축
  - 이마엽 징후
    - 파악 반사(grasp reflex)
      - 손바닥을 두드리고 환자가 검사자의 손가락을 감싸면서 주먹을 쥐는지 본다
    - 입다시기 반사(snout reflex)
      - 윗입술과 코 사이의 피부를 살짝 친 후 입술이 오므라드는지 본다
    - 미간반사(glabellar reflex)
      - 미간을 살짝 친 후 손을 멀리 하고, 눈을 깜빡이는지 본다.
- 정상 정위 반응
- 평형 반응의 장애 또는 지연
- 보호 신전 반응의 장애 또는 지연

개인 위생 및 가정 관리 (self-care and home management)

평가

- 알쯔하이머병 환자가 일상생활동작을 수행하는 것을 관찰한다.
- 환자의 일상생활동작의 독립성에 대해 주 보호자와 면담한다.
- 배변 및 배뇨 조절 체크리스트를 시행한다(2장 참조).

가능한 소견

- 알쯔하이머병 환자는
  - 포만감의 상실로 인한 과식등 식욕의 변화를 경험할 수 있다.
  - 외모에 대해 인지하지 못한다.
  - 일상생활동작에서 의존적이 된다.
  - 처음에는 종종 배뇨 및 배변 조절이 안 되는 것을 겪다가 이후에는 장 및 방광의 움직임을 인지하지 못하고, 결국 완전히 배뇨 및 배변 조절 소실로 이어진다. (기저귀를 필요로 할 수 있다.)

직장, 지역사회 및 여가활동(work, community, and leisure)

평가 (2장 참조)

약제			
적응증	성분명	상품명	흔한 부작용
인지 및 행동 증상	cholinesterase inhibitors–tacrine	Cognex	간 손상, 오심, 소화불량, 설사
	donepezil	Aricept	두통, 전신적 통증, 피로, 위장관 문제
	galantamine	Reminyl	오심, 구토, 설사, 체중 소실
중증도 및 중증 알쯔하이머병 증상	NMDA antagonists–Memantine	Namenda	설사, 두통, 변비, 혼돈

근육위축가쪽경화증 또는 루게릭씨병 [Amyotrophic lateral sclerosis (ALS or "Lou Gehrig's disease")]

기술/개관

근육위축가쪽경화증(ALS)은 척수 및 뇌신경내의 운동 신경의 진행성 퇴행을 특징으로 하는 질환이다. 근육위축가쪽경화증은 일반적으로 감각 또는 자율신경계는 침범하지 않는다. 최근 연구에 의하면, 근육위축가쪽경화증 환자 일부에서는 인지 장애를 경험하는 것으로 보인다.

물리치료적 검사

병력(history) (2장 참조)

생체 징후(vital signs)

- 혈압, 심박동수, 호흡수 및 체온을 평가한다.

가능한 소견

- 호흡수는 호흡근 위약으로 인해 영향을 받을 수 있다.

검사 및 측정

산소 용적/지구력(aerobic capacity/endurance)

고려사항

- 후기 근육위축가쪽경화증 환자에서는 호흡 기능이 저하된다.

평가

- 호흡근력을 평가한다.
- 폐활량계를 사용하여 일회호흡량 및 폐활량을 평가한다.
- 가능하면 6분 및 2분 보행 검사(2장)와 Borg 운동 자각도(2장)를 시행하여 측정 및 자각도를 평가한다.

가능한 소견

근육위축가쪽경화증 환자는

- 호흡근 위약으로 인해 운동도중에 호흡곤란을 호소할 수 있다.
- 쉽게 피로해진다.
- 누워서 자는게 어려울 수 있고, 호흡곤란으로 인해 밤에 자주 깰 수 있다.
- 저산소증으로 인해 아침에 두통을 경험할 수 있다.

인체 측정 특징(anthropometric characteristics)

평가

- 체중, 신장 및 체질량지수를 평가한다.

가능한 소견

- 후기 근육위축가쪽경화증 환자는 식이 및 연하곤란으로 인한 영양 결핍으로 체중 소실 및 근육량 소실을 경험할 수 있다.

각성, 주의 및 인지 (arousal, attention, and cognition)

평가

- 간이 의식 상태 검사(MMSE)(2장)를 시행하여 인지, 단기 및 장기 기억력, 의사소통을 평가한다.

가능한 소견

- 가성연수 효과 (경직성 연구 마비 환자에서 종종 관찰되는 감정 변화)는 다음을 포함한다.
  - 감정적인 촉발 요인없이 자발적 울음 또는 웃음
  - 과장된 감정 반응
- 정상 인지 기능, 일부 환자에서는 기억 소실 및 의사 결정의 어려움, 심지어는 치매를 보이기도 함.
- 구음장애(말이 어눌해짐)를 비롯한 의사소통 장애

보조기구(assistive and adaptive devices)

고려사항

- 초기-중기 단계에서 보행 보조기구가, 후기에서는 휠체어가 필요할 수 있다.

평가 (2장 참조)

뇌 및 말초신경(cranial and peripheral nerve integrity)

평가

- 모든 뇌신경 특히, VII번에서 XII번까지
- 근력으로 말초 운동 신경 상태를 파악

가능한 소견

- 진행 단계에서는 구역 반사의 소실 (IX번)
- 연하곤란 – 씹기 또는 삼킴 장애 (IX번)
- 혀, 입술, 턱, 후두 및 인두 근육의 위약으로 인한 구음장애 (말이 어눌해짐) (VII번, IX번, XII번)
- 침흘림 – 과도한 침 생성, 침 흘림 또는 침 삼킴 장애 (VII번 및 IX번)
- 말초 운동신경 침범 증상 즉, 피로, 위약, 강직, 근 수축 또는 근육 경련
- 증상은 대개 비대칭적임

환경, 가정, 직장 장애물 (2장 참조)
(Environment, home, and work barriers)

보행, 이동 및 균형(gait, locomotion, and balance)

고려사항

- 근육위축가쪽경화증 환자는 쉽게 피로할 수 있다.

평가

- 다음을 시행한다:
  - 롬버그 검사 (Romberg Test)(2장), 기능적 팔 뻗어닿기 검사, 다방향 뻗어닿기 검사(2장)로 진행된 환자의 정적 균형을 평가
  - 일어서서 가기 시간 측정 검사 (Timed Get up and Go Test)(2장) 및 Berg 균형 척도(2장)로 동적 균형을 평가

가능한 소견

- 위약, 피로 및 자주 넘어짐으로 인한 정적 또는 동적 균형의 장애
- 느린 속도, 발을 바닥에서 완전히 떼기 어려움, 종종 걸음 등의 보행 장애
- 경직형 보행 패턴 또는 위운동신경세포 침범으로 인한 간대성 경련

피부 상태(integumentary integrity)

평가 (2장 참조)

가능한 소견

- 후기 근육위축가쪽경화증 환자는 자발적으로 움직일 수 없어 욕창의 위험이 높다.

운동 기능(motor function)

평가

- 근육위축가쪽경화증 환자가 일상생활동작을 수행하는 것을 관찰하여 동작의 양상을 평가한다.
- 근육위축가쪽경화증 환자가 새로운 운동 과제를 수행하는 것을 관찰하여 운동 학습 능력을 검사한다(예를 들어, 보조기구의 사용 또는 안전을 위한 새로운 방법을 적용 등).

가능한 소견

- 속상 수축 (특히, 손발에서 근육 연축, 경련 또는 떨림)
- 인지 기능 제한으로 인해 새로운 운동 과제를 학습하는데 어려움

근 수행력(muscle performance)

평가

- 상지 및 하지, 목 근력을 평가한다.

가능한 소견

- 근 위약은 먼쪽에서 몸쪽으로 진행한다.
  - 근육위축가쪽경화증 환자의 60%는 질병의 초기 징후로 이러한 근 위약의 양상을 보인다.[1]
- 물건을 잡기 및 쥐기, 단추 잠그기, 글쓰기 등 섬세 운동 동작의 어려움
- 발끌기 및 발걸려 넘어지는 빈도가 증가
- 목 폄근 위약으로 인해 읽기 또는 쓰기 후에 머리가 무거운 느낌을 초래

통증(pain)

평가

- Ransford 통증 도해(Ransford Pain Drawings)를 시행한다(2장 참조).

가능한 소견

- 일부 근육위축가쪽경화증 환자는 부동, 유착성 관절낭염 및 구축으로 인한 통증(또는 감각이상)을 호소한다.
- 근육위축가쪽경화증 환자는 근 위약과 흔히 동반되는 근경련을 호소한다.

자세(posture)

평가 (2장 참조)

가능한 소견

- 근육위축가쪽경화증 환자는 위약 및 근긴장도의 변화로 인해 자세 변화를 경험할 수 있다.

관절운동범위(range of motion)

평가

- 능동적 및 수동적 관절운동범위를 평가한다.

가능한 소견

- 위약으로 인해 능동적 관절운동범위의 감소
- 부동으로 인한 관절 구축

반사(reflex integrity)

평가

- 위팔두갈래근힘줄, 위팔세갈래근힘줄 및 무릎힘줄, 아킬레스힘줄의 깊은힘줄반사 및 근육의 긴장도
- 자세 반사(정위 반사, 평형 및 보호 반응)

가능한 소견

- 아래운동신경세포 문제로 인한 저반사성 및 근긴장도 감소
- 위운동신경세포 침범으로 인한 경직
- 목 폄근 위약으로 인해 머리를 똑바로 하기 어려움
- 전반적 위약으로 인한 평형 반응의 장애 또는 지연

개인 위생 및 가정 관리 (self-care and home management)

평가 (2장 참조)

가능한 소견

- 후기 근육위축가쪽경화증 환자는 일상생활동작 수행 시 도움 및 개인 위생, 식사시 앉기 위한 보조가 필요할 수 있다.

환기 및 호흡(ventilation and respiration)

평가

- 호흡수, 일회호흡량 및 폐활량
- 호흡근력 (보조 근육 포함)
- 기침
- 야간 및 낮동안 기계적 환기에 대한 반응
- 맥박산소측정기로 혈중 산소 농도 및 혈중 가스에 대해 확인한다.

가능한 소견

근육위축가쪽경화증 환자는

- 일회호흡량 또는 폐활량이 감소할 수 있다.
- 혈중 산소 농도 장애가 있을 수 있다.
- 호흡근 위약이 있을 수 있다.
- 낮은 성량을 지닐 수 있다.
- 기침 능력이 떨어질 수 있다.
- 질환 후기에서 기계적 환기의 도움이 필요할 수 있다.

직장, 사회 및 여가 활동(work, community, and leisure)

평가 (2장 참조)

가능한 소견

- 후기 근육위축가쪽경화증 환자는 이 항목이 불가능할 수 있다.

질병 특이적 검사 및 측정
(Disease-specific tests and measures)

근육위축가쪽경화증 기능적 척도 – 수정판

기능	점수	소견
1. 언어	4 –정상 언어 과정 3 –언어 장애가 관찰됨 2 –반복했을 때 알아들음 1 –언어와 비언어성 의사소통의 혼합 0 –언어가 소실	
2. 침분비	4 –정상 3 –약간이지만, 침 분비가 확실히 증가; 약간 침흘림 동반 가능 2 –중등도의 침 분비 과다; 약간의 침흘림 가능 1 –심한 침 분비 과다가 침흘림과 동반 0 –심한 침흘림; 지속적응로 휴지나 손수건이 필요함	
3. 연하	4 –정상 식이 체질 3 –초기 식이 문제 및 종종 질식 2 –식이 성상의 변화 1 –보조적 경관 식이를 요함 0 – 금식(비경구적 또는 경관으로만 투여)	
4. 글쓰기	4 –정상 3 –느리거나 흘려 씀; 모든 글씨는 알아볼 수는 있음 2 –모든 글씨를 알아볼 수 없음 1 –펜을 잡을 수는 있으나 쓰지는 못함 0 –펜을 잡을 수 없음	

계속

근육위축가쪽경화증 기능적 척도 – 수정판 *(계속)*		
기능	**점수**	**소견**
5a. 음식을 자르고 주방기구를 다룸 (위창냄술을 하지 않은 환자)	4 – 정상 3 – 약간 느리고 어둔하지만 도움은 요하지 않음 2 – 어둔하지만 대부분의 음식을 자를 수 있음; 약간의 도움을 요함 1 – 음식은 다른 사람이 잘라줘야 하지만 천천히 먹을 수는 있음 0 – 먹여줘야 함	
5b. 음식을 자르고 주방기구를 다룸 (위창냄술을 한 환자에 대한 척도)	4 – 정상 3 – 어둔하지만 모든 조작을 스스로 할 수 있음 2 – 닫고 조을 때 약간의 도움을 요함 1 – 보호자를 약간 도울 수 있음 0 – 작업을 전혀 수행할 수 없음	
6. 옷입기 및 위생	4 – 정상 기능 3 – 노력을 들이거나 효율은 떨어지지만 스스로 완전히 개인 위생처리는 가능 2 – 간헐적으로 도움을 요하거나 방법을 대체 1 – 도움을 요함 0 – 완전히 의존적임	
7. 침대에서 돌기 및 침상 정리	4 – 정상 3 – 약간 느리고 어둔하지만 도움은 요하지 않음 2 – 혼자 돌거나 시트를 갈 수 있지만 매우 어려움 1 – 시작할 수는 있지만 돌거나 시트를 혼자 갈 수는 없음 0 – 모든 도움이 필요함	
8. 보행	4 – 정상 3 – 초기 보행 장애 2 – 보조가 있어야 보행 1 – 보행하지는 못하고 기능적인 움직임만 함 0 – 목적이 있는 다리 움직임이 없음	

근육위축가쪽경화증 기능적 척도 – 수정판 *(계속)*		
기능	점수	소견
9. 계단 오르기	4 –정상 3 –느림 2 –경도의 불안정 또는 피로 1 –도움을 요함 0 –할 수 없음	
10. 호흡곤란	4 –없음 3 –보행 시 발생 2 –다음 중 하나이상에서 발생: 식사, 목욕 및 옷입기 (일상생활동작) 1 –안정 시 발생; 앉거나 누울 때 숨쉬기 어려움 0 –심한 곤란; 기계적 호흡 보조를 고려	
11. 앉아숨쉬기	4 –없음 3 –밤에 숨가쁨으로 인해 수면 장애; 항상 두 개 이상의 베개를 사용하지는 않음 2 –잠자기 위해 추가적인 베개를 요함 (두 개 이상) 1 –앉아서만 잘 수 있음 0 –잠을 잘 수 없음	
12. 호흡 부전	4 –없음 3 –2단계 기도 양압기 (BiPAP)을 간헐적으로 사용 2 –야간 동안 BiPAP의 지속적인 사용 1 –낮과 밤동안 BiPAP의 지속적인 사용 0 –기관삽관 또는 기관절개술에 의한 침습적 기계적 환기	

Source: Cedarbaum JM, Stambler N, Malta E. The ALSFRS-R: A revised ALS functional rating scale that incorporates assessments of respiratory function. J Neurol Sci. 1999;169:13-21, with permission.

약제			
적응증	**성분명**	**상품명**	**흔한 부작용**
질병 진행	riluzole	Rilutek	무력증, 오심, 어지럼, 폐기능 감소, 설사
경직	baclofen either orally or intrathecal	Lioresal	졸림, 위약, 어지럼
	tizanidine	Zanaflex	어지럼, 위장관 문제, 구강 건조
통증	tramadol	Ultram	초조, 불안, 헛배부름 및 가스, 변비, 졸림, 어지럼

뇌종양 (Brain Tumor)

기술/개관

뇌종양(BT)은 두 집단의 환자를 주로 침범한다: 0세~15세 소아 및 40세~60세 성인. 뇌종양은 악성 또는 양성일 수 있으며 기능적인 뇌조직을 압박하거나 파괴하여 주로 증상을 초래한다. 증상은 뇌종양의 위치와 직접적으로 연관된다 (특정 뇌병변 증상에 대해서는 156페이지의 뇌졸중 부분 참조).

주의사항(Precautions)

뇌종양 환자가 다음 사항을 보일 경우 검사를 중단하고, 즉시 의사에게 의뢰한다.

- 구토를 동반한 심한 두통 (뇌간 압박 가능)
- 정신 상태 변화
- 근긴장도 변화
- 시각적 변화
- 경련 (뇌종양 환자의 20%~70%에서 발생)[4]
- 발열 (항암치료로 면역계가 억제되어 감염으로 이어질 수 있음)

물리치료적 검사

일반적 고려사항(general considerations)

- 인지 저하의 가능성으로 인해 가족 구성원의 도움을 요할 수 있다.
- 뇌종양 환자는 두통, 성격 변화, 경련 및 국소 신경학적 징후 (병변 부위와 직접적으로 연관됨)를 종종 나타낸다.

병력(history) (2장 참조)

생체 징후(vital signs)

- 혈압, 심박동수, 호흡수 및 체온을 평가한다.

검사 및 측정

산소 용적/지구력(aerobic capacity/endurance)

평가

- 안정 시 및 활동 시, 활동후의 혈압 및 심박동수, 호흡수를 측정한다.
- 가능하면 6분 및 2분 보행 검사와 Borg 운동 자각도 (Borg's Rating of Perceived Exertion)(2장)를 시행하여 측정 및 자각도를 평가한다.

가능한 소견

- 뇌간 침범으로 인한 불안정한 생체 징후(vital signs)
- 지구력 및 운동에 대한 심혈관계, 호흡계 반응이 탈조건화 및 항암치료, 방사선 치료로 인한 대사성 불균형으로 인해 영향을 받을 수 있다.

인체 측정 특징(anthropometric characteristics)

평가

- 체중, 신장 및 체질량지수를 평가한다.

가능한 소견

- 식이 및 연하곤란, 방사선 치료 및 항암치료의 부작용으로 인해 체중 감소

각성, 주의 및 인지(arousal, attention, and cognition)

평가

- 뇌종양 환자가 혼수상태일 경우에는 글라스고 혼수 척도 (4장)
- 뇌종양 환자가 각성상태일 경우에는 간이 의식 상태 검사(MMSE) (2장)

가능한 소견

- 뇌내압력의 증가로 인해 졸림 및 의식 저하를 초래
- 짧은 주의 집중 기간(집중력 문제), 단기 및 장기기억력 문제, 시작 및 추상적 사고 문제 또는 혼돈
- 브로카 실어증 ("표현성" 또는 "운동성" 실어증으로도 불림)
- 베르니케 실어증("수용성" 또는 "감각성" 실어증으로도 불림)
- 불안 또는 우울과 같은 미묘한 성격 변화

보조기구(assistive and adaptive devices)

고려사항

- 운동 영역이 손상된 경우, 보행 보조기구 또는 의자차를 요할 수 있다.

평가 (2장 참조)

순환(circulation)

평가

- 혈압, 심박동수, 부종 및 둘레를 측정한다.

가능한 소견

- 뇌종양 환자는 뇌간 또는 미주신경의 압박으로 인해 특히, 머리를 낮춘 자세에서 혈압 또는 심박동수의 변화를 경험할 수 있다.

뇌 및 말초신경(cranial and peripheral nerve integrity)

평가

- 모든 뇌신경
- 말초 운동 및 감각 신경

가능한 소견

- 뇌하수체 종양 및 뒤통수엽 종양에 의한 유두부종

■ 뇌하수체 종양으로 인한 겹보임 (III번 및 IV번), 양이측반맹 (II번) 또는 얼굴 마비 (V번)
■ 소뇌교각종양으로 인한 청력 소실, 실조, 어지럼, 이명 (VIII번) 또는 얼굴 마비(VII번)
■ 뇌종양이 좌반구를 침범한 경우, 실어증
■ 뇌종양이 마루엽을 침범한 경우, 반대측 사지의 감각 소실, 편마비
■ 항암치료로 유발된 신경병증으로 인한 상지 또는 하지 감각 마비 또는 저림

보행, 이동 및 균형(gait, locomotion, and balance)

평가

■ 롬버그 검사(2장), 기능적 팔 뻗어닿기 검사(2장)로 정적 균형을 평가
■ 일어서서 가기 시간 측정 검사(2장)로 동적 균형을 평가

가능한 소견

■ 뇌종양 환자는 균형 및 보행 문제를 보일 수 있다.

운동 기능(motor function)

평가

■ 뇌종양 환자가 일상생활동작을 수행하는 것을 관찰하여 동작의 양상을 평가한다.
■ 뇌종양 환자가 새로운 운동 과제를 수행하는 것을 관찰한다.
■ 손가락-코 및 발뒤꿈치-정강이 검사로 협응동작을 평가한다.

가능한 소견

■ 뇌종양이 운동 겉질을 침범한 경우에는 비정상적인 공동 동작
■ 실행증
■ 새로운 운동 과제를 학습하기 어려움
■ 뇌종양이 소뇌를 침범한 경우에는 협응동작 문제

근 수행력(muscle performance)

평가 (2장 참조)

가능한 소견

■ 탈조건화 또는 소뇌 침범으로 인한 근 위약
■ 뇌종양이 마루엽을 침범할 경우 편마비
■ 조기 또는 심한 피로

통증(pain)

평가

- 보편적 통증 평가 도구를 시행하여 두통의 정도를 평가한다(2장 참조).
  - 두통이 최근이 발생하였는가?
  - 두통이 최근에 악화되었는가?
  - 두통이 머리의 위치 변화로 악화되는가?

가능한 소견

- 뇌내압력 상승으로 인한 두통, 오심, 구토, 유두부종 또는 국소 신경학적 징후
- 머리를 낮추는 자세에서 두통의 악화

자세(posture)

평가

- 앉은 자세 및 선 자세에서 자세를 평가

가능한 소견

- 근 위약 또는 정위 반사의 장애로 자세 정렬이 잘 안 됨
- 앉거나 설 때의 비대칭성이 특히, 편마비 환자에서 두드러짐 (체중을 주로 건측으로 지지함)

관절운동범위(range of motion)

평가

- 능동적 및 수동적 관절운동범위를 평가한다.

가능한 소견

- 위약으로 인한 능동적 관절운동범위 제한
- 경직으로 인한 수동적 관절운동범위 제한

반사(reflex integrity)

평가

- 위팔두갈래근힘줄, 위팔세갈래근힘줄 및 무릎힘줄, 아킬레스힘줄의 깊은힘줄반사
- 근긴장도
- 바빈스키 징후
- 파악 반사 및 입다시기 반사 (알쯔하이머병의 반사 부분 참조)

- 긴장목반사 (비대칭 긴장목반사 및 대칭성 긴장목반사)
- 정위 반사 (앉은 자세 및 선 자세)
- 평형 반응 (앉은 자세 및 선 자세)
- 보호 신전 반사

가능한 소견

- 뇌종양이 운동 곁질 또는 겉질척수로를 침범한 경우 환측 사지에 과긴장성
- 바빈스키 징후 (위운동신경세포 병변)
- 뇌종양이 중뇌를 침범한 경우, 비대칭 긴장목반사 또는 대칭성 긴장목반사 양성
- 뇌종양이 이마엽을 침범한 경우, 파악 또는 입다시기 반사가 두드러짐
- 정위 반사의 장애
- 평형 반응의 지연 또는 장애
- 보호 신전 반사의 지연 또는 장애

개인 위생 및 가정 관리 (self-care and home management)

평가

- 배변 및 배뇨 조절 체크리스트 (2장)
- 일상생활동작을 평가하기 위한 기능적 독립 지수(FIM) (2장)

가능한 소견

- 침범 부위에 따라 배변 및 배뇨 조절이 어려움
- 일상생활동작 수행시 도움을 요함

감각 상태(sensory integrity)

평가

- 겉질성 감각 기능 (입체 인지 및 피부그림감각)
- 운동감각
- 진동감각
- 고유수용성감각

가능한 소견

- 인체인지불능
- 피부그림감각장애
- 환측 무시
- 시공간 장애
- 실인증
- 진동, 움직임 또는 관절 위치 감각 장애

환기 및 호흡(ventilation and respiration)

평가

- 가로막 및 호흡보조근의 사용을 포함한 호흡 양상을 평가한다.
- 기계적 환자의 필요성을 평가한다.

가능한 소견

뇌종양 환자는:

- 뇌종양이 뇌간에 영향을 미칠 경우, 환기 또는 호흡 장애를 지닐 수 있다.
- 기계적 환기 보조가 필요할 수 있다.

직장, 사회 및 여가 활동(work, community, and leisure)

평가 (2장 참조)

약제

적응증	성분명	상품명	흔한 부작용
경련	carbamazepine	Tegretol	피부 발진, 감기 증상, 쉽게 멍듬, 어지럼, 위약
	phenobarbital	Solfoton	졸림, 어지럼, 두통, 우울, 흥분
	phenytoin	Dilantin	졸림, 잇몸 부종 또는 출혈, 위장관 문제, 식욕 소실, 체중 소실, 혼돈
대뇌압력	steroid drugs–prednisone	Deltasone	두통, 졸림, 수면 문제, 기분 변화
	dexamethasone	Decadron	속쓰림, 두통, 어지럼, 불면증

소뇌변성 (Cerebellar Degeneration)

기술/개관

소뇌 반구의 편측 손상(혈관 폐쇄, 종양 또는 하나 이상의 소뇌각의 백질 탈수초)은 손상된 반구과 같은 측의 신체에 영향을 주는 증상을 초래한다. 중간소뇌병변 또는 다발성 경화증 환자는 실조성 보행과 같은 양측성 증상을 보인다.

물리치료적 검사

일반적 고려사항(general considerations)

- 소뇌변성 환자는 균형 문제를 지니고 있어 검사 시 붙어서 보호하거나 보조를 요한다.

병력(history) (2장 참조)

생체 징후(vital signs)

- 혈압, 심박동수, 호흡수 및 체온을 평가한다.

검사 및 측정

산소 용적/지구력(aerobic capacity/endurance)

평가

- 안정 시 및 활동 시, 활동 후의 혈압 및 심박동수, 호흡수를 측정한다.
- 가능하면 2분 보행 검사를 시행하여 운동 자각도를 평가한다.

가능한 소견

- 소뇌변성 환자는 전신적인 근 위약으로 인해 산소 용적 및 지구력이 감소할 수 있다.

각성, 주의 및 인지(arousal, attention, and cognition)

평가

- 간이 의식 상태 검사(MMSE) (2장 참조)를 시행하여 인지, 단기 및 장기 기억력, 의사소통을 평가한다.

가능한 소견

- 알콜성 소뇌변성 환자는 떨림섬망 (알콜 섭취를 갑자기 줄인 후의 안절부절 못함, 초조, 떨림, 혼돈, 지남력 장애 또는 환각), 치매 또는 단기기억 문제를 나타낼 수 있다.
- 소뇌변성 환자는 구음장애를 보일 수 있다(말이 어둔해짐).

보조기구(assistive and adaptive devices)

고려사항

- 균형 장애로 인해 보행 보조기구를 필요로 할 수 있다.

뇌 및 말초신경(cranial and peripheral nerve integrity)

평가 (2장 참조)

가능한 소견

- 눈떨림
- 베르니케 증후군 (알콜성 소뇌변성 환자가 주로 해당)은 다음의 증상을 동반함:
  - 실조
  - 지남력 장애
  - 치매
  - 가쪽곧은근 위약으로 인한 눈떨림 및 겹보임
- 구음장애 (말이 어둔해짐)

환경, 가정, 직장 장애물(environment, home, and work barriers)

평가 (2장 참조)

보행, 이동 및 균형(gait, locomotion, and balance)

평가

- 롬버그 검사(2장), 기능적 팔 뻗어닿기 검사(2장)로 정적 균형을 평가
- 일어서서 가기 시간 측정 검사(2장)로 동적 균형을 평가
- Tinetti 낙상 효율 척도(Tinetti Falls Efficacy Scale) (2장)로 낙상 위험 평가
- 평지 및 평평하지 않은 지면에서 보행 및 원을 따라 보행하는 것을 관찰한다.

가능한 소견

소뇌변성 환자는

- 정적 및 동적 균형 장애를 지닐 수 있다.
  - 시각 문제 및 불충분한 지지면으로 인해 균형이 악화된다.

- 낙상 병력이 있다.
- 실조성 보행을 보인다.
- 평평하지 않은 지면에서 넘어진다.

관절 상태 및 이동(joint integrity and mobility)

평가 (2장 참조)

가능한 소견

- 소뇌변성 환자의 일부는 관절 과운동성을 지닐 수 있다.

운동 기능(motor function)

평가

- 다음의 상지 및 하지 협응동작 검사를 시행한다.
  - 손가락-코 검사
  - 뒤침 및 엎침 교대로 하기
  - 손가락-검사자 손가락 검사
  - 율동성 손 두드리기
  - 율동성 발 두드리기
- 반동 검사(Rebound test)를 시행한다(2장 참조).
- 소뇌변성 환자가 일상생활동작 및 새로운 운동 과제를 수행하는 것을 관찰한다.

가능한 소견

- 의도 떨림
- 상지 및 하지 협응동작 문제
- 반동 검사 양성
- 상반운동반복장애 (발 두드리기 또는 뒤침, 엎침 시 리듬 간격을 유지하지 못함)
- 겨냥이상 (손가락-코 및 손가락-검사자 손가락 검사에서 표적에 모자라거나 넘어섬)
- 동작 분해 (일상생활동작 수행 시 부드럽게 움직이지 못함)
- 인지 장애로 인해 새로운 운동 과제를 학습하기 어려움

근 수행력(muscle performance)

평가 (2장 참조)

가능한 소견

- 무력증 (전신적 근 위약)
- 하지 또는 몸통 위약으로 인해 바닥이나 의자에서 일어날 때 팔을 지지해야 함.

보조기, 보호기구 및 지지기구 (orthotic, protective, and supportive devices)

평가 (2장 참조)

자세(posture)

평가 (2장 참조)

가능한 소견

소뇌변성 환자는:

- 등뼈옆굽음증 및 이마의 전방 전위가 증가한 채로 앉는다.
- 배 근육 위약으로 인해 과다앞굽음 상태로 앉는다.
- 지지면이 넓은 상태로 선다.

반사(reflex integrity)

평가

- 깊은힘줄반사
- 보호 신전 및 평형 반응
- 정위 반사

가능한 소견

- 저긴장성으로 인한 깊은힘줄반사의 감소
- 정상 정위 반사
- 보호 신전 및 평형 반응의 지연 또는 소실

감각(sensory integrity)

평가

- 고유수용성감각 및 진동감각을 평가한다.

가능한 소견

- 소뇌변성 환자는 고유수용성감각 및 진동감각에 장애가 동반될 수 있어 운동 과제를 수행할 때 시각을 종종 요한다.

환기 및 호흡(ventilation and respiration)

평가 (2장 참조)

가능한 소견

- 비정상적인 근 위약으로 인한 기침능력 저하

약제			
적응증	성분명	상품명	흔한 부작용
알콜성 소뇌변성	thiamine	Thiamine	온열감, 소양증, 위약, 발한

인체면역결핍 바이러스 감염(HIV Infection)

기술/개관

인체면역결핍 바이러스(HIV)/에이즈(AIDS) 환자에서 다수의 중추신경계 기회감염이 발생하며 이들 중 가장 흔한 것이 뇌 톡소플라스마증이다. 효모균성 뇌막염은 에이즈환자에서 가장 흔한 진균 감염이다. 거대세포바이러스성 뇌염은 대개 정신 상태 변화를 초래하며 종종 사망에 이른다.

물리치료적 검사

일반적 고려사항(general considerations)

- 검사 중에는 일반적인 주의사항을 따른다.
- 환자가 치매 징후를 보이면 간단한 명령을 사용한다.

병력(history) (2장 참조)

생체 징후(vital signs)

- 혈압, 심박동수, 호흡수 및 체온을 평가한다.

가능한 소견

- 급성 감염 환자는 발열이 있을 수 있다.

검사 및 측정

산소 용적/지구력(aerobic capacity/endurance)

평가

- 안정 시 및 활동 시, 활동 후의 혈압 및 심박동수, 호흡수를 측정한다.
- 가능하면, 2분 및 6분 보행 검사를 시행하여 운동 자각도를 평가한다.

가능한 소견

인체면역결핍 바이러스/에이즈 환자는:

- 운동 및 자세 변화에 대해 비정상적인 혈압 반응을 보일 수 있다.
- 쉽게 피로할 수 있다.

인체 측정 특징(anthropometric characteristics)

평가

- 체중, 신장 및 체질량지수를 평가한다.

가능한 소견

- 인체면역결핍 바이러스/에이즈 환자는 체중 감소를 경험할 수 있다.

각성, 주의 및 인지(arousal, attention, and cognition)

평가

- 인체면역결핍 바이러스/에이즈 환자가 혼수상태일 경우에는 글라스고 혼수 척도 (4장 참조)
- 인체면역결핍 바이러스/에이즈 환자가 각성상태일 경우에는 간이 의식 상태 검사 (MMSE) (2장 참조)

가능한 소견

- 혼수
- 혼돈 또는 지남력 장애
- 치매, 기억상실 또는 섬망
- 언어 장애

보조기구(assistive and adaptive devices)

평가

- 일상생활동작 수행 시 보조기구의 필요성을 결정한다.
- 보조기구가 잘 맞는지 및 정렬 상태를 평가한다.

가능한 소견

- 인체면역결핍 바이러스/에이즈 환자는 일상생활동작을 수행할 때 보조기구 (예; 의자차 등)를 필요로 할 수 있다.

순환(circulation)

평가

- 안정 시 및 활동 시, 활동 후의 혈압 및 심박동수, 호흡수를 측정한다.
- 부종 단계 척도(2장)을 시행하여 부종을 평가한다.

가능한 소견

- 인체면역결핍 바이러스/에이즈 환자는 자율신경계 침범으로 인해 안정 시 빠른맥을 지닐 수 있다.

뇌 및 말초신경(cranial and peripheral nerve integrity)

평가 (2장 참조)

가능한 소견

- 광선공포증
- 시각 장애(거대세포바이러스 감염에서 시력 장애)
- 실어증
- 근 위약

환경, 가정, 직장 장애물(environment, home, and work barriers)

평가 (2장 참조)

보행, 이동 및 균형(gait, locomotion, and balance)

평가

- 롬버그 검사(2장), 기능적 팔 뻗어닿기 검사(2장)로 정적 균형을 평가
- Berg 균형 척도(2장)로 동적 균형을 평가
- 평지 및 평평하지 않은 지면, 계단에서의 보행을 관찰한다.

가능한 소견

- 정적 또는 동적 균형 저하
- 실조성 보행
- 평평하지 않은 지면 및 계단에서 보행의 어려움

피부 상태(Integumentary integrity)

평가 (2장 참조)

가능한 소견

- 인체면역결핍 바이러스/에이즈 환자는 카포시육종을 지낼 수 있다.

운동 기능(motor function)

- 인체면역결핍 바이러스/에이즈 환자가 일상생활동작 및 새로운 운동 과제를 수행하는 것을 관찰한다.

가능한 소견

- 인체면역결핍 바이러스/에이즈 환자는 치매로 인해 새로운 운동 과제를 학습하는데 어려움을 보일 수 있다.

근 수행력(muscle performance)

평가 (2장 참조)

가능한 소견

- 탈조건화로 인한 위약
- 편마비

통증(pain)

평가

- 보편적 통증 평가 도구(Universal Pain Assessment Tool)(2장) 또는 Ransford 통증 도해(Ransford Pain Drawings)를 시행한다(2장).

가능한 소견

- 뇌막염으로 인한 두통
- 거대세포바이러스 감염으로 인한 근육 또는 관절 통증

자세(posture)

평가 (2장 참조)

가능한 소견

- 인체면역결핍 바이러스/에이즈 환자는 실조성 보행 패턴의 일부로 지지면이 넓게 선다.

관절운동범위(range of motion)

평가 (2장 참조)

가능한 소견

- 위약으로 인한 능동적 관절운동범위 제한
- 경직으로 인한 수동적 관절운동범위 제한

반사(reflex integrity)

평가

- 근긴장도
- 깊은힘줄반사
- 자세 반사 (정위, 평형 및 보호 신전 반응)
- 병적 반사 (바빈스키 징후)

가능한 소견

■ 위운동신경세포 침범으로 인한 과긴장성 및 깊은힘줄반사의 증가
■ 정위, 평형 및 보호 신전 및 평형 반응의 지연 또는 소실
■ 바빈스키 징후 양성

개인 위생 및 가정 관리(self-care and home management)

평가 (2장 참조)

가능한 소견

인체면역결핍 바이러스/에이즈 환자는:

■ 치매 또는 전반적인 위약으로 인해 일상생활동작 수행 시 도움을 요할 수 있다.
■ 배변 및 배뇨 조절에 어려움이 있을 수 있다.

감각(sensory integrity)

고려사항

■ 치매로 인해 평가가 어려울 수 있다.

평가

■ 입체감각
■ 관절위치 감각
■ 운동감각 (움직임 감각)

가능한 소견

■ 중추신경이 침범된 인체면역결핍 바이러스/에이즈 환자는 입체감각, 운동감각 및 관절위치 감각에 장애가 있을 수 있다.

환기 및 호흡(ventilation and respiration)

평가 (2장 참조)

가능한 소견

■ 후기 에이즈 환자는 폐용적이 제한될 수 있고, 운동 후에 호흡기 반응에 장애가 동반될 수 있다.

직장, 사회 및 여가활동(work, community, and leisure)

평가 (2장 참조)

약제[2]			
적응증	성분명	상품명	흔한 부작용
인체면역결핍 바이러스/에이즈 (고활성 항바이러스 치료; HAART)[2]	abacavir	Ziagen	발열, 피로, 위장관 문제
	atazanavir	Reyataz	고혈당, 두통, 설사
	didanosine	ddl, Videx, Videx EC	속쓰림, 설사, 말초 신경병증, 췌장염
	efavirenz	Sustiva, Stocrin	위장관 문제, 졸림, 어지럼
	emtricitabine	Emitriva, FTC	두통, 설사, 피부색 변화
	fosamprenavir	Lexiva, Telzir	고혈당, 설사, 속쓰림, 두통
	lamivudine	3TC, Epivir	설사, 두통, 피로, 오한
	lopinavir	Kaletra (lopinavir+ ritonavir)	설사,위약, 가슴쓰림
	nevirapine	Viramune	두통, 설사
	ritonavir	Norvir	오심, 구토, 위약, 설사
인체면역결핍 바이러스/에이즈 (HIV/AIDS)	zidovudine	AZT, Retrovir	두통, 발열, 오심, 근병증, 중성구감소증

약제[2] (계속)

적응증	성분명	상품명	흔한 부작용
거대세포 바이러스성 뇌염	ganciclovir	Ganciclovir, Cytovene	속쓰림, 구토, 가스, 변비
	foscarnet	Foscavir	저칼슘혈증, 저마그네슘혈증, 고인산혈증, 신장 장애
효모균성 뇌막염	항진균제 – amphotericin B	Fungizone	발열, 오한, 호흡 장애, 심박동 변화
톡소 플라스마증	sulfadiazine	Sulfadiazine	설사, 속쓰림, 어지럼
	pyrimethamine	Daraprim	오심, 속쓰림, 식욕 소실

헌팅톤병/헌팅톤 무도증 (Huntington's disease/Huntington's chorea)

기술/개관

헌팅톤병(Huntington's Disease; HD)은 상염색체 우성 패턴으로 유전되는 만성 퇴행성 중추신경계 질환으로 35세~42세에 종종 발현한다. 헌팅톤병의 증상으로는 무도증(손과 얼굴의 근육), 강직, 운동완만증, 이상긴장증, 어둔함, 만지작거림, 행동 이상(성격 변화, 우울 및 정신병) 및 치매가 있다.[3]

물리치료적 검사

일반적 고려사항(general considerations)

- 치매의 징후를 보일 경우, 간단한 명령을 사용한다.
- 가족 구성원의 도움을 필요로 할 수 있다.

병력(history) (2장 참조)

생체 징후(vital signs)

- 혈압, 심박동수, 호흡수 및 체온을 평가한다.

검사 및 측정

산소 용적/지구력(aerobic capacity/endurance)

평가

- 안정 시 및 활동 시, 활동 후의 혈압 및 심박동수, 호흡수를 측정한다.
- 가능하면 2분 및 6분 보행 검사를 시행하여 운동 자각도를 평가한다.

인체 측정 특징(anthropometric characteristics)

평가

- 체중, 신장 및 체질량지수를 평가한다.

가능한 소견

- 헌팅톤병 환자는 식이 및 연하곤란, 무도증으로 인해 체중 소실을 경험할 수 있다.

각성, 주의 및 인지(arousal, attention, and cognition)

평가

- 가능하면 간이 의식 상태 검사 (MMSE)(2장)를 시행하여 인지, 단기 및 장기기억력, 의사소통을 평가한다.

가능한 소견

헌팅톤병 환자는 다음을 보일 수 있다:

- 주의 집중 기간 감소, 단기 기억력 소실 또는 사고 체계화의 어려움
- 치매
- 감정적 변화(초조, 불안, 공격적인 표현, 우울, 기분 변화 또는 사회적 위축)
- 정신병

순환(circulation)

평가

- 안정 시 및 활동 시, 활동 후의 혈압 및 심박동수를 측정한다.

뇌 및 말초신경(cranial and peripheral nerve integrity)

평가 (2장 참조)

가능한 소견

- 급속눈운동의 장애 (saccades)
- 구음장애 (말이 어눌해짐)
- 말을 주저하거나 멈춤
- 연하곤란 (삼킴 장애)
- 얼굴 근육의 무도증 (얼굴을 찡그림)

환경, 가정, 직장 장애물(environment, home, and work barriers)

평가 (2장 참조)

보행, 이동 및 균형(gait, locomotion, and balance)

평가

- 롬버그 검사(2장), 기능적 팔 뻗어닿기 검사(2장)로 정적 균형을 평가
- 일어서서 가기 시간 측정 검사(2장)로 동적 균형을 평가
- Tinetti 낙상 효율 척도 (Tinetti Falls Efficacy Scale)로 낙상 위험 평가
- 평지 및 요철이 있는 지면에서의 보행 및 원을 따라 보행하는 것을 관찰한다.

가능한 소견

- 정적 또는 동적 균형이 심하게 손상됨
- 보행 장애 (지지면이 넓음)
- 자주 넘어짐
- 낙상의 두려움

운동 기능(motor function)

평가

- 헌팅톤병 환자가 일상생활동작 및 새로운 운동 과제를 학습하는 것을 관찰한다.
- 다음의 상지 및 하지 협응동작 검사를 시행한다(2장 참조):
    - 손가락-코 검사
    - 손가락-검사자 손가락 검사
    - 뒤침 및 엎침 교대로 하기
    - 발뒤꿈치-정강이 검사
    - 율동성 발 두드리기

가능한 소견

- 손과 얼굴 근육의 무도증
- 운동완만증
- 손가락 및 손의 기민함 소실
- 새로운 운동 과제를 학습하기 어려움
- 상지 및 하지 협응동작 문제

근 수행력(muscle performance)

평가 (2장 참조)

가능한 소견

- 헌팅톤병 환자는 탈조건화로 인해 위약을 경험할 수 있다.

관절운동범위(range of motion)

평가

- 능동적 및 수동적 관절운동범위를 평가한다.

가능한 소견

- 헌팅톤병 환자는 강직으로 인한 수동적 관절운동범위가 제한될 수 있다.

반사(reflex integrity)

평가

- 근긴장도
- 깊은힘줄반사
- 자세 반사 (정위, 보호 신전 및 평형 반응)

가능한 소견

- 강직
- 깊은힘줄반사 증가
- 이상긴장증
- 평형 및 보호 신전 반응의 지연 또는 소실

개인 위생 및 가정 관리(self-care and home management)

평가 (2장 참조)

가능한 소견

- 후기 헌팅톤병 환자는 일상생활동작 수행에 의존적이 될 수 있다.

감각 상태(sensory integrity)

평가 (2장 참조)

직장, 사회 및 여가 활동(work, community, and leisure)

평가 (2장 참조)

약제			
적응증	**성분명**	**상품명**	**흔한 부작용**
무도증	도파민수용체 길항제 – haloperidol	Haldol	졸림, 구강 건조, 변비, 안절부절 못함, 두통, 체중 증가
	chlorpromazine	Thorazine	구강 건조, 졸림
	신경말단에서 도파민을 제거하는 약제 – reserpine	Harmonyl	어지럼, 식욕 소실, 속쓰림, 설사
	tetrabenazine	Nitoman	우울, 동작이 느려짐, 졸림, 위장관 문제, 저혈압
정신 증상 (공격성 및 초조)	haloperidol	Haldol	졸림, 구강 건조, 변비, 안절부절 못함, 두통, 체중 증가
	quetiapine	Seroquel	졸림, 통증, 어지럼, 위약, 구강 건조
	olanzapine	Zyprexa	졸림, 어지럼, 이상 행동, 안절부절못함, 우울

계속

약제			
적응증	**성분명**	**상품명**	**흔한 부작용**
우울 및 강박행동	fluoxetine	Prozac, Sarafem	신경과민, 오심, 구강 건조
	sertraline	Zoloft	오심, 설사, 변비, 구강 건조
	nortriptyline	Aventyl, Pamelor	오심, 졸림, 위약, 불안

라임병 (Lyme Disease)

기술/개관

라임병(LD)은 *보렐리아 부르그도페리(borrelia burgdorferi)*라는 스피로헤타(spirochete)에 의한 전신 감염으로 유발되는 진드기 매개 질환이다.
치료받지 않은 라임병 환자의 5%에서 감염 수개월에서 수년 후에 만성 신경학적 증상을 나타낸다.[4] 만성 신경학적 증상은 다음과 같다:

- 뇌 기능이상으로 인한 기억 소실
- 뇌신경 손상
- 뇌 및 척수 염증 또는 뇌막염
- 각막 염증으로 시야 장애 및 안구통
- 말초신경염증을 동반하며 급속하게 진행되는 운동신경 마비

물리치료적 검사

일반적 고려사항(general considerations)

- 라임병 환자는 치매를 겪을 수 있어 간단한 단어의 사용 및 지시, 가족 구성원의 도움을 요한다.

병력(history) (2장 참조)

- 최근 실외 활동 및 진드기 접촉의 가능성을 묻는다.

생체 징후(vital signs)

■ 혈압, 심박동수, 호흡수 및 체온을 평가한다.

검사 및 측정

산소 용적/지구력(aerobic capacity/endurance)

평가

■ 안정 시 및 활동 시, 활동 후의 혈압 및 심박동수, 호흡수를 측정한다.
■ 가능하면 2분 및 6분 보행 검사를 시행하여 운동 자각도를 평가한다.

가능한 소견

■ 라임병 환자는 심장 문제 및 운동에 대한 심장 반응의 이상으로 산소 용적 및 지구력 문제를 보일 수 있다.

각성, 주의 및 인지(arousal, attention, and cognition)

평가

■ 급성 중추신경계 감염(뇌척수염, 뇌병증 및 수막염 환자)에서는 글라스고 혼수 척도 (Glasgow Coma Scale) (4장)을 시행한다.
■ 가능하다면 간이 의식 상태 검사 (MMSE) (2장)을 시행하여 인지, 단기 및 장기 기억력, 의사소통을 평가한다.

가능한 소견

■ 집중의 어려움
■ 치매
■ 단기 및 장기 기억력 문제
■ 기분 변화

보조기구(assistive and adaptive devices)

평가 (2장 참조)

순환(circulation)

평가

■ 안정 시 및 활동 시, 활동 후의 혈압 및 심박동수(특히, 심박동수)를 측정한다.
■ 신체 둘레 및 부종 단계 척도 (2장)을 시행하여 부종을 평가한다.

가능한 소견

■ 라임병 환자는 전도 장애로 인해 부정맥이 생길 수 있다.

뇌 및 말초신경(cranial and peripheral nerve integrity)

평가 (2장 참조)

가능한 소견

- 겹보임 (III번, IV번, VI번)
- 얼굴감각마비 (V번)
- 편측 또는 양측성 얼굴마비 (VII번)
- 청력 소실 또는 어지럼 (VIII번)
- 연하곤란 또는 애성 (IX번, X번)
- 구음장애 (말이 어눌해짐) (XI번, XII번)
- 경부 근육 위약 (XII번)
- 말초 운동 및 감각신경병증 (작열감, 이상감각 및 위약)

환경, 가정, 직장 장애물 (environment, home, and work barriers)

평가 (2장 참조)

보행, 이동 및 균형(gait, locomotion, and balance)

평가

- 롬버그 검사(2장), 기능적 팔 뻗어닿기 검사(2장)로 정적 균형을 평가
- 일어서서 가기 시간 측정 검사(2장)로 동적 균형을 평가
- 주위에 장애물이 없는 상태 및 장애물이 있는 상태, 계단에서의 보행을 관찰한다.

가능한 소견

- 안뜰신경침범 및 근 위약으로 인한 균형 문제
- 근 위약 및 관절염으로 인한 보행 장애

관절 및 이동성(joint integrity and mobility)

평가

- 관절 주위 연부조직의 부종 및 압통을 검사한다.
- 관절 움직임 및 이동성을 평가한다.

가능한 소견

- 치료하지 않는 경우 라임병 환자의 80%에서 관절염이 발생한다(무릎 및 턱관절에서 가장 흔함).[4]

운동 기능(motor function)

평가 (2장 참조)

가능한 소견

- 라임병 환자는 뇌척수염, 뇌병증 및 수막염으로 인한 중추신경계 침범으로 실조, 무도증 및 편마비를 보일 수 있다.

근 수행력(muscle performance)

평가

- 말초신경 지배 패턴에 따른 근력 평가 (2장)
- 지구력

가능한 소견

- 국소적 또는 광범위 위약 (예; 팔신경얼기 또는 허리엉치신경얼기병증 등)
- 길랑-바레 증후군과 유사한 진행성 위약 (먼쪽에서 몸쪽으로)
- 지구력 감소

보조기, 보호기구 및 지지기구 (orthotic, protective, and supportive devices)

평가 (2장 참조)

통증(pain)

평가

- Ransford 통증 도해 (Ransford Pain Drawings)를 시행한다(2장).

가능한 소견

- 라임병 환자는 말초신경패턴을 따라서 작열감, 이상감각, 감각마비 및 통증을 호소할 수 있다.

자세(posture)

평가 (2장 참조)

가능한 소견

- 라임병 환자는 안뜰, 등쪽기둥 또는 소뇌 침범으로 인한 실조성 보행의 일부로 지지면이 넓은 상태로 설 수 있다.

관절운동범위(range of motion)

평가

- 능동적 및 수동적 관절운동범위를 평가한다.

가능한 소견

- 라임병 환자는 관절염으로 인해 능동적 및 수동적 관절운동범위가 제한될 수 있다.

반사(reflex integrity)

평가

- 위팔두갈래근힘줄, 위팔세갈래근힘줄 및 무릎힘줄, 아킬레스힘줄의 깊은힘줄반사
- 자세 반사 (정위 반사, 보호 신전 및 평형 반응)

가능한 소견

- 말초신경 또는 소뇌 침범으로 인해 깊은힘줄반사가 감소
- 위운동신경세포 침범으로 인해 바빈스키 징후 또는 깊은힘줄반사 증가
- 정위, 평형 또는 보호 반응의 지연, 장애 또는 소실

개인 위생 및 가정 관리 (self-care and home management)

평가

- 기능적 독립 지수(FIM)(2장)를 시행하여 일상생활동작을 평가한다.

가능한 소견

- 라임병 및 중추신경계 침범된 환자는 일상생활동작 수행 시 도움을 요할 수 있다.

감각 상태(sensory integrity)

평가 (2장 참조)

직장, 사회 및 여가 활동(work, community, and leisure)

평가 (2장 참조)

약제			
적응증	**성분명**	**상품명**	**흔한 부작용**
초기 감염	항생제 - doxycycline	Doryx, Vibramycin	설사, 항문 및 질 소양증, 구강 통증
	amoxicillin	Amoxil, Trimox	속쓰림, 구토, 설사
급성 및 후기 신경학적 증상	ceftriaxone (intravenous)	Rocephin	설사, 위통, 속쓰림, 구토
관절 및 근육 통증	NSAID-aspirin	Aspirin	위궤양, 오심, 이명
	NSAID-ibuprofen	Motrin, Nuprin, Advil	위장관 문제, 어지럼, 수분 저류

다발성 경화증(Multiple sclerosis)

기술/개관

다발성 경화증(MS)은 네 가지 종류가 있다:

재발-완화성 다발성 경화증(급성 발작 후 회복되며 발작 사이에는 안정적임; 가장 흔한 종류); **이차 진행성 다발성 경화증**(이전에 재발-완화성 다발성 경화증을 지니던 환자에서 급성 발작의 유무와는 무관하게 점차 신경학적으로 악화됨); **일차 진행성 다발성 경화증**(발병 이후 점진적, 거의 지속적으로 신경학적 악화); **진행-재발성 다발성 경화증**(발병 이후 점차 신경학적으로 악화되며 재발을 동반함).[5]

물리치료적 검사

일반적 고려사항(general considerations)

- 피로를 피하기 위해 검사 속도를 조절
- 인지 기능 변화 및 기분 전환을 위해 검사 도중에 필요한 경우, 간단한 단어 및 지시를 사용함
- 검사실을 시원하고 건조하게 유지함(열과 습기는 피로를 악화시킬 수 있음)

병력(history) (2장 참조)

생체 징후(vital signs)

- 혈압, 심박동수, 호흡수 및 체온을 평가한다.

검사 및 측정

산소 용적/지구력(aerobic capacity/endurance)

평가

- 안정 시 및 활동 시, 활동 후의 혈압 및 심박동수, 호흡수를 측정한다.
- 가능하면 2분 및 6분 보행 검사와 Borg 운동 자각도 (Borg's Rating of Perceived Exertion)(2장)를 시행하여 운동 자각도를 평가한다.

가능한 소견

- 운동 중에 심혈관 자율신경기능이상으로 인해 심장촉진 및 혈압 강하를 초래할 수 있음
- 피로는 오후 늦게 또는 격렬한 활동 이후에 발생할 수 있다.

각성, 주의 및 인지(arousal, attention, and cognition)

평가

- 가능하면 간이 의식 상태 검사(MMSE)(2장)를 시행하여 인지, 단기 및 장기 기억력, 의사소통을 평가한다.

가능한 소견

- 주의력 및 집중력 감소
- 단기기억력 및 회상 문제
- 추상적 사고, 문제 해결 능력 및 판단력 감소
- 정보처리능력이 느려짐
- 동기부여 감소
- 시공간 지각능력 감소
- 구음장애 (말이 어눌해짐)
- 언어적 유창성 감소
- 발성장애
- 진행성 질환의 특성 및 이에 대한 대처 능력 소실로 인한 우울증
- 감정적 변화
- 가성연수 감정 변화 (조절되지 않는 웃음 또는 울음)
- 부적절한 행동 (예; 성적 조절억제 등)

보조기구(assistive and adaptive devices)

고려사항

다발성 경화증 환자는 다음을 요할 수 있다:

- 보행 보조 기구 (목발, 워커 또는 의자차)
- 일상생활동작 수행을 위한 보조기구

평가 (2장 참조)

순환(circulation)

평가

- 안정 시 및 활동 시, 활동 후의 혈압 및 심박동수를 누운자세, 앉은자세 및 선 자세에서 측정한다.

가능한 소견

- 운동 중에 심혈관 자율신경기능이상으로 인해 심장촉진 및 혈압 강하를 초래할 수 있음
- 체위성 저혈압

뇌 및 말초신경(cranial and peripheral nerve integrity)

평가

- 모든 뇌신경
- 먼쪽에서 몸쪽까지의 모든 말초신경

가능한 소견

- 시신경염 또는 시각 문제 (겹보임, 침침한 시야, 색깔 지각력 감소, 간헐적 섬광) (II번)
- 다음의 안구운동 증후군 (III번, IV번, VI번)
  - 원활추종 및 급속눈운동 장애
  - 눈떨림
  - 눈겨냥이상 (목표 지점을 넘어섬)
  - 신경핵사이눈근육마비 (한쪽 눈은 벌림성 눈떨림을 보일 때 다른 눈은 모으지 못함)
- 얼굴 마비 및 삼차신경통 (V번)
- 얼굴 마비 (VII번)
- 어지럼, 현기증 또는 청력 소실 (VIII번)
- 연하곤란 (IX번, X번)
- 감각마비 또는 통증, 온도 감각 저하가 장갑-스타킹 양상으로 분포

환경, 가정, 직장 장애물 (environment, home, and work barriers)

평가 (2장 참조)

보행, 이동 및 균형(gait, locomotion, and balance)

평가

- 롬버그 검사(2장), 기능적 팔 뻗어닿기 검사(2장)로 정적 균형을 평가
- 일어서서 가기 시간 측정 검사(2장) 또는 Berg 균형 척도(2장)으로 동적 균형을 평가
- 평지에서의 보행을 관찰하고, 가능하다면 2분 보행을 시행하여 운동 자각도를 평가한다(2장).

가능한 소견

- 정적 및 동적 균형의 장애
- 실조성 보행
- 하지 경직 또는 위약으로 인해 유각기 동안 발을 떼는데 어려움

피부 상태(Integumentary integrity)

고려사항

- 배변 및 배뇨 조절 문제 및 이동 제한이 있는 환자는 피부 발진 또는 궤양 발병 위험이 높으므로 피부를 매일 확인해야 한다.

평가 (2장 참조)

관절 및 이동성(joint integrity and mobility)

평가 (2장 참조)

가능한 소견

- 다발성 경화증 환자는 경직으로 인해 관절 움직임에 제한이 있을 수 있다.

운동 기능(motor function)

평가

- 손가락-코 검사
- 손가락-검사자 손가락 검사
- 발뒤꿈치-정강이 검사
- 다발성 경화증 환자가 새로운 운동 과제를 학습하는 것을 관찰한다.

가능한 소견

- 겨냥이상 (표적에 모자라거나 넘어섬; 상지에서 더욱 두드러짐)
- 새로운 운동 과제를 수행하는데 어려움

근 수행력(muscle performance)

평가 (2장 참조)

가능한 소견

다발성 경화증 환자는:

- 위약 또는 경직으로 인해 단마비, 단불완전마비, 편마비, 편불완전마비, 하지불완전마비, 하지마비, 사지불완전마비, 사지마비를 보일 수 있다.
- 쉽게 피로할 수 있다
  - 정상적인 피로보다 훨씬 심함
  - 빨리 갑작스럽게 옴
  - 매일 발생하며 하루중 시간이 지날수록 악화됨
  - 열과 습기에 의해 악화되는 경향이 있음

보조기, 보호기구 및 지지기구 (orthotic, protective, and supportive devices)

평가 (2장 참조)

통증(pain)

평가

- Ransford 통증 도해 (Ransford Pain Drawings)를 시행한다(2장 참조).

가능한 소견

- 이상감각
- 삼차신경통, 비정형 얼굴 통증 또는 두통
- 감각마비 또는 통증, 온도 감각의 장갑-스타킹 양상 분포로 저하
- Lhermitte' s 징후 (전기 쇼크, 진통 또는 이상감각이 등을 타고 내려가 상지 및 하지로 전이되며 대개 목의 굽힘으로 인해 발생함)
- 경직 또는 위약을 보상하기 위한 근골격계 통증

자세(posture)

평가 (2장 참조)

가능한 소견

- 다발성 경화증 환자는 위약으로 인해 직립 자세를 유지하기 어려울 수 있다.

관절운동범위(range of motion)

평가

- 능동적 및 수동적 관절운동범위를 측정한다.

가능한 소견

- 다발성 경화증 환자는 경직으로 인해 능동적 및 수동적 관절운동범위 제한을 보일 수 있다.

반사(reflex integrity)

평가

- 근긴장도
- 깊은힘줄반사 (위팔두갈래근힘줄, 위팔세갈래근힘줄 및 무릎힘줄, 아킬레스힘줄)
- 자세 반사 (정위 반사, 평형 및 보호 신전 반응)

가능한 소견

- 위운동신경세포 침범으로 인한 경직
- 간대성 경련
- 위운동신경세포 침범으로 인한 깊은힘줄반사의 증가
- 소뇌침범으로 인한 깊은힘줄반사의 감소
- 바빈스키 징후
- 평형 및 보호 신전 반응의 지연 또는 장애

개인 위생 및 가정 관리(self-care and home management)

평가

- 배변 및 배뇨 체크리스트 (2장)
- 일상생활동작 수행을 평가하기 위한 Kurtzke 확장된 장애 상태 척도 및 확장된 장애 상태 척도(Expanded Disability Status Scale) (http://www.fadavis.com.davisplus.com)

가능한 소견

- 변비
- 경직, 이완 또는 조임근협동장애 등의 방광 문제 (야간 빈뇨, 절박뇨, 주저함 또는 실금)
  - 배뇨는 남성 보다 여성 다발성 경화증 환자에서 일반적으로 문제가 된다.[5]
- 성적 문제는 다음을 포함한다.
  - 생식기 부위 감각 저하
  - 오르가즘 달성 실패
  - 성욕 소실
  - 발기 기능 부전
  - 질의 건조
- 후기에서의 일상생활동작 의존성

감각 상태(sensory integrity)

평가

- 고유수용성감각 및 진동감각을 평가한다.

가능한 소견

- 감각성 실조 (하지의 고유수용성감각 장애)
- 진동감각의 불완전 소실

직장, 사회 및 여가 활동(work, community, and leisure)

평가 (2장 참조)

약제

적응증	성분명	상품명	흔한 부작용
질병 진행	interferon beta-1a	Avonex	감기 증상(발열, 오한, 발한, 근육통, 피로)
	interferon beta-1a	Rebif	감기 증상
	interferon beta-1b	Betaseron	감기 증상

계속

약제 (계속)			
적응증	**성분명**	**상품명**	**흔한 부작용**
	glatiramer acetate	Copaxone	소양증, 오심, 속쓰림, 위약, 가슴통증 또는 관절통
	mitoxantrone	Novantrone	면역 억제, 심근 손상
급성 악화	methylpred-nisolone (intravenous)	Solu-Medrol	수분 저류, 면역 억제, 기분 변화
우울	선택적 세로토닌 재흡수 억제제 (SSRIs)-fluoxetine	Prozac	오심, 수면 장애, 졸림, 불안, 위약
	paroxetine	Paxil	기분 변화, 불안, 공황발작, 수면 장애, 초조
	sertraline	Zoloft	복통, 초조, 불안, 변비, 성욕 감소
경직	경구 또는 경질막내	Lioresal	졸림, 위약, 어지럼
	dantrolene sodium	Dantrium	위약, 졸림, 어지럼
	diazepam	Valium	졸림, 인지 저하, 피로, 실조

약제			
적응증	**성분명**	**상품명**	**흔한 부작용**
남성 성기능 장애	tadalafil	Cialis	두통, 속쓰림, 코막힘, 홍조
	vardenafil	Levitra	두통, 홍조, 코막힘, 혈압 강하
	sildenafil	Viagra	두통, 홍조, 가슴통증, 시력 변화
배뇨 기능 장애	propantheline	Pro-Banthine	구강 건조, 어지럼, 졸림
	oxybutinin	Ditropan, Ditropan XL	구강 건조, 어지럼, 변비
	tolteridine	Detrol	구강 건조, 복통, 변비

파킨슨병 (Parkinsons' Disease)

기술/개관

파킨슨병(PD)은 가장 흔한 피라미드바깥길(추체외로, extra-pyramidal) 운동질환으로 사지 한 부위의 안정 시 떨림으로 대개 시작해서 일련의 진행성 신경학적 징후를 특징으로 한다. 파킨슨병의 다른 주요 신경학적 징후로는 수레바퀴 강직, 운동완만증 및 자세 반사 장애가 있다.[6]

주의 사항

기립성 저혈압 (후기 파킨슨병에서 발생)		
증상	가능한 원인	처치
• 체위 변경에 따른 혈압 강하 (예; 누운자세에서 앉은자세로 또는 앉은자세에서 선 자세로)	• 약물 부작용 • 자율신경기능 이상	• 기대 앉거나 눕도록 함 • 혈압을 주시함

물리치료적 검사

일반적 고려사항(general considerations)

파킨슨병 환자는

- 운동에 대한 심장 및 호흡기의 반응에 영향을 미치는 자율신경기능 이상을 종종 보인다.
- 균형 및 평형 반응 장애로 인해 종종 넘어질 수 있다.
- 우울할 수 있다.
- 검사 중 저혈압에 대해 자주 혈압을 주시해야 한다.

병력(history) (2장 참조)

생체 징후(vital signs)

- 혈압, 심박동수, 호흡수 및 체온을 평가한다.

검사 및 측정

산소 용적/지구력(aerobic capacity/endurance)

평가

- 안정 시 및 활동 시, 활동 후의 혈압 및 심박동수, 호흡수를 측정한다.
- 가능하면 2분 및 6분 보행 검사 및 Borg 운동 자각도 (Borg's Rating of Perceived Exertion)(2장)를 시행하여 운동 자각도를 평가한다.

가능한 소견

■ 안정 시 저혈압
■ 운동에 대한 심장 및 호흡기 반응 장애
■ 지구력 감소

인체 측정 특징(anthropometric characteristics)

평가

■ 체중, 신장 및 체질량지수를 평가한다.

가능한 소견

■ 체중 감소

각성, 주의 및 인지(arousal, attention, and cognition)

평가

■ 간이 의식 상태 검사(MMSE) (2장)을 시행하여 인지, 단기 및 장기 기억력, 의사소통을 평가한다.

가능한 소견

■ 후기 치매
■ 우울증
■ 구음장애 (말이 어눌해짐) 및 발성부전 (성량 감소)
■ 작은글씨증

보조기구(assistive and adaptive devices)

주의사항

■ 균형 저하로 인해 표준형 워커는 권고되지 않는다(환자가 워커를 들면서 뒤로 넘어질 수 있기 때문).

평가 (2장 참조)

순환(circulation)

평가

■ 혈압 및 심박동수를 측정한다.

가능한 소견

■ 안정 시 저혈압
■ 운동에 대한 심장 반응 저하
■ 기립성 저혈압

뇌 및 말초신경(cranial and peripheral nerve integrity)

평가 (2장 참조)

가능한 소견

- 얼굴 신경 침범에 의한 것이 아닌 "가면양 얼굴"
- 연하곤란 (삼킴 곤란) (IX번, XI번)
- 구음장애 (말이 어눌해짐) (IX번, XI번, XII번)
- 자율신경기능이상으로 인한 침흘리기 (침의 과도한 분비 증가)

환경, 가정, 직장 장애물 (environment, home, and work barriers)

평가 *(2장 참조)*

보행, 이동 및 균형(gait, locomotion, and balance)

평가

- 롬버그 검사(Romberg Test)(2장), 기능적 팔 뻗어닿기 검사(Functional Reach Test)(2장), 다방향 뻗어닿기 검사(Multidirectional Reach Test) (2장)로 진행된 환자의 정적 균형을 평가; 후기 파킨슨병 환자에서 가장 적합
- 일어서서 가기 시간 측정 검사(Timed Get up and Go Test)(2장) 및 Berg 균형 척도(Berg Balance Scale)(2장)로 동적 균형을 평가; 조기 및 중기 파킨슨병 환자에게 가장 적합
- Tinetti 작업 지향적 움직임(2장) 및 Tinetti 낙상 효율 척도(2장)로 낙상 위험 및 낙상 공포감 평가
- 평지 및 평평하지 않은 지면, 복도에서의 보행을 관찰한다.
- 10미터 앞으로 및 뒤로 걷기를 관찰하고 시간을 잰다.

가능한 소견

- 정적 또는 동적 균형 저하
- 전방 또는 후방으로의 가속보행 (점차 보폭이 짧아지면서 속도가 증가)
- 셔플링 보행 (땅을 끌면서 걸음)
- 회전하기 및 방향 전환의 어려움 (즉, 매우 천천히 여러 걸음을 걸음)
- 보행의 시작 또는 멈춤의 어려움
- 복도에서 멈춰서 정지함
- 자주 넘어지며 낙상에 대해 두려워함

피부 상태(integumentary integrity)

평가 (2장 참조)

가능한 소견

- 과도한 발한
- 지루(피부가 기름기가 많거나 건조하고 하얀색 인설이 붉은 패치 위에 덮힘)

관절 및 이동성(joint integrity and mobility)

평가 (2장 참조)

가능한 소견

- 파킨슨병 환자는 강직으로 인해 관절운동의 제한을 보일 수 있다.

운동 기능(motor function)

평가

- 파킨슨병 환자가 일상생활동작을 수행하는 것을 관찰한다.
- 통합 파킨슨병 단계 척도를 시행한다(다음 내용 참조).

가능한 소견

- 동작의 시작 및 멈춤의 어려움
- 운동완만증
- 안정 시 떨림
- 이상긴장증 또는 운동이상증 (may be medication–induced)

근 수행력(muscle performance)

고려사항

- 균형 문제 및 구부러진 자세로 인해 똑바로 눕거나 옆으로 누운 자세에서 근력을 평가하는 것이 더욱 용이하다.
- 근력은 운동완만증으로 인해 측정이 어려울 수 있다.

평가 (2장 참조)

가능한 소견

- 파킨슨병 환자는 탈조건화로 인한 위약을 보일 수 있다.

통증(pain)

평가

- Ransford 통증 도해를 시행한다(2장 참조).

가능한 소견

- 통증, 감각 마비, 저림 또는 비정상적인 열감 또는 냉감
- 약물효능소멸시기 동안의 심한 통증

자세(posture)

평가

- 시상면 및 전면에서 앉은 자세와 선 자세를 평가한다.

가능한 소견

- 전방 이마 돌출을 동반한 척주뒤굽음증
- 구부러지고 앞으로 굽혀진 자세
- 비대칭성 (한쪽 측면으로 기울어짐)

관절운동범위(range of motion)

평가

- 능동적 및 수동적 관절운동범위를 평가한다.

가능한 소견

파킨슨병 환자는:

- 관절운동범위 전반에 걸쳐 수동적 움직임에 저항이 증가될 수 있다(납파이프 또는 수레바퀴 강직).
- 근육을 단축된 상태로 유지할 수 있다(특히, 굽힘근).

반사(reflex integrity)

평가

- 근긴장도
- 깊은힘줄반사
- 자세 반사 (정위 반사, 평형 반응 및 보호 신전 반응)

가능한 소견

- 강직 (납파이프 또는 수레바퀴)
- 깊은힘줄반사 증가
- 정위 반사 장애
- 평형 및 보호 신전 반응의 장애, 지연 또는 소실

개인 위생 및 가정 관리 (self-care and home management)

평가

- 배변 및 배뇨 조절 체크리스트 (2장)
- 이상운동질환 학회(Movement Disorder Society)에서 만든 통합 파킨슨병 단계 척도(Unified Parkinson Disease Rating Scale) 3.0 버전으로 일상생활동작 수행을 평가한다.

가능한 소견

- 변비
- 성기능 이상
- 방광 기능 이상
- 후기 일상생활동작 의존성

감각(sensory integrity)

평가

- 결질감각, 운동감각 및 고유수용성감각(관절 위치 및 움직임)을 평가한다.

가능한 소견

- 파킨슨병 환자는 고유수용성감각 장애를 지닐 수 있다.

환기 및 호흡(ventilation and respiration)

평가 (2장 참조)

가능한 소견

- 구부러진 자세로 인한 일회호흡량 및 폐활량의 감소
- 일회호흡량 감소로 인한 성량 감소
- 운동에 대한 호흡기 반응 장애
- 기침 능력 장애

직장, 사회 및 여가(work, community, and leisure)

평가 (2장 참조)

질병 특이적 검사 및 측정

이상운동질환 학회에서 만든 통합 파킨슨병 단계 척도 수정판(MDS-UPDRS)
각 질문에 5가지로 점수를 매긴다:
0 – 정상
1 – 약간 (증상 및 징후가 기능에 영향을 못 미침)
2 – 경도 (증상 및 징후가 기능에 어느 정도의 영향을 미침)
3 – 중등도 (증상 및 징후가 기능을 막지는 못함)
4 – 중증 (증상 및 징후가 기능을 막음)

분류 (category)	임상적 기술 (clinical descriptors)	소견 (findings)
1부: 일상생활에서의 비운동적 측면	인지 저하	
	환각 및 정신병	
	우울한 기분	
	불안한 기분	
	무감동증	
	도파민 조절 이상 증후군의 양상	
	수면 장애	
	낮 동안의 졸림	
	통증 및 다른 감각	
	배뇨 문제	
	변비 문제	
	서 있을 때 머리가 멍함	
	피로	

분류	임상적 기술	소견
2부: 일상생활에서의 운동적 측면	언어	
	침 및 침흘림	
	씹기/삼키기	
	식사	
	옷입기	
	개인위생	
	글씨쓰기	
	취미 생활 및 기타 활동	
	침상에서 돌아눕기	
	활동시 떨림의 영향	
	침대에 들어가기 및 나오기	
	보행 및 균형	
	동작동결	
3부: 운동 검사	언어	
	얼굴 표정	
	강직	
	손가락 두드리기	
	손 동작	
	손의 엎침 및 뒤침 동작	
	발가락 두드리기	
	하지 기민성	
	의자에서 일어나기	
	보행	
	보행 시 동작동결	
	자세 안정성	
	자세	
	동작의 전반적 자발성 (신체 운동완만증)	
	손의 자세 떨림	
	손의 운동 떨림	
	안정 시 떨림의 진폭	
	떨림의 일관성	

계속

분류	임상적 기술	소견
4부: 운동 합병증	운동이상증: 운동이상증 기간	
	운동이상증: 운동이상증에 대한 기능적 영향	
	운동이상증: 약효소멸시기의 통증성 이상운동증	
	운동 기능 변동: 약효소멸시기 기간	
	운동 기능 변동: 변동에 대한 기능적 영향	
	운동 기능 변동: 운동 변동의 복잡성	

Source: Goetz CG, Fahn S, Martinez-Marin P, et al. Movement Disorder Society-sponsored revision of the Unified Parkinson's disease Rating Scale (MDS-UPDRS): process, format & clinometric testing plan. Mov Disord. 2007;22-41-47, with permission.

약제			
적응증	성분명	상품명	흔한 부작용
운동완만증, 떨림 및 강직	levadopa–carbidopa	Sinemet, Atamet	어지럼, 오심, 정신적 증상, 이상운동증
운동완만증, 떨림, 강직 및 고농도의 레보도파	도파민 수용체 효능제 – ropinirole	Requip	오심, 기면, 졸림
	pramipexole	Mirapex	어지럼, 머리가 멍함, 실신, 오심

약제 (계속)

적응증	성분명	상품명	흔한 부작용
	효소 억제제－MAOB 억제제－selegiline, hydrochloride	Eldepryl	어지럼, 머리가 멍함, 실신, 구강 건조, 오심
	COMT 억제제－tolcapone	Tasmar	어지럼, 기립성 저혈압, 설사, 운동이상증
	entacapone	Comtan	어지럼, 기립성 저혈압, 설사, 운동이상증
	levadopa + carbidopa + entacapone	Stalevo	운동이상증, 오심, 심박동수 불규칙, 기립성 저혈압
운동완만증, 떨림 및 강직	amatadine	Symmetrel	혼돈, 오심, 환각
	항콜린성 약제 － trihexyphenidyl	Artane	혼돈, 구강 건조, 오심
	biperiden	Akineton	혼돈, 구강 건조, 오심

계속

약제 (계속)			
적응증	성분명	상품명	흔한 부작용
	procyclidine	Kemadrin	혼돈, 구강 건조, 오심
세포 사멸	MAOB 억제제 - selegiline hydrochloride	Selegiline, Eldepryl	어지럼, 머리가 멍함, 실신, 침침한 시야, 두통
	rasagiline	Azilect	경미한 두통, 관절통, 가슴쓰림, 변비
	도파민 수용체 효능제 - ropinirole	Requip	오심, 기면, 졸림
	pramipexole	Mirapex	어지럼, 머리가 멍함, 실신, 오심
	bromocriptine	Parlodel	오심, 변비, 기립성 저혈압

제 6 장

말초신경 손상
(Peripheral nerve injury; PNI)

벨마비(Bell' s Palsy)

기술/개관

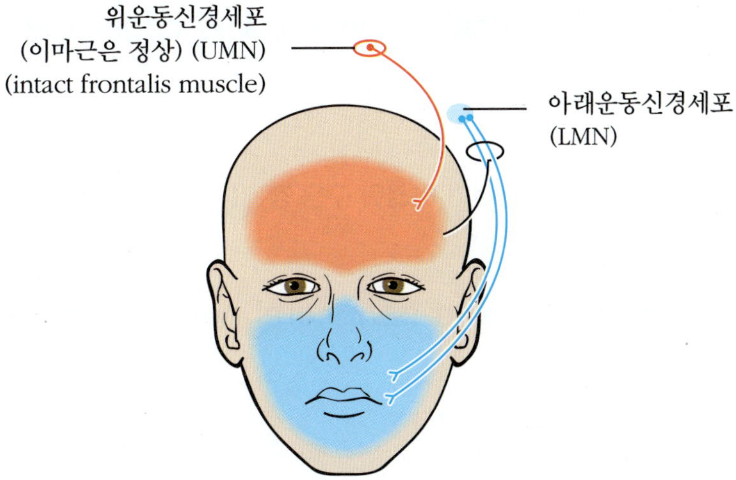

벨마비(BP)는 두개의 얼굴신경 중 하나의 손상으로 인한 얼굴근육의 위약 또는 마비이다(LMN 종류). 벨마비는 이마근을 포함한 얼굴의 한 측만을 침범하며 위운동신경세포 종류의 얼굴마비에서는 얼굴 양측의 이마근이 정상으로 유지된다.

주의사항

- 눈을 감지 못해서 안구 및 각막 건조
- 환자가 안대를 하는 경우에 특히 균형, 보행 및 운전 장애가 동반될 수 있다.

물리치료적 검사

병력(history) (2장 참조)

- 증상이 갑작스럽게 발생하였는가?
- 최근에 감기와 비슷한 증상이 있었는가?
- 최근에 치과 치료를 받은 적이 있었는가?

생체 징후(vital signs)

- 혈압, 심박동수, 호흡수 및 체온을 평가한다.

검사 및 측정

각성, 주의 및 인지(arousal, attention, and cognition)

평가 (2장 참조)

가능한 소견

- 벨마비 환자는 입술이 오므리기 어려워 구음 장애(말이 어눌해짐)을 보일 수 있다.

뇌 및 말초신경(cranial and peripheral nerve integrity)

평가

- 뇌신경 (VII번에 집중) 및 말초신경
- 각막 반사 (뇌신경 V번, VII번)
- 미각 (혀의 전방 2/3)
- 청각
- 다음의 얼굴 표정근 (2장):
  - 이마근 (눈썹을 올림)
  - 눈둘레근 (눈을 꼭 감음)
  - 눈썹주름근 (찡그림)
  - 눈살근 및 코근 (코에 주름을 만듬)
  - 큰광대근 (미소지으면서 윗니를 보임)
  - 입둘레근 (입술을 오므림)
  - 넓은목근 (아래 치아를 보임)
  - 볼근 (볼을 치아에 닿게 압박함)

가능한 소견

- 편측 얼굴근 위약 및 마비 (동측 이마근이 침범됨)
- 환측 눈을 완전히 감기 어려움
- 침흘림
- 미각 장애 (환측 혀의 전방 2/3)
- 환측의 안구 건조 또는 과도한 눈물
- 구강 건조
- 청각과민 (소리에 민감함)

보행, 이동 및 균형(gait, locomotion, and balance)

평가 (2장 참조)

가능한 소견

- 벨마비 환자는 특히 안대를 하는 경우에 균형 및 보행이 영향을 받을 수 있다.

보조기, 보호기구 및 지지기구 (orthotic, protective, and supportive devices)

평가 (2장 참조)

가능한 소견

- 벨마비 환자는 환측의 눈을 보호하기 위해 안대를 착용할 수 있다.

통증(pain)

평가 (2장 참조)

가능한 소견

- 벨마비 환자는 귀뒷바퀴통증을 호소할 수 있다.

약제			
적응증	성분명	상품명	흔한 부작용
바이러스 감염	acyclovir	Zovirax	속쓰림, 구토, 현훈
염증	prednisone	Meticorten	두통, 현훈, 수면장애

인체면역결핍 바이러스 감염 (HIV Infection)

기술/개관

인체면역결핍 바이러스/에이즈 환자에서의 말초신경병증은 다음과 같이 분류된다: 인체면역결핍 바이러스-연관 감각 또는 독성 신경병증, 염증성 탈수초 다발성신경병증 및 자율신경병증.[1]

의학적 위험 징후 (Medical Red Flags)

기립성 저혈압(체위성 저혈압) 및 전실신 (머리가 멍하거나 실신할 것 같음)		
증상	**가능한 원인**	**처치**
• 갑작스러운 혈압 저하 또는 머리가 멍하거나 실신할 것 같음 (대개 누운 자세에서 선 자세로 등의 자세 변화 후에)	• 먼쪽/하지의 정맥 순환 저하 • 자율신경계 기능부전 (혈압을 조절하지 못함)	• 환자는 눕힘 • 자세를 바꿀 때 지속적으로 혈압을 측정 • 환자로 하여금 압박 스타킹이나 복대를 착용하도록 함

부정맥		
증상	**가능한 원인**	**처치**
• 불규칙적인 심박동	• 자율신경계 기능부전	• 검사를 중단하고 똑바로 누워서 쉬도록 함 • 부정맥이 지속되면 응급실로 후송

물리치료적 검사

일반적 고려사항(general considerations)

■ 검사 중에는 일반적인 주의사항을 따른다.

병력(history) (2장 참조)

생체 징후(vital signs)

■ 혈압, 심박동수, 호흡수 및 체온을 평가한다.

가능한 소견

■ 자율신경계가 침범된 인체면역결핍 바이러스/에이즈 환자는 체위성 저혈압, 발한 이상, 전실신 및 부정맥을 보일 수 있다.

검사 및 측정

산소 용적/지구력(aerobic capacity/endurance)

평가

- 진행된 인체면역결핍 바이러스/에이즈 환자는 다음을 보일 수 있다.
  - 산소 용적 감소 및 지구력 감소
  - 자율신경계 침범으로 인해 운동에 대한 심장 반응 장애

인체 측정 특징(anthropometric characteristics)

평가 (2장 참조)

가능한 소견

- 진행된 인체면역결핍 바이러스/에이즈 환자는 체중 감소로 인해 체질량지수가 감소할 수 있다.

각성, 주의 및 인지(arousal, attention, and cognition)

평가

- 간이 의식 상태 검사(MMSE) (2장)을 시행하여 인지, 단기 및 장기 기억력, 의사소통을 평가한다.

가능한 소견

- 진행된 인체면역결핍 바이러스/에이즈 환자는 중추신경계 침범으로 인해 치매를 보일 수 있다.

보조기구(assistive and adaptive devices)

고려사항

- 진행된 인체면역결핍 바이러스/에이즈 환자는 위약 및 지구력 저하로 인해 일상생활동작을 수행할 때 보조기구를 필요로 할 수 있다.

평가 (2장 참조)

순환(circulation)

평가 (2장 참조)

가능한 소견

- 체위성 저혈압, 전실신 또는 부정맥
- 자세 변경 및 운동에 대한 심장 반응 장애

뇌 및 말초신경(cranial and peripheral nerve integrity)

평가

- 말초 운동 및 감각 기능을 먼쪽에서 몸쪽까지 평가한다.

가능한 소견

- 진행된 인체면역결핍 바이러스/에이즈 및 말초신경병증 환자는 하지 및 상지의 (먼쪽 > 몸쪽) 감각마비, 저림, 양말 또는 장갑 패턴의 통증을 보일 수 있다.

환경, 가정, 직장 장애물 (environmental, home, and work barriers)

고려사항

- 진행된 인체면역결핍 바이러스/에이즈 환자는 의자차에 의존적일 수 있으며 주위 환경에서 장애물이 없어야 한다.

평가 (2장 참조)

인체 공학 및 신체 역학(ergonomics and body mechanics)

평가 (2장 참조)

가능한 소견

- 진행된 인체면역결핍 바이러스/에이즈 환자는 손 또는 아래팔의 근 위약 및 지구력 감소로 인한 기민성 및 손 기능 문제를 보일 수 있다.

보행, 이동 및 균형(gait, locomotion, and balance)

평가

- 롬버그 검사(2장), 기능적 팔 뻗어닿기 검사(2장)로 정적 균형을 평가
- Berg 균형 척도 (Berg Balance Scale)(2장)로 동적 균형을 평가
- 평지 및 평평하지 않은 지면, 계단에서의 보행을 관찰한다.

가능한 소견

- 진행된 인체면역결핍 바이러스/에이즈 환자는 하지 위약으로 인해 동적 균형 및 보행 장애를 보일 수 있다.

피부 상태(integumentary integrity)

평가 (2장 참조)

가능한 소견

- 카포시육종
- 하지 궤양 (대개 발에 발생)

운동기능(motor function)

평가 (2장 참조)

가능한 소견

- 진행된 인체면역결핍 바이러스/에이즈 환자는 손 또는 아래팔의 근 위약 및 지구력 감소로 인한 기민성 및 손 기능 문제를 보일 수 있다.

근 수행력(muscle performance)

평가 (2장 참조)

가능한 소견

- 손 또는 발 근육의 위약 또는 위축
- 먼쪽 근력 및 지구력의 감소

보조기, 보호기구 및 지지기구 (orthotic, protective, and supportive devices)

고려사항

- 진행된 인체면역결핍 바이러스/에이즈 환자는 근 위약 및 지구력 감소로 인해 보행 및 일상생활동작 수행 시 보조기, 보호기구 및 지지기구를 필요로 할 수 있다.

평가 (2장 참조)

통증(pain)

평가

- 보편적 통증 평가 도구(2장) 또는 Ransford 통증 도해(2장)를 시행한다.

가능한 소견

- 상하지 (먼쪽 > 몸쪽)의 저림, 감각마비 또는 작열감
- 지도부딘의 부작용으로 인한 관절 및 근육통
- 통증 또는 유해 자극이 아닌 자극으로부터 악화되는 통증

자세(posture)

평가 (2장 참조)

가능한 소견

- 진행된 인체면역결핍 바이러스/에이즈 환자는 먼쪽 하지 근 위약으로 인해 발이 엎침되고 지지면이 넓은 상태로 서게 된다.

관절운동범위(range of motion)

평가 (2장 참조)

가능한 소견

- 진행된 인체면역결핍 바이러스/에이즈 환자는 위약으로 인해 손가락, 손목, 발목 및 무릎의 능동적 관절운동범위의 제한을 지니게 된다.

반사(reflex integrity)

평가 (2장 참조)

가능한 소견

- 진행된 인체면역결핍 바이러스/에이즈 및 말초신경병증 환자는 말초신경계 침범으로 인해 아킬레스힘줄, 무릎힘줄, 넙다리뒤근육 및 위팔노근의 깊은힘줄반사가 감소할 수 있다.

개인 위생 및 가정 관리(self-care and home management)

평가

- 배변 및 배뇨 조절 체크리스트를 시행한다(2장).

가능한 소견

- 진행된 인체면역결핍 바이러스/에이즈 및 자율신경기능이상 환자는 배변 및 배뇨 문제를 지닐 수 있다.

감각(sensory integrity)

평가

- 피질감각기능, 운동감각, 진동감각 및 고유수용성감각을 평가한다.

가능한 소견

- 말초신경계 침범으로 하지 및 상지에서 진동감각 및 고유수용성감각이 저하될 수 있다(걷질 문제는 반드시 나타나지는 않음).

환기 및 호흡(ventilation and respiration)

평가 (2장 참조)

가능한 소견

- 기회 감염으로 인해 폐 용적의 제한

직장, 사회 및 여가활동(work, community, and leisure)

평가 (2장 참조)

가능한 소견

- 진행된 인체면역결핍 바이러스/에이즈 환자는 위약, 지구력 감소 및 운동에 대한 심폐반응 장애로 인해 일상생활동작 수행 시 의존성을 보일 수 있다.

약제[2]			
적응증	**성분명**	**상품명**	**흔한 부작용**
HIV/AIDS: 고활성 항바이러스 치료 (HAART)[2]	5장의 인체면역결핍 바이러스 약제 부분 참조	5장의 인체면역결핍 바이러스 약제 부분 참조	5장의 인체면역결핍 바이러스 약제 부분 참조
인체면역결핍 바이러스/에이즈	zidovudine	AZT, Retrovir	두통, 발열, 오심, 근병증, 중성구 감소증
통증 & 감각마비	amitriptyline	Elavil, Endep	위장관 문제, 졸림
	mexiletine	Mexitil	오심, 어지럼, 혼돈
진행성 위약	정맥투여용 면역글로불린	Gammagard	두통, 발열, 피로, 오한
말초신경병증	lamotrigine	Lamictal	균형 또는 협응 동작 소실, 시야 장애, 집중력 장애

하지의 말초신경 손상 (Peripheral nerve injuries of lower limbs)

궁둥신경통(Sciatica)

기술/개관

허리엉치신경얼기에서 나와 온종아리신경(L4, L5, S1, S2) 및 정강신경(L4, L5, S1, S2, S3)로 분지하는 궁둥신경은 압박이 될 경우, 허리에서 다리 뒤쪽으로 전이되는 통증을 유발한다.

궁둥신경통 환자는 엉덩관절 폄근 및 모음근, 무릎 굽힘근, 발목 발등굽힘근, 발바닥쪽굽힘근, 외번근, 내번근, 엄지 폄근의 위약으로 인한 운동장애; 하지 및 엉덩이 이상 감각 또는 감각 마비; 배변 및 배뇨 조절 장애를 겪을 수 있다.

물리치료적 검사

병력(history) (2장 참조)

- 특정 자세나 활동이 통증을 악화시키는가?

생체 징후(vital signs)

- 혈압, 심박동수, 호흡수 및 체온을 평가한다.

검사 및 측정

뇌 및 말초신경(cranial and peripheral nerve integrity)

평가

- 말초 운동 및 감각신경상태를 평가한다.
- 말초신경 지배를 따른다(2장).

가능한 소견

- 허리, 엉덩이 또는 다리 뒤쪽의 통증, 감각마비 또는 이상감각
- 다음의 위약
  - 엉덩관절 폄근 및 모음근
  - 엄지 폄근
  - 무릎 굽힘근
  - 발목 발등굽힘근, 발바닥쪽굽힘근, 외번근, 내번근

보행, 이동 및 균형(gait, locomotion, and balance)

평가

- 평지 및 평평하지 않은 지면, 계단에서의 보행을 관찰한다.

가능한 소견

궁둥신경통 환자는

- 입각기가 짧고 비대칭적으로 보행하며 환측으로 발 디디기가 약하며 근 위약으로 인해 체중을 완전히 지지하기가 불가능하다.

- 다음이 어려울 수 있다.
  - 발을 바닥에서 완전히 떼기
  - 환측 다리로 서기
  - 빠르게 보행 또는 계단 오르내리기

근 수행력(muscle performance)

평가

- 표준 자세보다는 통증이 없는 범위내에서의 근력을 측정한다.
- 하지 근육에 초점을 맞춘다.

가능한 소견

궁둥신경통 환자는 다음의 위약을 보일 수 있다.

- 엉덩관절 폄근 및 모음근
- 엄지 폄근
- 발목 발등굽힘근, 발바닥쪽굽힘근, 외번근, 내번근
- 무릎 굽힘근

보조기, 보호기구 및 지지기구 (orthotic, protective, and supportive devices)

고려사항

- 궁둥신경통 환자는 발목 근육 위약으로 인해 단하지 보조기를 필요로 할 수 있다.

평가 (2장 참조)

- 보편적 통증 평가 도구 (Universal Pain Assessment Tool)(2장) 또는 Ransford 통증 도해 (Ransford Pain Drawings)(2장)를 시행한다.

가능한 소견

궁둥신경통 환자는

- 지속적으로 앉거나 허리뼈를 포함하는 동작 시 통증을 유발된다고 호소한다.
- 한쪽 측면에서만 통증을 경험한다.
- 척추원반 탈출이 궁둥신경통을 초래하는 경우, 선 자세에 비해 앉거나 구부린 자세에서 통증이 심하다.

자세(posture)

평가 (2장 참조)

가능한 소견

- 궁둥신경통 환자는 종종 체중을 건측으로 이동하여 비대칭적으로 선다.

관절운동범위(range of motion)

평가 (2장 참조)

가능한 소견

- 근 위약으로 인해 무릎 굽힘근, 발목 발등굽힘근, 발바닥쪽굽힘근, 외번근, 내번근, 엄지 폄근의 능동적 관절운동범위 제한
- 환측 또는 반대측의 하지직거상의 제한

반사(reflex integrity)

평가 (2장 참조)

가능한 소견

- 궁둥신경통 환자는 아킬레스힘줄 깊은힘줄반사가 감소할 수 있다.

개인 위생 및 가정 관리 (self-care and home management)

평가

- 배변 및 배뇨 조절 체크리스트를 시행한다(2장).

가능한 소견

- 궁둥신경통 환자는 엉치신경 압박으로 인해 실금을 보일 수 있다.

약제			
적응증	**성분명**	**상품명**	**흔한 부작용**
통증	NSAID-aspirin	Aspirin	위궤양, 오심
	NSAID-ibuprofen	Motrin, Nuprin, Advil	위장관 문제, 어지럼, 수분 저류
근육 단축 및 경련	cyclobenzaprine	Fexmid, Flexeril	부정맥, 가슴통증, 갑작스러운 위약
	diazepam	Valium	저혈압, 근 위약, 빠른맥, 호흡 억제
통증 및 염증	steroids	Meticorten	두통, 어지럼, 수면장애

손목굴증후군 (Carpal Tunnel Syndrome)

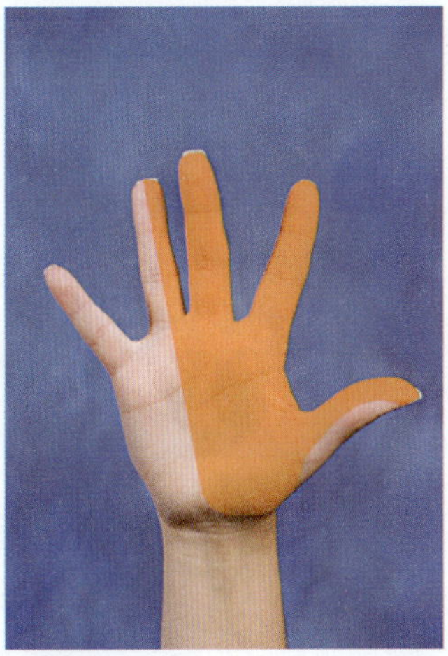

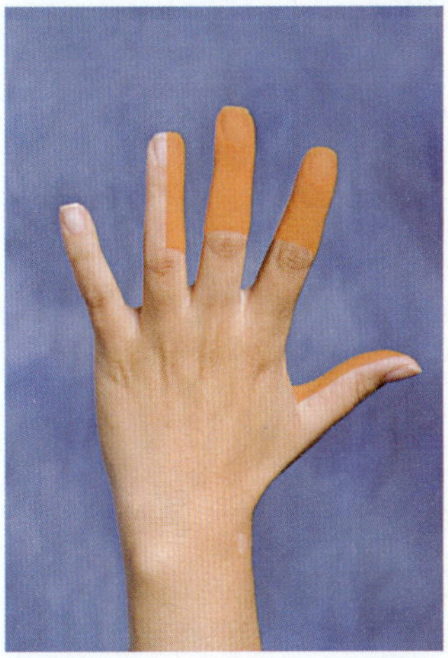

기술/개관

손목굴증후군(CTS)은 정중신경(C5-8, T1)이 손목에 압박되면서 발생한다.[5] 감각문제(엄지, 2, 3번째 손가락, 4번째 손가락의 노쪽, 손바닥의 노쪽)가 보통 손목굴증후군의 첫 증상이며 운동 장애(파악력 감소 및 엄지 굽힘, 맞섬 위약)는 나중에 동반된다.

물리치료적 검사

병력(history) (2장 참조)

- 감각 증상과 운동 증상의 발병 시기를 묻는다.
- 임신 중에 증상이 발생하였는가?
- 최근 도구 또는 컴퓨터 키보드를 사용한 활동이 있었는가?

가능한 소견

- 감각 증상이 대개 운동 증상보다 먼저 발생한다.

생체 징후(vital signs)

- 혈압, 심박동수, 호흡수 및 체온을 평가한다.

검사 및 측정

뇌 및 말초신경(cranial and peripheral nerve integrity)

평가

다음을 시행한다.

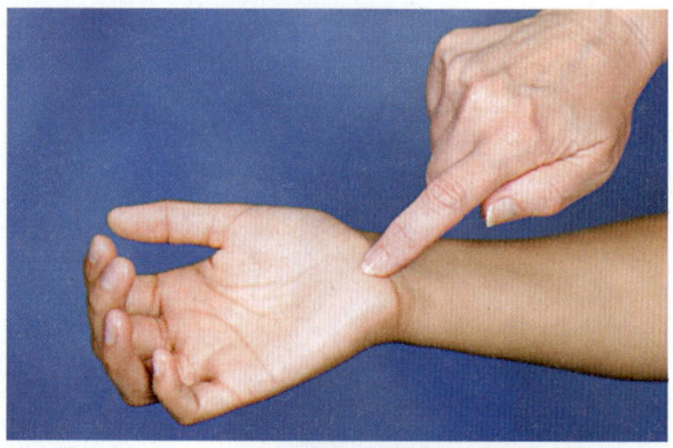

- 티넬 (Tinel' s) 검사
  - 검사자가 환측 손목의 정중신경을 두드리거나 압박한다.
  - 손가락이 저리거나 전기가 통하는 느낌은 손목굴증후군을 시사한다.

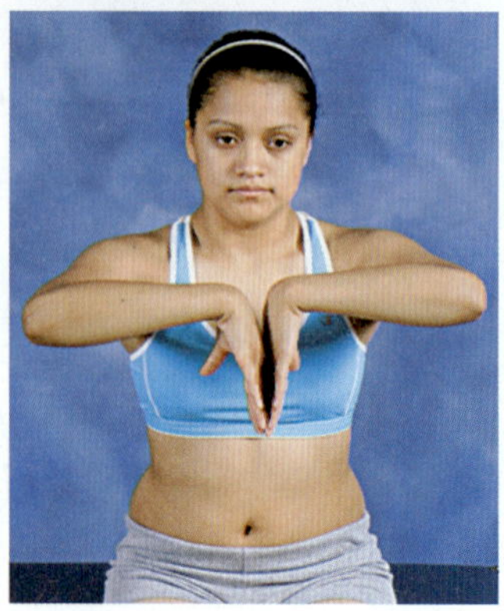

- 팔렌 (Phalen) (손목 굽힘) 검사
  - 환자는 아래팔부위를 똑바로 들고 손가락을 아래로 한 채 손등을 서로 압박한다.
  - 1분 이냉에 손가락이 저리거나 감각마비가 증가하면 손목굴증후군을 시사한다.
- 손(손등 및 손바닥) 및 손가락의 가벼운 촉각(모노필라멘트 검사 키트 사용) 및 침단자 검사

가능한 소견

- 티넬 (Tinel' s) 검사 양성
- 다음의 손바닥측의 저림 또는 감각마비
  - 손바닥 노쪽
  - 엄지
  - 2, 3번째 손가락
  - 4번째 손가락 노쪽
- 2, 3번째 손가락끝의 손등쪽 저림 또는 감각 마비
- 가벼운 촉각 또는 침단자 감각의 장애

인체 공학 및 신체 역학 (ergonomics and body mechanics)

평가

- 직장 및 여가활동 시의 어깨, 팔꿈치 및 손목 동작을 평가한다(예; 도구 사용 및 컴퓨터 키보드 작업 등).

가능한 소견

손목굴증후군 환자는

- 직장 또는 여가활동 시 도구를 사용할 때 습관적으로 손목을 굽히거나 (정중신경을 손목굴에서 압박함) 편다(정중신경을 스트레칭).
- 손에 진동이 가해지는 도구를 장시간 사용

운동 기능(motor function)

평가 (2장 참조)

가능한 소견

- 손목굴증후군 환자에서 손 근력 위약은 손의 기능 및 기민성에 영향을 줄 수 있다.

근 수행력(muscle performance)

평가

- 손가락 및 손의 내재근을 평가한다.
- 엄지 근육(맞섬 및 벌림) 및 손가락 굽힘근(파악력)에 초점을 맞춘다.

가능한 소견

- 엄지 근육 위약 및 위축 (원숭이 손가락)
- 손가락 굽힘근 위약 (파악력 감소로 물건을 떨어뜨림)
- 엄지 벌림근 위약

보조기, 보호기구 및 지지기구 (orthotic, protective, and supportive devices)

고려사항

- 일부 손목굴증후군 환자는 손목을 중립으로 위치시키기 위해 야간 부목을 착용할 필요가 있을 수 있다.

평가 (2장 참조)

통증(pain)

평가

- Ransford 통증 도해 (Ransford Pain Drawings)를 시행한다(2장).

가능한 소견

- 엄지, 2번째 · 3번째 손가락, 4번째 손가락의 노쪽, 손바닥의 노쪽의 이상감각 및 감각마비
- 야간 또는 아침에 잠이 깰 때 통증이 악화
- 환측 손을 사용할 때 통증이 악화

감각(sensory integrity)

평가

- 2점 구분을 평가한다.
- 입체감각을 평가한다.

가능한 소견

- 2점 구분 장애
- 입체감각 장애

약제			
적응증	성분명	상품명	흔한 부작용
염증	corticosteroids	Meticorten	두통, 어지럼, 수면장애
통증	lidocaine	Xylocaine	오심, 졸림, 이명
	NSAID-aspirin	Aspirin	위궤양, 오심, 이명
	NSAID-ibuprofen	Motrin, Nuprin, Advil	위장관 문제, 어지럼, 수분 저류

노신경 손상(Radial nerve injury)

노신경 감각 분포(등쪽) 〔Radial nerve sensory distribution (dorsum)〕

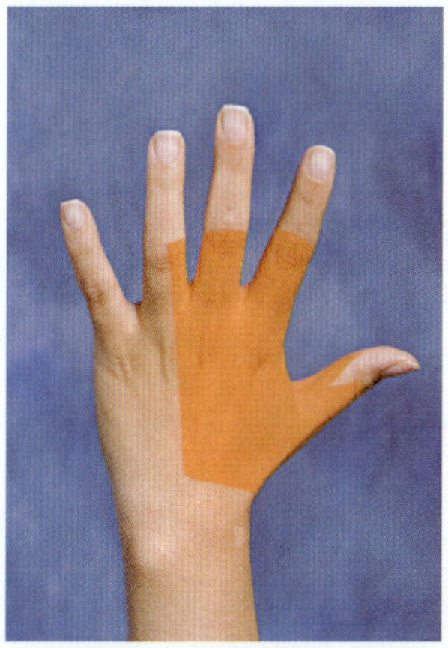

기술/개관

위팔뼈의 나선고랑에서의 노신경 (C5-8, T1) 압박이 노신경 손상의 가장 흔한 원인이다.

아래팔 노신경손상은 파악, 손가락 폄, 엄지 벌림에 문제를 초래할 수 있으며 손등의 노쪽 2/3, 엄지의 가쪽 절반, 2, 3번째 손가락의 몸쪽 1/3, 4번째 손가락의 노쪽 절반의 감각 소실을 동반한다.[3]

물리치료적 검사

병력(history) (2장 참조)

생체 징후(vital signs)

- 혈압, 심박동수, 호흡수 및 체온을 평가한다.

검사 및 측정

뇌 및 말초신경(cranial and peripheral nerve integrity)

평가 (2장 참조)

가능한 소견

- 뇌신경은 정상
- 다음 부위의 감각마비 또는 이상감각
  - 손등의 노쪽 2/3

- 엄지의 손등 및 가쪽 절반
- 2, 3번째 손가락의 등쪽 몸쪽 1/3
- 4번째 손가락의 몸쪽 노쪽 1/3

■ 손목 및 손가락 폄근, 엄지 벌림근, 아래팔 뒤침근 및 팔꿈치 폄의 위약

근 수행력(muscle performance)

평가

■ 손목(긴노쪽손목폄근 및 짧은노쪽손목폄근) 및 손가락 폄근에 초점을 맞춘다.
■ 아래팔 뒤침근 및 팔꿈치 폄근을 평가한다.

가능한 소견

■ 손목 하수
■ 파악 위약 또는 불가
■ 손목 및 손가락 신즌, 엄지 벌림근, 아래팔 뒤침근 및 팔꿈치 폄근의 위약 또는 마비

보조기, 보호기구 및 지지기구 (orthotic, protective, and supportive devices)

고려사항

■ 노신경 손상 환자는 손목 하수 문제 해결을 위해 손/손목 부목을 필요로 할 수 있다.

평가 (2장 참조)

반사(reflex integrity)

평가 (2장 참조)

가능한 소견

■ 말초신경계 침범으로 인해 환측 위팔노근 및 위팔세갈래근의 깊은힘줄반사가 감소

약제			
적응증	성분명	상품명	흔한 부작용
통증	NSAID-aspirin	Aspirin	위궤양, 오심
	NSAID-ibuprofen	Motrin, Nuprin, Advil	위장관 문제, 어지럼, 수분 저류

자신경 손상 (포착)
[Ulnar nerve injury(entrapment)]

자신경 감각신경 분포(ulnar sensory nerve distribution)

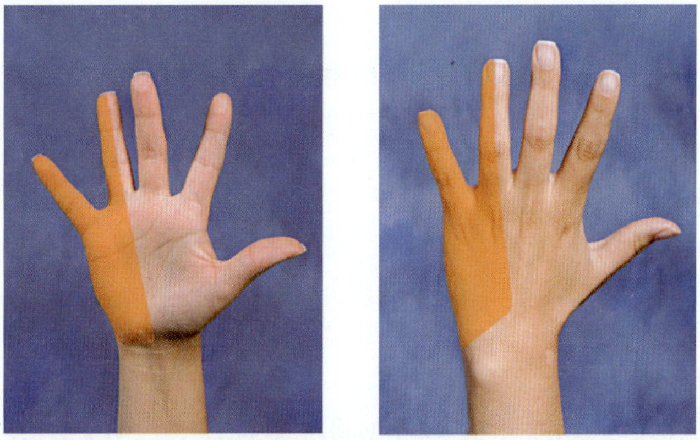

기술/개관

손목 부위 자신경 (C7-8, T1) 손상은 다음의 장애를 초래할 수 있다: 5번째 손가락 굽힘; 손가락 벌림 및 모음; 4, 5번째 손가락 몸쪽 및 먼쪽 손가락뼈사이관절 폄; 손바닥과 손등의 자쪽, 5번째 손가락의 등 및 바닥쪽, 4번째 손가락 자쪽의 가벼운 촉각, 통증 및 온도 감각.[3]

팔꿈치 부위 자신경 손상은 앞에 언급한 기능 장애 외에도 손목 굽힘근의 위약 및 자쪽 편향 소실을 초래할 수 있다.[3]

물리치료적 검사

병력(history) (2장 참조)

- 팔꿈치 또는 손목의 외상을 평가한다.

생체 징후(vital signs)

- 혈압, 심박동수, 호흡수 및 체온을 평가한다.

검사 및 측정

뇌 및 말초신경(cranial and peripheral nerve integrity)

평가

- 말초신경 지배 패턴을 따라 말초신경 상태를 평가한다(2장 참조).

- 손의 근력 및 감각에 초점을 맞춘다.
- 팔꿈치 굽힘 검사를 시행한다.
  - 환자는 손목은 폄, 어깨는 벌림 및 바깥쪽돌림 상태로 팔꿈치를 완전히 굽히고 3~5분 정도 이 자세를 유지한다.

가능한 소견

- 손의 자쪽 등쪽과 바닥쪽, 5번째 손가락의 등쪽 및 바닥쪽, 4번째 손가락의 자쪽에 이상감각 또는 감각마비
- 다음의 위약:
  - 손목의 굽힘근
  - 5번째 손가락 굽힘근
  - 4, 5번째 손가락 폄근 (몸쪽 및 먼쪽 손가락뼈사이관절)
  - 손가락 벌림 및 모음근
- 손목의 자쪽 편향 소실
- 팔꿈치 굽힘 검사 양성(아래팔 및 손의 자신경 분포부위를 따라 저림감 또는 이상감각)은 팔꿉굴 (자신경) 압박을 시사한다.

인체공학 및 신체 역학 (ergonomics and biomechanics)

평가

- 직업 및 일상생활동작 수행 시 도구를 다루는 손의 기능을 평가한다.

가능한 소견

자신경 손상 환자는

- 손목 또는 손가락 근육의 위약으로 도구를 다루는데 어려움을 겪는다.
- 팔꿈치 안쪽을 압박하는 자세를 취한다.
- 컴퓨터 마우스, 키보드 또는 도구를 다룰 때 어설픈 자세로 손을 사용한다.

근 수행력(muscle performance)

고려사항

- 자신경은 자쪽손목굽힘근, 깊은손가락굽힘근 (4, 5번째 손가락), 짧은손바닥근, 뼈사이근, 안쪽 두 개의 벌레근 및 새끼두덩근

평가

- 손목 굽힘 및 폄
- 손가락 굽힘, 벌림 및 모음
- 자쪽 및 노쪽 편향

가능한 소견

- 다음의 위약
    - 손목 굽힘
    - 4, 5번째 손가락 폄
    - 5번째 먼쪽 손가락뼈사이관절 굽힘
    - 손가락 벌림 및 모음
- 손목의 자쪽 편향 소실
- 새끼두덩근 위축

통증(pain)

평가

- Ransford 통증 도해 (Ransford Pain Drawings) (2장)을 시행한다.
- 티넬 (Tinel's) 검사를 시행한다.
    - 자신경의 주행을 따라 팔꿈치를 가볍게 두드린다.

가능한 소견

- 손의 자쪽 바닥쪽 및 등쪽, 5번째 손가락의 바닥쪽 및 등쪽, 4번째 손가락의 자쪽의 이상감각 또는 감각마비
- 자신경 주행을 따라 팔꿈치에 또는 그 아래에 티넬 징후 양성
- 팔꿈치 굽힘 검사 양성

관절운동범위(range of motion)

평가 (2장 참조)

가능한 소견

- 손허리손가락관절을 구부릴 때 자신경 손상 환자는 4, 5번째 손허리손가락관절을 편 채로, 먼쪽 손가락뼈사이관절을 굽힌 채로 유지할 수 있다(benediction 손 변형).

약제			
적응증	**성분명**	**상품명**	**흔한 부작용**
통증	NSAID–aspirin	Aspirin	위궤양, 오심, 이명
	NSAID–ibuprofen	Motrin, Nuprin, Advil	위장관 문제, 어지럼, 수분 저류
	amitriptyline	Elavil, Endep	구강 건조, 졸림, 오심, 위약
	nortriptyline	Aventyl HCI, Pamelor	속쓰림, 졸림, 위약

말초성 안뜰 질환 (Peripheral vestibular diseases)

양성 체위성 돌발어지럼(BPPV)

기술/개관

양성 체위성 돌발어지럼(Benign Paroxysmal Positional Vertigo)은 말초 안뜰 질환으로 반고리뼈관내에서 부유하는 파편에 의해 초래된다.[6] 머리 위치 변경 (예; 침대에서 나오거나 구르기, 구부리거나 위를 쳐다보기 등)은 현기증 및 어지럼과 같은 양성 체위성 돌발어지럼의 증상을 종종 유발시킨다.[6]

물리치료적 검사

병력(history) (2장 참조)

생체 징후(vital signs)

- 혈압, 심박동수, 호흡수 및 체온을 평가한다.

가능한 소견

- 양성 체위성 돌발어지럼 환자는 특정 머리 움직임 및 자세와 연관된 현기증을 종종 호소한다.

검사 및 측정

순환(circulation)

평가

- 척추 동맥 검사를 시행하여 척추 동맥의 문제를 배제한다.
  - 환자가 똑바로 누운 상태에서 검사자는 환자 머리를 잡고, 환자의 목을 펴면서 가쪽으로 굽히고, 동측으로 회전시키면서 30초 동안 이 자세를 유지한다.
  - 환자가 누운 자세를 견디기 힘들어 하면, 척추 동맥 검사(Vertebral Artery Test)를 앉아서 시행할 것을 고려한다.

가능한 소견

- 양성 소견(어지럼, 겹보임, 오심, 눈떨림 및 말이 어눌해짐)은 척추 동맥 압박을 시시한다.

뇌 및 말초신경(cranial and peripheral nerve integrity)

고려사항

- 후방 반고리뼈관이 가장 흔히 침범된다.

평가

- 시력 검사 (II번)
- 안구 운동 검사 (III번, IV번, VI번)
- 청력 검사 (VIII번, 달팽이 부분)
- 딕스 홀파이크(Dix-Hallpike) 방법을 시행하여 반고리뼈관을 평가한다.

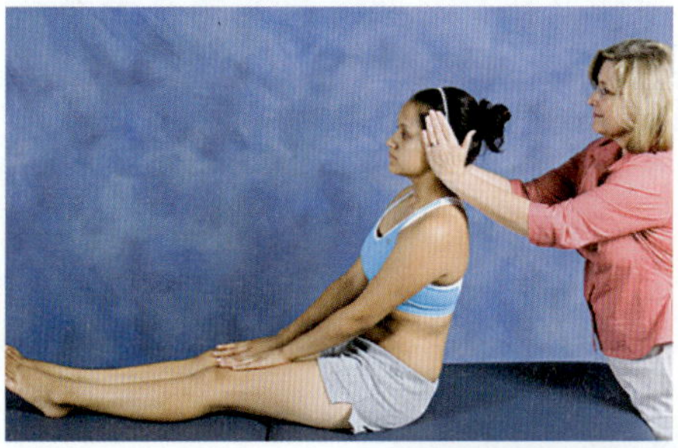
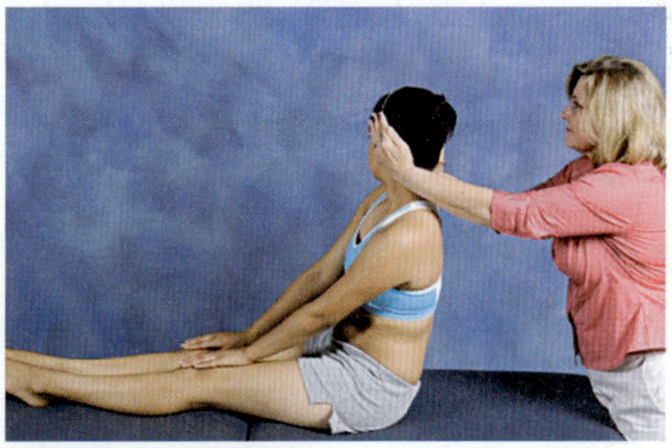
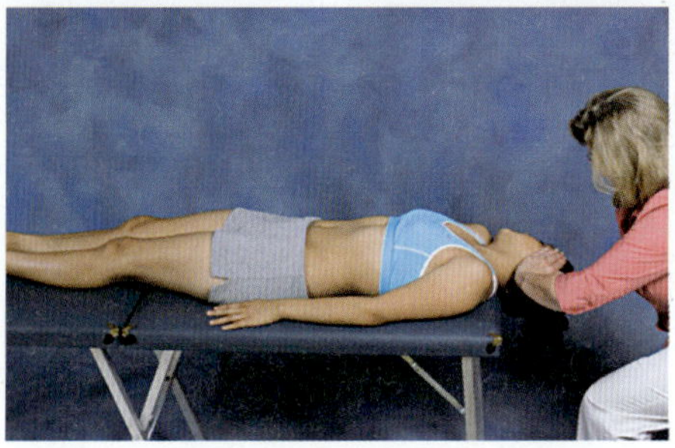

- 검사자는 환자는 치료 테이블에 앉히고 환자의 머리를 측면으로 돌리고(45°) 목을 폄시킨 후 목을 편 채로 환자를 낮춰 테이블에 눕힌 후 환자의 눈에서 눈떨림을 관찰한다.
- 환자가 다시 앉은 자세로 돌아온다.
- 양성 – 환자가 어지럽고 안구 진탕을 보이면 바닥쪽 귀가 의심된다.
- 검사자는 반대쪽 귀를 확인하기 위해 반대쪽으로 검사를 반복한다.

■ 머리 밀어올리기(Head–thrust) 검사로 안뜰안반사(vestibular ocular reflex; VOR)를 검사한다.

- 환자는 눈을 먼 목표물에 고정하고 머리는 30° 전방으로 굽힌다.
- 검사자는 환자의 머리를 한쪽으로 빠르게 돌린다.
- 건강한 사람의 눈은 머리 움직임과 반대 방향으로 이동하여 시선이 목표물에 고정된다.
- 편측 말초 안뜰 병변 또는 중추성 안뜰신경 질환 환자는 머리가 병변쪽으로 빠르게 회전할 때 시선을 유지할 수 없다.
- 양측성 안뜰 기능 소실 환자는 측면으로 머리 밀어올리기를 한 후, 교정을 위한 급속눈운동을 보인다.

■ 머리 흔들기 (Head–shaking) 검사를 시행하여 미로기능을 검사한다.

- 프렌젤 렌즈를 착용한 채 앉아서 환자는 머리를 30° 아래로 구부리고 빠르게 수평으로 초당 2회의 속도로 20번 머리를 흔든다.
- 검사자는 눈떨림을 확인한다.
- 편측성 미로 장애를 지닌 환자는 건측으로 빨리 움직일 때와 환측 귀로 천천히 움직일 때 수평 머리 흔들기로 인한 눈떨림을 보인다.
- 중추성 (소뇌성) 문제를 지닌 환자는 수직 눈떨림을 보일 수 있다.

가능한 소견

- 딕스 홀파이크(Dix–Hallpike) 방법 양성(바닥을 가리키는 귀가 환측임)
- 머리 밀어올리기 (Head–thrust) 검사 음성
- 머리 흔들기 (Head–shaking) 눈떨림 검사 음성
- 정상 청각 기능 (메니에르병과는 다름)
- 안뜰 기능 저하로 인한 시력 감소

보행, 이동 및 균형(gait, locomotion, and balance)

평가 (2장 참조)

- 동적 보행 지수 (Dynamic Gait Index)를 시행한다(2장 참조).

가능한 소견

- 양성 체위성 돌발어지럼 환자는 보행시 또는 다른 기능적 과제를 수행할 때 현기증을 피하기 위해 머리를 고정시키는 경향이 있다.

관절운동범위(range of motion)

평가

- 목뼈 문제를 배제하기 위해 목뼈 부위 관절운동범위를 검사한다.

가능한 소견

- 양성 체위성 돌발어지럼 환자는 정상 목뼈 관절운동범위를 지닌다.

개인 위생 및 가정 관리(self-care and home management)

평가 (2장 참조)

가능한 소견

- 양성 체위성 돌발어지럼 환자는 개인 위생 및 가정 관리 기술이 저하될 수 있다.

질병 특이적 검사 및 측정

어지러움 척도(Dizziness handicap inventory)

지시: 이 척도의 목적은 어지럼 또는 불안정성으로 인해 겪는 어려움을 확인하는 것이다. 각 질문에 "네", "아니오" 또는 "종종"으로 답한다.
당신의 어지럼 또는 불안정성 문제에 연관될 때만 대답한다.

항목(item)	반응(response)
위를 쳐다보면 문제가 더 커지는가?	
당신의 문제로 인해 좌절감이 드는가?	
당신의 문제로 인해 비즈니스 또는 여가 목적의 여행을 제한하는가?	

계속

어지러움 척도 *(계속)*	
항목(item)	반응(response)
수퍼마켓 복도를 걸어가는 것이 문제를 악화시키는가?	
당신의 문제로 인해 침대에 들어가고 나가는 것이 어려운가?	
당신의 문제가 외식을 하거나 영화를 보러가거나 무도장, 파티에 가는 등의 사회활동 참여를 제한하는가?	
당신의 문제로 인해 책 읽기가 어려운가?	
스포츠나 춤, 청소, 설겆이 등의 가사일 등 좀 더 활발한 활동을 할 때 문제가 커지는가?	
당신의 문제로 인해 동반자없이 집 밖을 나서기가 두려운가?	
당신의 문제로 인해 타인 앞에서 당황한 적이 있는가?	
머리의 빠른 움직임으로 문제가 악화되는가?	
당신의 문제로 인해 높은 곳을 피하는가?	
침대에서 돌아눕기가 문제를 악화시키는가?	
당신의 문제로 인해 심한 가사일이나 정원 일을 하기 어려운가?	
당신의 문제로 인해 당신이 중독된 것으로 다른 사람들이 생각한다고 걱정하는가?	
당신의 문제로 인해 혼자 산책가기가 어려운가?	
인도를 걷는 것이 문제를 악화시키는가?	
당신의 문제로 인해 집중하기가 어려운가?	
당신의 문제로 인해 밤에 집 주변을 걷기가 어려운가?	
당신의 문제로 인해 집에 혼자 있기가 두려운가?	

어지러움 척도 *(계속)*	
항목(item)	반응(response)
당신의 문제로 인해 장애를 느끼는가?	
당신의 문제가 당신 가족 구성원 또는 친구와의 관계에 스트레스를 주는가?	
당신의 문제로 인해 우울한가?	
당신의 문제가 직장 또는 가사일을 방해하는가?	
구부리는 것이 문제를 악화시키는가?	
총점	

예 = 4점; 종종 = 2점; 아니오 = 0점.

높은 점수는 어지럼으로 인해 자각하는 장애 효과가 크다는 것을 뜻한다. 18점의 변화는 임상적으로 유의하다.

Source: Jacobson GP, Newman CW. The development of the dizziness handicap inventory. Arch Oto Head Neck Surg. 1990;116(4):424-427, with permission.

메니에르병 (Meniere' s Disease)

기술/개관

메니에르병(MD)은 원인 미상의 안뜰 질환으로 갑작스러운 심한 현기증, 이명, 청력 소실 및 통증, 환측 귀의 압력 등을 포함하는 증상이 재발하는 것과 연관된다. 진행성, 기복이 심한 청력 소실이 가장 중요한 증상이다.

물리치료적 검사

병력(2장 참조)

- 특정 동작이 증상을 유발하는가?

가능한 소견

- 메니에르병 환자에서는 반응이 음성임

생체 징후(vital signs)

- 혈압, 심박동수, 호흡수 및 체온을 평가한다.

검사 및 측정

산소 용적/지구력(aerobic capacity/endurance)

평가 (2장 참조)

가능한 소견

- 메니에르병 환자는 발작 이후 극도의 피로감을 느낄 수 있다.

뇌 및 말초신경 (cranial and peripheral nerve integrity)

평가

- 모든 뇌신경을 평가한다.
- 각 귀의 청각 기능에 초점을 맞춘다(VIII번, 달팽이 요소).
- 린네 검사 (Rinne Test)(2장) 및 웨버 검사 (Weber Test)를 시행한다(2장).

가능한 소견

- 진행성, 변동이 심한 청력 소실 (저주파 소실이 우선함)
- 린네 검사에 대한 정상 반응 (대기 전도는 골전도에 비해 나음)
- 웨버 검사 시의 편향 반응 (환측 귀로부터 멀어짐)
- 이명
- 귀가 꽉 찬 느낌
- 시각 장애

보행, 이동 및 균형(gait, locomotion, and balance)

평가 (2장 참조)

- 동적 보행 지수 (Dynamic Gait Index)를 시행한다(2장 참조).

가능한 소견

- 후기 메니에르병 환자는 다음을 보일 수 있다.
  - Tumarkin의 이석위기 (Tumarkin' s otolithic crisis)(서 있거나 걷다가 갑작스럽게 넘어짐)와 같은 균형 장애
  - 어두운 곳에서 걷기 어려움

통증(pain)

평가

- Ransford 통증 도해 (Ransford Pain Drawings)를 시행한다(2장).

가능한 소견

- 일부 메니에르병 환자는 이통 및 두통을 호소할 수 있다.

개인 위생 및 가정 관리 (self-care and home management)

평가 (2장 참조)

가능한 소견

- 메니에르병 환자는 발작 도중 또는 직후 개인 위생 및 가정 관리의 장애를 지닐 수 있다.

약제			
적응증	**성분명**	**상품명**	**흔한 부작용**
현기증, 오심 및 구토	diazepam	Valium	저혈압, 근 위약, 빠른맥, 호흡기 문제, 우울
	promethazine	Phenergan	졸림, 혼돈, 지남력 장애
	dimenhydrinate	Dramamine	졸림, 안절부절 못함, 침침한 시야
안뜰계 활동	prochlorperazine	Compazine	침침한 시야, 불규칙적인 심박동, 혼돈
속귀액	diuretics	Lasix	침침한 시야, 위장관 문제
	antihistamine drugs	Claritin, Allegra	어지럼, 졸림, 두통, 오심

삼차신경통
[Trigeminal Neuralgia (Tic douloureux)]

기술/개관

삼차신경통(Trigeminal Neuralgia; TN)은 얼굴 틱과 연관되기 때문에 *동통성 틱(tic douloureux)*라고도 불리는데, 이는 만성 통증 질환으로 수초에서 수분간 지속되는 갑작스럽고, 심한 작열감 또는 쇼크와 같은 얼굴통증을 유발한다.

통증(pain)

2장의 뇌/말초신경 상태의 삼차신경 그림을 참조.

물리치료적 검사

병력(history) (2장 참조)

생체 징후(vital signs)

- 혈압, 심박동수, 호흡수 및 체온을 평가한다.

검사 및 측정

뇌 및 말초신경(cranial and peripheral nerve integrity)

평가

- 뇌 및 말초신경을 평가한다.
- 뇌신경 7번 문제를 배제하기 위해 얼굴 표정근을 평가한다.
- 삼차신경에 초점을 맞춘다(V).

가능한 소견

- 발작 동안 삼차신경통 환자는 하나 이상의 삼차신경 분지를 따라 편측성으로 찌르는 듯한 통증을 경험할 수 있다.
- 발작 후에는 삼차신경통 환자는 정상적인 얼굴 감각(감각 소실은 발생하지 않으므로), 씹기근력 및 정상 각막 반사를 보인다.

근 수행력(muscle performance)

평가

- 삼차신경통 환자로 하여금 얼굴 양측의 깨물근 수축 및 관자근의 크기 및 근력을 느끼게 하기 위해 입을 꽉 다물도록 한다.

가능한 소견

- 삼차신경통 환자는 정상적인 깨물근 및 관자근 근력을 보인다.

통증(pain)

평가

- 보편적 통증 평가 도구 (Universal Pain Assessment Tool)(2장) 또는 Ransford 통증 도해 (Ransford Pain Drawings)(2장)를 시행한다.

가능한 소견

삼차신경통 환자는 종종

- 특히, 가벼운 촉각 및 진동과 같은 자극이 심한 통증을 유발한다고 한다.
- 하나 이상의 삼차신경 분지를 따라 얼굴의 통증을 경험한다.
- 통증이 짧은 얼굴근육 경련 및 틱을 유발한다고 호소한다.

반사(reflex integrity)

평가

- 위팔두갈래근힘줄 및 무릎힘줄의 깊은힘줄반사
- 턱 반사 (2장 참조)

가능한 소견

- 턱 반사를 포함한 정상 깊은힘줄반사

약제			
적응증	**성분명**	**상품명**	**흔한 부작용**
통증 및 경련	carbamazepine	Tegretol, Carbatol	피부 발진, 발열, 인두통, 쉽게 멍들거나 출혈
	oxcarbazepine	Trileptal	어지럼, 졸림, 침침한 시야, 위장관 문제
	gabapentin	Neurontin	졸림, 진전, 두통, 위약
통증	amitriptyline	Elavil, Endep	구강 건조, 졸림, 오심, 위약
	nortriptyline	Aventyl HCI, Pamelor	속쓰림, 졸림, 위약
	baclofen	Lioresal, Kemstro	혼돈, 오심, 졸림

제 7 장

급성 또는 만성 다발성 신경병증 (Acute or chronic polyneuropathies)

축삭성 다발성 신경병증 (Axonal Polyneuropathy)

기술/개관

다발성 신경병증(polyneuropathy; PN)은 다수의 말초 신경이 손상되어 감각 또는 운동 손상을 초래하는 질환이다. 축삭 또는 수초가 손상될 수 있고 이는 당뇨, 알콜중독, 신질환, 독성물질 또는 나병과 같은 감염에 의해 야기될 수 있다. 만성 특발성 축삭성 다발성신경병증은 노인에서 관찰되며 발, 하지 및 때로는 손의 진행성 감각마비로 나타난다.

의학적 위험 징후 (Medical Red Flags)

자율신경계 다발성신경병증		
증상	가능한 원인	처치
• 자율신경계 다발신경병증은 가슴 답답함 또는 가슴, 팔, 턱의 통증과 같은 심장마비의 증상은 감출 수 있기 때문에 혈압 및 심박동수의 변화; 기립성 저혈압; 오심; 구토; 호흡곤란; 현훈은 위험 징후이다.	• 심장마비	• 치료 중단 • 즉각적인 의료적 처치

주의사항(precautions)

- 말초신경병증은 하지의 손상을 간과할 수 있다; 어떠한 부상이나 창상의 경우도 의료진의 처치를 받는다.
- 환자는 감각의 일부가 남아 있는 한 감각 소실의 중요성을 인식하지 못할 수 있다.
- 샤르코 발(Charcot foot) 또는 신경병성 관절병증은 장기적으로 혈당이 상승된 경우 발생한다; 이는 뼈의 연화를 초래하여 골절 및 붕괴를 초래할 수 있다; 발목뼈 및 발꿈치뼈에 가장 호발한다.

물리치료적 검사

병력(history)

2장을 참조하여 전체 병력을 청취하며 다음을 포함한다.

- 발병 시기
- 증상 진행에 대한 기술

검사 및 측정

산소 용적/지구력(aerobic capacity/endurance)

고려사항

- 자율신경병증을 지닌 환자는 심장마비의 특징적인 징후를 주지하지 못할 수 있기 때문에 유산소 운동 시 주의깊게 관찰해야 한다.
- 자율신경병증에서의 온도조절 기능 저하로 인해 환자는 뜨겁거나 또는 추운 환경에서의 운동을 피해야 한다.

인체 측정 특징(anthropometric characteristics)

고려사항

- 수분 저류는 당뇨 환자에서 발생할 수 있으며 신발이 꽉 끼게 되어 수포 또는 피부 손상을 초래한다.

평가

- 체중 및 신체 둘레 측정

보조기구(assistive and adaptive devices)

고려사항

- 손과 발의 보호의 중요성을 강조해야 한다.
- 신발을 항상 신고, 설거지나 정원 일을 할 때 장갑을 착용하는 등의 안전 수칙에 대해 교육을 받아야 한다.

평가

- 손상으로부터 취약한 부위의 보호를 위한 특수 신발, 석고, 부목 및 보행 보조기구의 필요성을 결정한다.
- 신발을 잘 맞는지 확인해야 한다.

순환(circulation)

고려사항

- 자율신경병증은 기립성 저혈압 및 심장마비의 통증 증상을 자각하지 못하게 할 수 있다.

평가

- 생체 징후를 지속적으로 관찰한다.
- 넙다리, 오금, 발등 및 뒤정강동맥 맥박을 잰다.

가능한 소견

- 피부 온도의 감소는 동맥의 관류 저하를 시사할 수 있다; 피부 온도의 상승은 감염에 기인할 수 있다.
- 부종 단계 척도를 사용하여 손과 하지의 수분 저류를 측정한다(2장 참조).

뇌 및 말초신경 (2장 참조)(cranial and peripheral nerve integrity)

평가

- 뇌신경 2번, 3번, 4번, 6번을 검사한다.
- 말초신경의 감각 분포를 평가한다.
- 온도 감각을 평가한다.

가능한 소견

- 온도 감각이 종종 소실된다.

환경, 가정, 직장 장애물 (2장 참조)
(environmental, home, and work barriers)

고려사항

- 모든 방은 야간등을 포함하여 적절한 조명을 해야 한다.
- 계단, 욕조 및 샤워시설에는 미끄럼방지 표면을 해야 한다.
- 물의 온도를 조절하여 화상을 입지 않도록 해야 한다.

보행, 이동 및 균형(gait, locomotion, and balance)

고려사항

- 감각 소실 및 뼈사이 근육의 위약으로 인해 균형 및 보행 문제가 발생할 수 있다.

평가 (검사 과정에 대해서는 2장 참조)

- 균형에서의 감각 상호작용에 대한 임상 검사(M-CTSIB)를 포함하여 전체 정적 및 동적 균형 검사를 시행 (2장 참조)

- Tinetti 낙상 효율 척도 (Tinetti Falls Efficacy Scale) 시행
- 보행 및 이동 시 안전성을 평가한다.

가능한 소견

- 감각 소실 및 뼈사이 근육 위약으로 인해 다음이 초래될 수 있다:
  - 낙상 위험 증가
  - 발목처짐
  - 높은-계상보행 (High-steppage gait)
- 엉덩관절 근육, 특히 엉덩관절 벌림근의 위약으로 인해 트렌델렌버그 또는 보상된 트렌델렌버그 징후 양성을 초래한다(과도한 가쪽 체중 이동).

피부 상태(integumentary integrity)

고려사항

- 발의 보호 및 관리를 강조해야 한다.
- 환자는 시력 소실 또는 당뇨병성 망막병증을 지닐 수 있으며 이는 적절한 피부 관찰을 방해할 수 있다.

평가

- 피부에 창상, 굳은살, 탈색 부위가 있는지, 특히 체중 지지면을 중심으로 관찰한다.
- 피부 온도를 측정한다.
- 발, 손 및 사지의 대칭성 및 색을 관찰한다.
- 창상의 위치 및 단계를 기술한다.

가능한 소견

- 엄기건막류, 망치족 및 갈퀴족 변형은 신발에 과도한 압박을 가해 피부 손상을 초래할 수 있다.
- 피부 온도의 감소는 동맥 관류 저하를 시사한다.
- 피부 온도 증가는 염증 또는 궤양이 임박한 증거이다.
- 사지는 과도한 온도로부터 보호되어야 한다.
- 영양성 변화는 굳은살, 피부 궤양, 무통성 골절 및 신경병증 골관절병증 등을 포함한다.
- 자율신경병증은 발한 및 유지 생성의 감소 및 소실을 초래할 수 있다.
  이는 건조하고 탄성이 저하된 피부를 만들어 피부 손상, 부상 및 심한 굳은살 형성에 취약하게 된다.
- 발의 궤양은 감염 및 괴저로 이어질 수 있으며 즉각적인 의료적 처치가 필요하다.

근 수행력(muscle performance)

가능한 소견

- 근육의 위축은 주로 하지에서 발생하지만, 손에서도 발생할 수 있다.
- 허리엉치신경얼기병증 및 넙다리신경병증은 발목쳐짐을 포함한 하지 위약을 초래할 수 있다.
- 다발성신경병증은 위약을 보일 수 있으며 이는 먼쪽에서 몸쪽으로 발생한다.

보조기, 보호기구 및 지지기구 (orthotic, protective, and supportive devices)

고려사항

- 잘 맞는지와 추가적인 깊이, 넓은 앞심(toe box), 두꺼운 양말 및 보조기의 필요성
- 체중 지지활동의 감소 및 맞춤형 신발 또는 완전 접촉형 석고고정을 통해 창상 부위 스트레스를 감소시킬 필요성
- 근 위약 존재 시 단하지 보조기 및 cock-up 보조기의 필요성

가능한 소견

- 망치족 및 갈퀴족은 흔하며 보호를 요한다.

통증(pain)

평가

- 보편적 통증 평가 도구를 시행한다(2장 참조).
- Ransford 통증 도해에 통증의 부위 및 종류를 기술한다(2장 참조).

가능한 소견

- 다발성신경병증은 심각한 말초신경병성 통증을 초래할 수 있다.
- 통증은 타는 듯한 느낌, "핀과 바늘로 찌르는 듯한" 통증, 저림, 칼로 찌름 또는 쑤시는 듯한 통증으로 기술될 수 있다.
- 무해자극 통증 즉 정상 촉각으로부터의 통증 또한 존재할 수 있다.

관절운동범위(range of motion)

- 근육의 길이 및 유연성 평가를 위한 능동적 및 수동적 관절운동범위

가능한 소견

- 망치족 및 갈퀴족 변형이 존재할 수 있다.

반사(reflex integrity)

다음 깊은힘줄반사를 시행한다.

- 턱 반사; 삼차신경
- 위팔두갈래근 C5–6
- 위팔세갈래근 C5–8
- 무릎 반사(네갈래근) L2–4
- 발바닥쪽굽힘근 (아킬레스) S1–2

가능한 소견

- 깊은힘줄반사는 감각신경병증 시 특징적으로 감소하거나 소실된다.

감각(sensory integrity)

고려사항

- 환자는 감각 결손에 대해 인지하지 못할 수 있기 때문에 자각도 측정은 효과적이지 않을 수 있다.

평가

- 이상감각, 저림감 등으로 비정상 감각을 기술하도록 한다.
- 고유수용성감각, 진동감각 및 위치감각을 평가한다.
- 주관적 말초신경병증 선발검사를 시행한다(질환 특이적 검사 및 측정 참조).
- 모노필라멘트를 사용하여 여러 부위의 감각 검사를 시행한다(2장 참조).

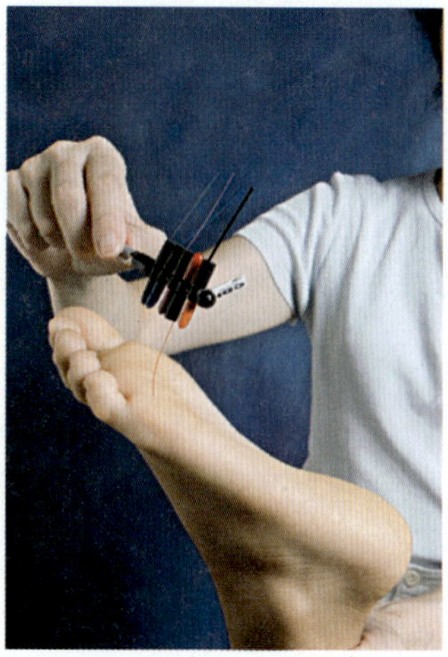

가능한 소견

- 통증, 진동감각 및 위치감각 이상이 있을 수 있다.
- 4.17 모노필라멘트를 느낄 수 있으면 정상 감각으로 간주된다; 5.07 모노필라멘트를 느끼는 것은 보호적 감각으로 간주된다; 보호적 감각의 소실은 심각한 감각 소실을 의미하며 족부 궤양의 위험이 증가한다.
- 감각 이상은 대개 스타킹/장갑 양상으로 나타난다.

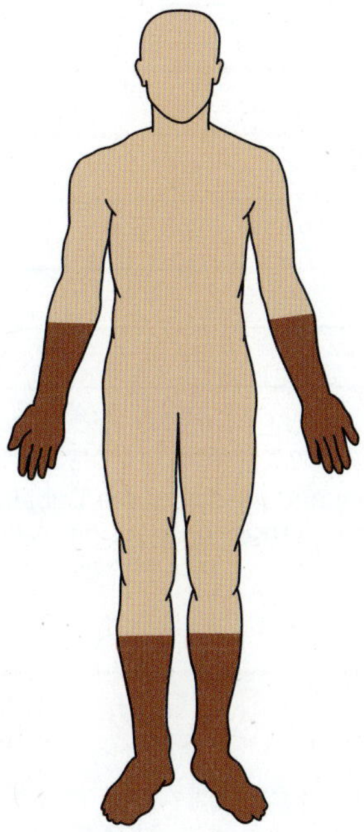

질병 특이적 검사 및 측정 (Disease-specific tests and measures)

주관적 말초신경병증 선발검사 (Subjective peripheral neuropathy screen)

각 증상에 대한 정도를 기록한다.

1. 한번도 없으며 항상 정상임
2. 현재는 없음
3. 현재 있는 경우 1(경도)에서 10(가장 중증)으로 점수를 측정

증상	정도
(1) 손과 팔에 통증 및 작열감	
(2) 발과 다리에 통증 및 작열감	
(3) 손과 팔에 "핀과 바늘로 찌르는 듯한" 통증	
(4) 발과 다리에 "핀과 바늘로 찌르는 듯한" 통증	
(5) 손과 팔에 감각마비	
(6) 발과 다리에 감각마비	

최대 점수	신경병증의 단계
한번도 없거나 현재는 없는 경우	0
1-3	1
4-6	2
7-10	3

Source: McArthur JH. The reliability and validity of the Subjective Peripheral Neuropathy Screen. J Assoc Nurses AIDs Care. 1998; 9(4): 84-94, with permission.

약제

말초신경병증을 치료하기 위한 많은 약제는 이러한 목적으로는 FDA 승인을 받지 못했다. 이들은 항경련제 또는 항우울제로 분류되는 약제들이며 승인 용도에 따라 열거되었다.

적응증	성분명	상품명	흔한 부작용
경도의 통증	항우울제로의 duloxetine hyddrochloride	Cymbalta	변비, 설사, 구강 건조 및 오심
중등도 및 중증 통증	oxycodone fentanyl	Oxycontin Percocet Duragesic	느린 맥, 혼돈, 어지럼, 졸림 및 오심
말초신경병증	항우울제: imipramine, amitriptyline, nortriptyline	Tofranil Elavil Pamelor Aventyl	졸림, 어지럼, 저혈압 및 피로

길랑-바레 증후군 (Guillain-Barré Syndrome)

기술/개관

길랑-바레 증후군(GBS)는 급성염증성 질환으로 말초신경(peripheral nerves), 척수감각(spinal sensory) 및 운동신경뿌리(motor nerve roots), 때로는 뇌신경에서 탈수초화 및 축삭 변성을 초래한다.

길랑-바레 증후군의 진단에 사용되는 기준은 다음과 같다:

- 길랑-바레 증후군에 선행하는 감기와 유사한 증상
- 한쪽 사지 이상에서 나타나는 진행성 운동 위약
- 대칭성, 양측성 양상의 위약
- 뇌신경 침범
- 깊은힘줄반사의 감소 및 소실
- 2-4주 후에 증상 진행이 안정화

의학적 위험 징후 (Medical Red Flags)

모든 검사 및 치료를 중단해야 한다; 의료적 처치를 받아야 한다.

깊은정맥혈전증 (Deep vein thrombosis)

증상	가능한 원인	처치
• 환부의 부종, 열감 및 홍조 • 호만 징후(Homan' s sign)가 나타날 수 있음	• 부동으로 인해 혈전이 다리 또는 팔의 깊은정맥에 형성될 수 있음	• 치료 중단 및 즉각적인 의료적 처치 • 하지 운동 금기

자율신경계 이상 (Autonomic disturbances)		
증상	**가능한 원인**	**처치**
• 빠른 맥 • 느린 맥 • 발작성 고혈압 • 무한증 또는 다한증 • 기립성 저혈압	• 부교감 및 교감신경의 기능이상	• 치료 중단 및 즉각적인 의료적 처치

호흡 부전 (Respiratory distress)		
질환 발병 수주내에 발생할 수 있다.		
증상	**가능한 원인**	**처치**
• 호흡곤란 및 빈호흡 등의 심폐기능의 변화	• 호흡근의 심한 위약	• 치료 중단 및 즉각적인 의료적 처치

연하곤란 (Dysphagia)		
증상	**가능한 원인**	**처치**
• 연하 시 통증 • 질식 • 흡인 • 기도 폐쇄 • 폐렴	• 연하 근육의 협응동작 저하 • 연하 반사의 감소 • 혀 및 인두 조절 감소 • 뇌신경 이상	• 흡인에 대해서는 즉시 의료적 처치를 받는다. • 필요한 경우 하임리히 방법(Heimlich maneuver) 또는 심폐소생술(CRP)을 시행한다. • 언어 식이 프로그램

주의사항(precautions)

- 아픈 근육의 과사용은 회복 기간의 연장을 초래할 수 있다.
- 탈신경화 및 근 위약으로 인해 과도한 스트레칭이 발생할 수 있다.

물리치료적 검사

병력(history)

2장을 참조하여 전체 병력을 청취하며 다음을 포함한다:

- 발병 시기
- 증상 진행에 대한 기술

검사 및 측정

산소 용적/지구력(aerobic capacity/endurance)

- 안정 시, 운동 중, 운동 후의 혈압, 호흡수 및 심박동수를 측정한다.
- Borg 운동 자각도를 사용한다(2장 참조).

가능한 소견

- 길랑 바레 증후군 초기에 호흡 상태가 저하될 수 있다.
- 초반에 지구력이 감소하며 과도한 운동은 피해야 한다.

보조기구(assistive and adaptive devices)

평가

- 기능적 활동을 위해 보조기구 또는 장비가 필요할지를 평가한다.

소견

- 의자차는 대개 초기 수개월간은 필요하다; 의자차 선정 시 근 피로를 피하고, 잔존 근력, 자세 유지 필요성 및 환자의 가정/직장 환경에서 조작 편리성을 고려해야 한다.

순환(circulation)

가능한 소견

- 심박출량 감소 및 심장부정맥(cardiac arrhythmia)
- 혈압이 저혈압과 고혈압 사이에서 변동

뇌 및 말초신경(cranial and peripheral nerve integrity)

평가

- 뇌신경(CN)을 평가한다(2장 참조).

가능한 소견

- 뇌신경 침범으로 인해 안구 근육 및 반사반응(뇌신경 III, VI, X번), 안면(뇌신경 VII번) 및 구강인두근육(뇌신경 IX, XII번)의 위약을 초래할 수 있다.
- 이로 인한 연하곤란, 구음장애, 안구운동불완전마비 및 눈꺼풀처짐증이 동반될 수 있다.

날카로움/둔함의 구분과 가벼운 촉각에 대해 말초신경을 *평가한다.*

가능한 소견

- 날카로움/둔함의 구분 및 가벼운 촉각의 이상은 종종 오랫동안 지속된다.

환경, 가정, 직장 장애물 (2장 참조) (environmental, home, and work barriers)

보행, 이동 및 균형(gait, locomotion, and balance)

다음을 이용한 균형 평가 (2장 참조)

- 롬버그 검사 (Romberg Test)
- Berg 균형 척도 (Berg Balance Scale)
- 작업 지향적 움직임 (Performance Oriented Mobility) 평가

보행 및 이동 평가

- 관찰적 보행 분석 (Observational Gait Analysis) (2장 참조)

가능한 소견

- 보행 및 균형은 통증, 지구력 감소 및 근 위약에 영향을 받을 수 있다.
- 발목쳐짐 및 발뒤꿈치 닿기 (heel strike) 감소는 흔한 소견이다.

운동 기능(motor function)

평가

- Rivermead 이동성 지수를 사용한다(2장 참조).

근 수행력(muscle performance)

고려사항

- 무리하지 않도록 주의해야 하기 때문에 도수근력검사는 여러 차례에 나눠서 시행해야 한다.
- 약해진 근육을 대체하는 것을 피한다.

평가

- 각 근육의(근육 군이 아님) 도수근력검사는 진행을 관찰하기 위해 시행해야 한다.
- 얼굴 및 호흡 근육도 검사해야 한다.
- 동력계를 사용하여 시간에 따른 근력 변화에 대한 민감도를 향상시킨다.

가능한 소견

- 근 위약은 일반적으로 먼쪽에서 몸쪽으로, 하지에서부터 상지로, 대칭적으로 진행한다.
- 얼굴 및 호흡근도 종종 침범된다.

보조기, 보호기구 및 지지기구 (orthotic, protective, and supportive devices)

고려사항

- 기구에 대한 필요성은 대개 단기적이기 때문에 비용을 고려해야 한다.
- 단하지 보조기는 앞정강근 및 발의 내재근의 잔존하는 위약으로 인해 종종 필요하다.
- 안정 시 부목은 손과 발의 구축을 막기 위해 필요할 수 있다.

평가

다음의 필요성을 평가한다:

- 보조기
- 압력을 감소시키거나 제거하기 위한 자세 보조 기구 (예; 압력 감소 매트리스, 쿠션, 부츠 등)
- 워커, 목발 및 지팡이

통증(pain)

평가

- 보편적 통증 평가 도구 (Universal Pain Assessment Tool)를 시행한다 (2장 참조).
- Ransford 통증 도해 (Ransford Pain Drawings)에 통증의 부위 및 종류를 기술한다(2장 참조).

가능한 소견

- 통증은 등과 다리에서 종종 발생하여 매우 심할 수 있다.
- 통증은 야간에 종종 악화된다.
- 통증은 작열감, 저림감 또는 전기충격과 같은 이상감각

반사(reflex integrity)

평가

- 깊은힘줄반사를 평가한다.

가능한 소견

- 깊은힘줄반사는 질병 초기에 감소하거나 소실될 수 있다.

개인 위생 및 가정 관리(self-care and home management)

평가

- 기능적 독립 지수(FIM)를 평가한다.
- Katz의 일상생활 동작시 독립 지수를 시행한다(2장 참조).

감각 상태(sensory integrity)

평가

- 인지/지각 검사 이전에 감각 체계 기능적 상태를 평가한다(체성감각, 시각, 청각).
- 표재 (통증, 온도, 촉각), 깊은(고유수용성, 진동) 및 통합 겉질감각

가능한 소견

- 초기에는 발에서 시작되는 이상감각 및 감각마비가 있을 수 있으며 손에서도 나타날 수 있다.
- 진동감각 및 위치감각의 감소도 나타날 수 있다.

환기 및 호흡(ventilation and respiration)

평가

다음을 포함한 호흡상태를 평가한다:

- 폐 청진을 통한 호흡음
- 맥박산소측정기
- 호흡곤란 및 빈호흡의 징후
- 폐활량계를 통한 일회호흡량 및 폐활량
- 기침능력
- 기도 청소 능력
- 흉부 팽창
- 운동 중 및 운동 후 Medical Research Council의 호흡곤란 척도를 평가 (2장 참조)

가능한 소견

- 호흡근의 저하는 약한 기침, 폐용적, 일회호흡량 및 산소포화도 감소를 유발할 수 있다.
- 뇌신경 침범으로 인한 구강운동 위약으로 흡인이 나타날 수 있다.

직장, 사회 및 여가 활동(work, community, and leisure)

평가

- 지역사회 및 직장 환경내에서 의자차, 보조기 및 보조기구를 가지고 이동하는 기술을 평가한다.

약제/치료 (Medications/treatment)

- 혈장분리반출술은 길랑-바레 증후군의 질병 경과를 단축시키고 증상을 완화시키는 것으로 알려져 있다.

약제			
적응증	**성분명**	**상품명**	**흔한 부작용**
길랑-바레 증후군의 증상	정맥주사용 면역글로불린	Gammagard S/D, Gammar-IV, lveegam	두통, 피부 발진, 허리통증, 천명, 빠른맥, 오심 및 저혈압
신경병성 통증	acetaminophen with codeine	Tylenol with codeine	머리가 멍함, 어지럼, 졸림 및 오심
과민성 및 신경병성 통증	gabapentin carbamazepine	Neurontin Tegretol	백혈구수 감소, 오심, 구토 및 어지럼
근육 경련	diazepam	Valium	졸림, 어지럼, 침침한 시야, 협응동작 장애 및 균형, 단기 기억 소실

제 8 장

비진행성 척수 질환(척수 손상)
Nonprogressive disorders of the spinal cord (spinal cord injury; SCI)

기술/개관

신경학적 침범의 종류 (알파벳 순서) (neurological involvement types) (in alphabetical order)

앞척수증후군(Anterior cord syndrome) – 병변 부위 아래로 운동 기능, 통증 및 온도 소실

브라운 세까르 증후군(Brown–Séquard syndrome) – 척수 편측 절단으로 인해 동측 운동 침범 및 고유수용성감각 소실, 반대측 통증 및 온도 소실

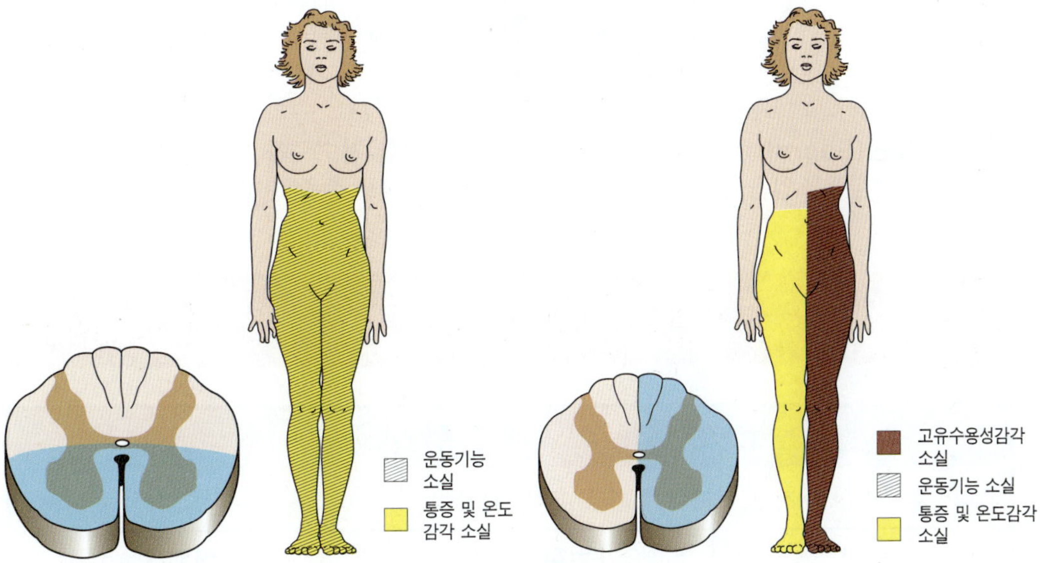

말총 손상(Cauda equina injury) – 말초신경 손상의 증상과 유사함 (특정 척수신경뿌리 침범)

중심척수증후군(Central cord syndrome) – 감각에 비해 운동 신경 침범이 좀 더 심함; 상지가 하지에 비해 더욱 침범; 노인 및 척주관이 좁은 사람에서 호발

척수원뿔증후군(Conus medullaris syndrome) – 하지 마비 및 배변, 배뇨 반사소실 등 위운동신경세포 및 아래운동신경세포 증상이 모두 나타날 수 있음; 일부 환자에서는 엉치반사가 보존될 수 있음

뒤척수증후군(Posterior cord syndrome) – 병변 부위 아래로 고유수용성감각 및 2점 구분이 소실

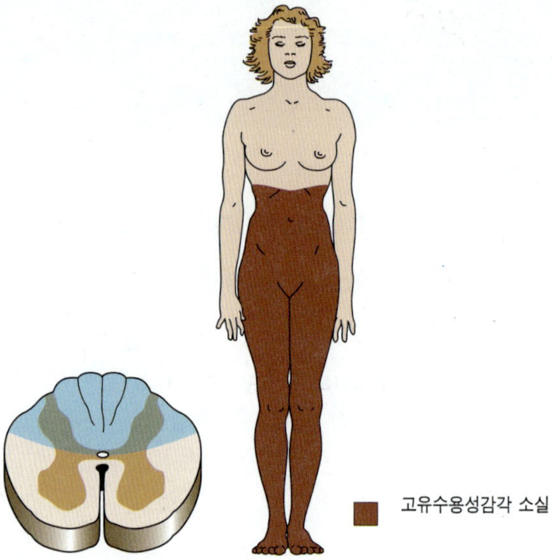

엉치부 보존(Sacral sparing) – 가장 중심에 위치한 천수로가 보존된다; 항문주위 감각 및 바깥항문조임근이 보존된다(불완전 목뼈 손상에서 종종 관찰됨).

의학적 위험 징후 (Medical Red Flags)

자율신경계 반사이상

T6 이상의 손상을 지닌 환자에서 가장 흔히 나타남

증상	가능한 소견	처치
• 얼굴 홍조 • 두통 • 병변 부위 위로 발한 증가 • 매우 높은 혈압 • 느린 맥 • 피부 발진	• 변이 가득참 • 방광이 가득참 • 도뇨관이 막힘 • 요로감염 • 병변 부위 아래로의 유해성 자극 (예; 내향성 발톱 등)	• 원인을 확인하고 제거 • 혈압 및 심박동수를 주시 • 환자는 앉은 자세로 유지 • 의사에서 고지 (혈압약을 투여할 필요가 있을 수 있음) • 10분 이내에 해결되지 않는 경우, 구급차를 부름

기립성 저혈압 (체위성 저혈압) [Orthostatic hypotension(postural hypotension)]

사지마비 환자의 대부분에서 발생

증상	가능한 원인	처치
• 체위 변경에 따른 혈압 강하 (예; 누운 자세에서 앉은 자세로 또는 앉은 자세에서 선 자세로)	• 먼쪽 및 하지의 정맥 순환 장애 • 혈압을 안정화하지 못함	• 환자를 기대게 하고 하지를 들어 올림 • 체위 변경 시 혈압을 지속적으로 관찰 • 환자로 하여금 압박스타킹이나 복대를 착용토록 함

깊은정맥혈전증 (Deep vein thrombosis; DVT)

하지에서 대개 발생

증상	가능한 원인	처치
• 환부의 부종, 열감 및 홍조 • 호만 징후 (Homan's sign) 검사 시 (무릎을 구부리고 발목을 수동적으로 발등굽힘시킬 때 종아리 부위 통증) 종아리 근육의 통증 통증을 느끼지 않을 수 있음	• 부동으로 인해 혈전이 다리 또는 팔의 깊은정맥에 형성될 수 있음 • 호만 징후 음성인 경우, 감각 장애	• 안정 및 하지 운동 금기 • 즉시 의사에게 의뢰

이소성 골화증 (Heterotopic ossification)		
손상 부위 아래의 연부조직에서의 골형성		
증상	**가능한 원인**	**처치**
• 통증, 국소 압통, 온감 또는 수동적 관절범위운동 시 움직임의 제한 (뼈가 끝에 걸리는 듯한 느낌)	• 관절강내 또는 관절 부위 연부조직에 골극 형성	• 수동적 관절운동범위는 부드럽게 시행하며 힘을 주지 않음 • 의사에게 의뢰

어깨 통증 (Shoulder pain)		
사지마비 환자에서 종종 발생		
증상	**가능한 원인**	**처치**
• 움직임으로 악화되는 어깨 통증	• 과사용으로 인한 회전근개 파열 또는 부상 • 급성기에 부동으로 인한 관절운동범위 소실	• 어깨 통증의 원인 파악 • 적절한 운동 및 자세 교육 • 의사에게 의뢰

요로감염 (Urinary tract infection)		
척수손상 환자는 요로감염에 보다 취약하다		
증상	**가능한 원인**	**처치**
• 발열 • 오한 • 오심 • 두통 • 경직 증가 • 배뇨 시 심한 통증 또는 작열감 • 자율신경반사이상 • 검은색 뇨 또는 혈뇨	• 요로 감염	• 의사에게 의뢰

척추 압박 골절		
만성 척수손상 환자에서 보다 흔함		
증상	**가능한 원인**	**처치**
• 직립 자세 시 극심한 통증 • 누운 자세에서 통증이 경감	• 척추의 골다공증	• 침상 안정 • 의사에게 의뢰

물리치료적 검사

일반적 고려사항(general considerations)

검사자는

- 환자가 골절 고정술을 시행한 경우, 검사 시 목과 몸통의 움직임을 해도 되는지 확인한다(척추 보조기 및 할로 보조기는 목과 몸통의 움직임을 제한한다).
- 체중 부하와 관절운동범위에 의학적 이유로 제한이 있는지 평가한다(사지마비 환자는 건고정 파악(tenodesis grasp)을 위해 손가락 굽힘근의 단축이 필요하다).
- 초기 앉은 자세에서의 균형감각을 주시한다(제한이 있을 수 있음).
- 외상성 뇌손상 환자의 경우 겉질 및 소뇌 기능을 주의깊게 평가한다(4장 참조).

병력(history) (2장 참조)

- 손상 전 기능적 상태 및 활동 수준을 평가한다.
- 가정, 직장, 학교 및 놀이 환경과(의자차 접근성) 지지 체계를 평가한다.
- 손상 기전을 평가한다.
- 발생일을 평가한다.
- 내과적 및 외과적 병력에 대해 차트를 점검한다.

생체 징후(vital signs)

고려사항

- 척수손상 및 자율신경계 침범을 동반한 환자는 병변 부위 아래로 땀이 나지 않아서 체온 조절 문제를 겪을 수 있다.

평가

- 혈압, 심박동수, 호흡수 및 체온을 측정한다.

가능한 소견

- 산소 용적/지구력; 순환; 환기 및 호흡 부분 참조.

검사 및 측정
(Tests and measures)

산소 용적/지구력(aerobic capacity/endurance)

고려사항

- 가로막신경(phrenic nerve)(C3-5)은 가로막을 지배한다.
- T1-12는 갈비사이근을 지배한다.

평가

- 혈압, 호흡수, 심박동수를 누운 자세, 앉은 자세, 선 자세, 안정 시 및 운동 중, 운동 후에 측정한다(손목, 목동맥 또는 발목에서).
- 가능하면, 맥박산소측정기, 혈액 가스, 일회 호흡량(tidal volume) 및 폐활량(vital capacity)을 측정한다.
- 가능하면, 상지 자전거 운동력 측정계 (ergometer) 검사를 시행한다.

가능한 소견

- 체위 변화 및 운동에 대한 심혈관 및 호흡기 반응 저하 (누운 자세 < 앉은 자세)
- 운동 지구력 감소
- 병변 부위 위로 심한 발한

인체 측정 특징(anthropometric characteristics)

고려사항

- 몸통 길이에 대한 팔길이는 매트 및 이동 동작을 할 때 중요하다(팔이 짧고 몸통이 긴 사람은 다리 뻗고 앉아서 푸쉬업을 할 때 블록이 필요할 수 있다).

평가

- 신장, 체중, 체질량지수 및 팔길이 대 몸통 길이를 측정한다.

각성, 주의 및 인지(arousal, attention, and cognition)

고려사항

- 척수손상 및 두부 손상 환자는 정신 상태, 기억, 주의 집중 기간에 영향을 받을 수 있다.

평가

- 간이 의식 상태 검사(MMSE) (2장) 또는 란초 로스 아미고 인지 수준 (외상성 뇌손상의 경우) (4장)을 시행한다.
- 다음을 평가한다.
  - 시간, 장소 및 사람에 대한 지남력
  - 단기 및 장기 기억력
  - 주의력
  - 기분
  - 표현성 또는 수용성 언어

가능한 소견

- 우울증
- 쉽게 좌절함

보조기구(assistive and adaptive devices)

고려사항

- 척수손상 환자는 일상생활동작 수행을 위해 보조기구가 필요할 수 있다(의자차, 이동판, 머리빗/칫솔, 손잡이가 달린 식사보조기구).

평가

- 보조기구가 잘 맞는지, 정렬 및 안전성을 평가한다.
- 보조기구를 사용하는 능력을 평가한다.
- 의자차 체크리스트(Wheelchair Checklist)를 시행한다.
  (http://davisplus. fadavis.com 참조)
- 보조기구를 유지하는 능력을 평가한다(의자차 포함).

순환(circulation)

평가

- 손목 및 발등의 맥박을 측정한다.
- 몸쪽과 먼쪽(발가락 및 손가락)을 구분하고 부종을 평가한다.
- 하지에 깊은정맥혈전증을 검사한다.
- 누운 자세, 앉은 자세 및 선 자세에서 혈압을 측정한다.
- 체온을 측정한다.
- 운동에 대한 맥박, 혈압 및 체온의 반응을 평가한다.

가능한 소견

- 병변 아래 부위는 병변 위 부위에 비해 차가울 수 있다.
- 누운 자세에서 앉은 자세로 및 선 자세로의 이동은 혈압의 급작스러운 강하를 초래할 수 있다.
- 사지마비 환자는 기저혈압이 낮을 수 있다.
- 척수손상 환자는 앉은 자세를 유지하기 어려울 수 있다(지속적인 앉기로 혈압이 떨어질 수 있다).
- 척수손상 환자는 운동에 대한 심혈관계 반응이 감소할 수 있다.

뇌 및 말초신경 (cranial and peripheral nerve integrity)

고려사항

- 척수손상 환자의 손상 및 회복 정도를 파악하기 위해 운동 및 감각기능을 총체적으로 평가한다.
- 엉치부 보존을 여부를 결정하기 위해 엉치 부위를 평가한다.
- 주요 감각 부위를 측정한다[다음의 미국척수손상학회 감각기능 양식 (American Spinal Cord Injury Association sensory form)을 참조].

평가

- 외상성 뇌손상이 의심될 경우 모든 뇌신경을 평가한다.
- 근 수행력란에 있는 근육분절에 따라서 **근력을 평가한다**(미국척수손상학회 운동기능 양식을 참조).
- 피부분절을 따라서 감각을 평가한다.
- 고유수용성감각과 진동 감각(등쪽 기둥)을 날카롭거나 둔한 감각 및 체온(가쪽 척수시상로)과 구분하고 가벼운 촉각(앞척수시상로)과도 구분한다.

미국척수손상학회(ASIA) 감각기능 양식 (ASIA sensory form)

수준	주요 감각 부위	소견 (우측)	소견 (좌측)
C2	바깥뒤통수뼈융기		
C3	빗장위오목		
C4	봉우리빗장관절 꼭대기		
C5	팔오금의 가쪽면		
C6	엄지손가락		
C7	가운데손가락		
C8	새끼손가락		
T4	유두선		
T10	배꼽		
T12	샅고랑인대 중심		
L2	앞쪽 넙다리중앙		
L3	안쪽 넙다리위관절융기		
L4	안쪽복사뼈		
L5	3번째 발가락 등쪽 발허리관절		
S1	가쪽 발뒤꿈치		
S2	오금		
S3	궁둥뼈거친면		
S4-5	항문주위 부위		

Source: American Spinal Injury Association: International Standards for Neurological Classification of Spinal Cord Injury, revised 2002; Chicago, IL, with permission.

환경, 가정, 직장 장애물 (environmental, home, and work barriers)

평가

- 환경, 가정, 직장 권고 차트 (2장)
- 운전 재활 전문가가 척수손상 환자의 자동차 변경 및 운동 능력을 평가해야 한다(추가적인 정보는 Association for Drivers Rehabilitation Specialists, www.driver-ed.org 참조).

인체공학 및 신체 역학 (ergonomics and body mechanics)

고려사항

- 척수손상 환자는 수동으로 의자차를 밀고 이동을 시행할 때 상지, 특히 어깨의 과사용 손상에 보다 취약하게 된다.

평가

- 평지 및 평평하지 않은 표면, 요철, 열린 문과 닫힌 문, 이동 중 및 지역사회내에서 의자차 추진능력을 평가한다.
- 침상 높이에서 이동 기술을 평가한다(구르기, 일어나 앉기, 다리 뻗고 앉기 및 다리 뻗은 상태에서 측면으로 이동하기).

가능한 소견

- 척수손상 환자는 어깨 과사용 문제나 부상을 겪을 수 있다.

보행, 이동 및 균형(gait, locomotion, and balance)

고려사항

- 몸에 대한 무게 중심의 위치를 평가한다(예; 다리 뻗고 앉은 자세에서 어깨는 폄, 바깥돌림, 팔꿈치는 편 상태에서는 무게 중심이 엉덩관절 뒤에 위치한다).

평가

- 정적 및 동적 균형을 평가한다(매트에서 다리 뻗고 앉은 자세, 매트 끝부분에서 걸터 앉은 자세, 의자에서 앉은 자세 및 선 자세).
- 수정된 기능적 팔 뻗어닿기 검사 (modified Functional Reach Test)를 시행한다: 환자는 매트 테이블에 걸터 앉아(엉덩관절, 무릎 및 발목은 90°) 전방으로 팔을 뻗어 닿는다; 환자는 뻗지 않은 팔을 사용하여 균형을 잡고 검사 도중 넘어지지 않게 잘 관찰해야 한다.
- 보조기 및 보행보조기구를 착용하고 보행을 평가한다.

- 자가 추진 및 전동 의자차 이동성을 평가한다(평지, 회전, 앞바퀴 들기, 열린 문 및 닫힌 문 지나기, 요철 및 계단 오르내리기).
- 의자차에서 압력 제거 기술을 평가한다(팔로 위 및 앞으로 밀기 및 측면으로 기울기).
- 이동이 의존적이라면, 환자가 스스로 보호자에게 연락할 수 있는지 확인한다.

피부 상태(integumentary integrity)

고려사항

- 척수손상 환자의 80%에서 욕창을 경험한다.
- 압력 제거 30분 후에도 발적이 잔존하거나 피부 손상이 되는 경우, 욕창의 시작을 시사한다.

평가 (2장의 욕창 분류 참조)

- 압력 제거 기술
- 피부를 하루 2회 관찰한다.
- 엉치부로 앉는 자세를 피하기 위한 적절한 착석 시스템
- 등과 엉덩이를 확인하기 위해 손잡이가 긴 거울이 척수손상 환자에게 필요

관절 및 이동성(joint integrity and mobility)

평가

- 상지 및 하지 관절의 수동적 관절운동범위를 평가한다.

가능한 소견

- 척수손상 환자가 이소성 골화증을 동반한 경우, 검사자는 수동적 관절범위운동을 시행할 때 관절에서 딸깍거리거나 걸리는 듯한 느낌을 받을 수 있다; 엉덩관절 및 무릎이 가장 흔한 부위이다.
- 사지마비 환자는 어깨 충돌 증후군을 보일 수 있다.

운동 기능(motor function)

평가

- 일상생활동작 수행 시 손 기능 (기민성, 협응동작, 민첩성)
- 보조기 및 보호기구의 착용 및 탈착 시의 손 기능
- 의자차 이동 및 보행 기술에서의 손 기능

가능한 소견

- 사지마비 환자는 일상생활동작 수행을 위해 건고정을 할 수 있다.

근 수행력(muscle performance)

고려사항

- 근력을 평가할 때에는 다른 근육으로부터의 대체를 막기 위해 척수손상 환자의 관절을 안정화한다.
- 병변 수준에 따라 척수손상 환자는 다음의 근육 대체를 이용할 수 있다.
  - 팔꿈치 폄을 통한 어깨 바깥돌림
  - 손가락 굽힘을 위한 손목 폄 및 힘줄고정
  - 무릎 굽힘을 위한 엉덩관절 굽힘

평가

- 근육 분절을 따라 침상 활동, 의자차 이동 기술, 일상생활동작 및 보행에 필요한 근력을 평가한다.
- 주요 운동 수준에서 근력을 측정한다(다음의 미국척수손상학회 운동기능 양식 참조).

미국척수손상학회(ASIA) 운동기능 양식
(ASIA sensory form)

수준	주요 감각 부위	소견 (좌측)	소견 (우측)
C5	팔꿈치 굽힘근		
C6	손목 폄근		
C7	팔꿈치 폄근		
C8	손가락 굽힘근 (가운데손가락의 끝마디뼈)		
T1	새끼손가락 벌림근		
L2	엉덩관절 굽힘근		
L3	무릎 폄근		
L4	발목 발등굽힘근		
L5	긴엄지 폄근		
S1	발목 발바닥쪽굽힘근		

American Spinal Injury Association: international Standards fo Neurological Classification of Spinal Cord Injury, revised 2002; Chicago, IL, with permission.

보조기, 보호기구 및 지지기구 (orthotic, protective, and supportive devices)

평가

- 보조기, 보호기구, 지지기구 및 장비가 잘 맞는지 및 정렬을 평가한다 (발목 또는 발 보조기 등).
- 보조기, 보호기구, 지지기구 및 장비 사용 시 안전성을 확인한다.
- 보조기, 보호기구, 지지기구 및 장비 유지능력을 평가한다.

통증(pain)

평가

- 보편적 통증 평가 도구 또는 Ransford 통증 도해를 시행한다.
- 피부분절에 따른 통증을 평가한다(2장 참조).

가능한 소견

- 통증 또는 이상감각
- 급성기에서의 뼈 또는 연부조직 손상으로 인한 외상성 통증
- 신경뿌리 압박에 의한 통증 (피부분절 분포)
- 척수 이상감각 (병변 부위 아래로의 작열감, 감각마비, 핀 및 바늘로 찌르는 느낌, 저린감)
- 신결석에 의한 날카로운 허리통증

자세(posture)

평가

- 다리뻗고 앉은 자세, 걸터 앉은 자세(의자차에서), 선 자세에서의 자세 정렬 및 대칭성을 평가한다.

가능한 소견

- 높은 레벨의 하지마비 또는 사지마비 환자는 지지면내에 무게중심을 유지하기 위해 등을 구부린채 다리 뻗어 앉기를 한다.

관절운동범위(range of motion)

평가

- 수동적 및 능동적 관절운동범위를 평가한다.
- 엉덩관절을 90°로 굽히고 누운 자세에서 넙다리뒤근육의 근력을 평가하며 그 다음에는 서서히 무릎을 편다.

가능한 소견

- 척수손상 환자는 다음에서 충분한 관절운동범위를 지녀야 한다.
  - 다리 뻗어 앉는 자세에서의 체중 지지를 위해 어깨 폄, 바깥돌림 및 어깨뼈 모음
  - 다리 뻗어 앉는 자세에서의 지지를 위한 팔꿈치 및 손목 폄, 아래팔 뒤침
  - 앉기를 위한 관절 굽힘 (90° 이상)
  - 보행을 위한 엉덩관절 폄 (10° 이상)
  - 서기 및 보행을 위한 발목 발등굽힘 (최소한 중립 또는 10° 이상)
- 사지마비 환자는 기능적인 파악을 위해 힘줄고정술이 필요할 수 있다.

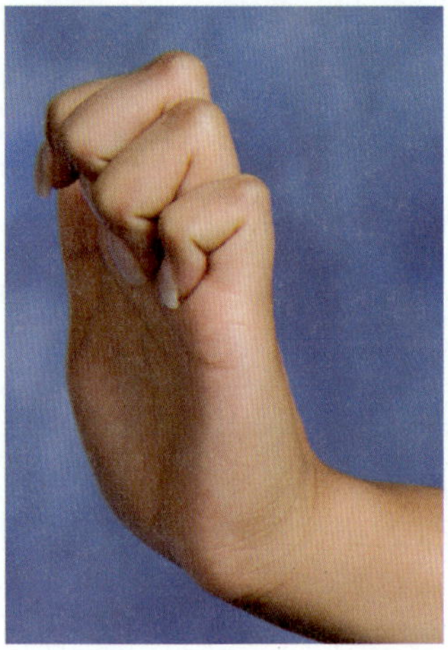

- 척수손상 환자는 옷입기 및 이동 활동을 위해 넙다리뒤근육의 근력이 충분해야 한다(엉덩관절 90°, 무릎은 최소 110°).

관절운동범위 양식 (Range of motion form)			
관절	필요한 관절운동범위	소견 (우측)	소견 (좌측)
어깨 폄	> 50°		
엉덩관절 폄	> 10°		
엉덩관절 굽힘	> 90°		
무릎 굽힘	> 110°		
발목 발등굽힘	> 중립		

반사(reflex integrity)

고려사항

- 척수 쇼크 – 척수손상 환자는 손상 후 수일 내지 수주 동안 무반사 상태를 보일 수 있다(침범 부위 아래로 직장 수지 자극에 대한 반응을 포함하여 깊은힘줄반사가 없음).
- 검사자는 이완과 경직을 구분해야 한다.

평가

- 근긴장도
- 깊은힘줄반사
- 간대성 경련

가능한 소견

- 목, 등 및 허리 척수 손상 환자는 병변 부위 아래로 경직, 간대성 경련 및 깊은힘줄반사 항진을 보일 수 있다.
- 말총 손상 환자는 이완을 보일 수 있다.

개인 위생 및 가정 관리(self-care and home management)

평가

- 침상 높이에서의 이동 기술을 평가한다(구르기, 일어나 앉기, 다리 뻗고 앉기 및 다리 뻗은 상태에서 측면으로 이동하기).
- 머리, 몸통 및 엉덩관절의 관계, 의존성, 슬라이딩 보드, 수정된 서서 방향바꾸기, 서서 방향바꾸기, 앉은자세에서 일어나기 등의 이동을 평가한다. 물리치료사는 환자가 독립적으로 운전을 할 경우에는 운전석으로 들어가고 나가는 이동을 포함하여 이동 평면의 높이에 주의해야 한다.
- 일상생활동작 및 도구적 일생생활동작 수행 능력을 보조기구, 보조기, 보호장비, 의지 등을 사용할 때와 하지 않을 때 평가한다.
- 개인 위생 및 가정 관리의 안전성을 평가한다.
- 기능적 독립 지수(FIM)를 시행한다.
- 배변 및 배뇨 조절을 평가한다(2장).

가능한 소견

척수손상 환자는 :

- 척수 쇼크 동안 또는 엉치 반사궁(S2–4)이 손상되었을 때 반사성 방광을 지닐 수 있다; 방광이 넘치는 경우에는 실금이 생길 수 있다.

- 척수 쇼크에서 회복되거나 엉치 반사궁이 보존되었을 경우, 반사적으로 방광을 비움; 격렬한 신체 활동 중에 실금이 생길 수 있음 (예; 매트 운동 또는 이동 등)

감각 상태(sensory integrity)

고려사항

- 외상성 뇌손상을 지닌 경우에는 복합 또는 겉질 감각을 평가한다.

평가

- 촉각 구분, 진동감각 및 관절위치 감각을 평가한다.

가능한 소견

- 뒤척수증후군 환자는 관절 위치 감각 및 촉각 구분 감각 결손을 보일 수 있다.

환기 및 호흡(ventilation and respiration)

고려사항

- 가로막신경(C3–5)은 가로막을 지배한다.
- T1–12는 갈비사이근을 지배한다.
- T6–12는 배근을 지배한다.

평가 (2장 참조)

- 각 엽(분절)의 호흡음을 확인하기 위해 청진을 한다.
- 누운 자세, 앉은 자세, 선 자세에서 폐활량계를 사용하여 일회호흡량 및 폐활량을 측정한다.
- 호흡근력을 평가한다.
- 호흡근력 및 호흡 양상을 평가한다.
- 기침하는 능력을 평가한다.
- 맥박산소측정기로 혈중 산소 농도를 측정한다.

가능한 소견

- 폐용적의 감소로 인한 성량 감소
- 일회호흡량 및 폐활량 감소
- 호흡근력 감소
- 호흡을 보조하기 위해 보조근의 사용
- 기침 능력 감소

직장, 사회 및 여가 활동(work, community, and leisure)

평가

- 의자차, 보조기 및 보조기구를 사용하거나 사용하지 않은 상태에서 직장, 학교, 사회 및 여가 활동을 재개할 수 있는 능력을 평가한다.
- 직장, 학교, 사회 및 여가 활동 지역에 접근할 수 있는 능력을 평가한다.
- 직장, 학교, 사회 및 여가 활동의 안전성을 평가한다.
- Craig 장애 평가 및 보고 기술 (Craig Handicap Assessment & Reporting Technique)을 시행한다(www.tbims.org/combi 참조).
- 직종 변경 및 직장 재편입을 위해 미국 노동부의 직업 복귀의 평가를 위한 직장 수정 가이드라인을 제공한다(www.dol.gov/dol/topic/disability/dad. htm 참조).

질병 특이적 검사 및 측정 (disease-specific tests and measures)

미국척수손상학회 장애 척도 (ASIA impairment scale)

분류	종류	장애(impairment)
A	완전	엉치분절(S4–S5) 운동 또는 감각 기능이 남아있지 않은 상태
B	불완전	신경학적 손상 수준 아래부위에 엉치분절 S4–S5를 포함하여 감각기능이 남아 있으나, 운동기능은 없는 상태
C	불완전	운동기능이 신경학적 손상 수준 아래 부위에 남아 있으나, 주요 근육의 과반수 이상의 근력이 3/5 미만인 상태
D	불완전	신경학적 손상 수준 아래 부위에 운동기능이 남아 있으며 이 부위의 규정 근육군의 절반 이상에서 근력이 최소한 3/5 이상인 상태
E	정상	운동 및 감각 기능이 정상인 상태

Source: American Spinal Injury Association; International Standards for Neurological Classification of Spinal Cord Injury, revised 2002; Chicago, IL, with permission.

ASIA 양식을 찾으려면 http://davisplus.fadavis.com 참조.

부분보존구역(Zone of Partial Preservation)

환자가 신경학적 손상 부위 아래로 운동 및 감각 기능이 있지만 S4–S5에는 기능이 없을 때 보존된 운동 및 감각 기능 부위를 "부분보존구역 (Zone of Partial Preservation)"이라고 한다.

약제			
적응증	**성분명**	**상품명**	**흔한 부작용**
수상 직후의 이차적 손상	methylprednisolone	Medrol, Solu-medrol	단기 사용으로는 매우 드묾
경직	baclofen either orally or intrathecal	Lioresal	졸림, 위약, 어지럼
	dantrolene sodium	Dantrium	졸림, 위약, 어지럼
	tizanidine	Zanaflex	졸림, 위장관 문제
	botulinum toxin-A (injected locally)	BTX	저긴장증, 위약
깊은정맥 혈전증	warfarin	Coumadin, Jantoven, Marevan, Waran	비정상적인 출혈, 가스, 피로
	heparin	Heparin	비정상적인 출혈, 심한 월경 시 출혈, 쉽게 멍듦
이완성 방광	bethanechol	Urecholine	속쓰림, 어지럼, 과도한 발한

약제 *(계속)*			
적응증	**성분명**	**상품명**	**흔한 부작용**
경직성 방광	propantheline	Pro-Banthine	구강 건조, 어지럼, 졸림
	oxybutynin	Ditropan, Ditropan XL	구강 건조, 어지럼, 변비
	tolterodine	Detrol	강 건조, 복통, 변비
비뇨기 감염	항생제 (ciprofloxacin)	Cipro	위/장 자극
이소성 골화증	etidronate disodium	Didronel	오심, 속쓰림, 관절통

참고문헌(References)

3장: 소아 질환
(Tab 3: Pediatric disorders)

1. Bax M, Goldstein M, Rosenbarum P, et al. Proposed definition and classification of cerebral palsy. *Dev Med Child Neurol.* 2005;47:571–576.
2. Rimmer JH. Physical fitness levels of persons with cerebral palsy. *Dev Med Child Neurol.* 2001;43:208–212.
3. Committee on Injury and Poison Prevention. Injuries associated with infant walkers. *Pediatrics.* 2001;108:790–792. Available at: http://pediatrics.aappublications.org/cgi/reprint/108/3/790.pdf. Accessed March 7, 2007.
4. American Psychiatric Association. *Diagnostic and Statistical Manual of Mental Disorders.* 4th ed. Washington DC: American Psychiatric Association; 1994.
5. National Institute of Neurological Disorders and Stroke. Available at: http://www.ninds.nih.gov/disorders/epilepsy/epilepsy.htm. Accessed June 16, 2008.
6. Ager S, Fyfe S, Christodoulou J, Jacoby P, Schmitt L, Leonard H. Predictors of scoliosis in Rett Syndrome. *J Child Neurol.* 2006;21(9):809–813.

4장: 비진행성 중추신경계 질환
(Tab 4: Nonprogressive CNS disorders)

1. Gordon NF, et al. Physical activity and exercise recommendations for stroke survivors. *Circulation.* 2004;109:2031–2041.
2. Fugl-Meyer AR, Jaasko L, Leyman I, Olsson S, Steglind, S. The post stroke hemiplegic patient. A method for evaluation of physical performance. *Scand J Rehabil Med.* 1975;7:13–31.
3. McCrory P, Johnston K, Meeuwisse W, et al. Summary and agreement statement of the 2nd International Conference on Concussion in Sport, Prague 2004. *Clin J Sport Med.* 2005:15(2);48–55.

5장: 진행성 중추신경계 질환
(Tab 5: Progressive CNS disorders)

1. NCI. Adult brain tumors (PDQ®): treatment. National Cancer Institute Web site. August 6, 2007. Available at: http://www.cancer.gov/cancertopics/pdq/treatment/adultbrain/healthprofessional. Accessed August 6, 2007.
2. USDHHS. Guidelines for the use of anti-viral agents for HIV-1-infected adults and adolescents. National Institute of Health Web site. October 10, 2006. Available at: http://aidsinfo.nih.gov/ContentFiles/AdultandAdolescentGL.pdf. Accessed August 15, 2007.
3. Factor SA, Weiner WJ. Hyperkinetic movement disorders. In: Weiner WJ, Goetz CG, eds. *Neurology for the Non-Neurologist*. 5th ed. Baltimore, MD: Lippincott Williams & Wilkins; 2004:175–184.
4. CDC. Learn about Lyme disease. Centers for Disease Control and Prevention Web site. June 18, 2007. Available at: http://www.cdc.gov/ncidod/dvbid/lyme/index.htm. Accessed August 23, 2007.
5. Calabresi PA. Multiple sclerosis. In: Weiner WJ, Goetz CG, eds. *Neurology for the Non-neurologist*. 5th ed. Baltimore, MD: Lippincott Williams & Wilkins; 2004:113–137.
6. Weiner WJ, Shalman LM. Parkinson's disease. In: Weiner WJ, Goetz CG, eds. *Neurology for the Non-Neurologist*. 5th ed. Baltimore, MD: Lippincott Williams & Wilkins; 2004:138–154.

6장: 말초신경 손상
(Tab 6: Peripheral nerve injury)

1. Bensalem MK, Berger JR. Neurologic complications of human immuno deficiency virus infection. In: Weiner WJ, Goetz CG, eds. *Neurology for the Non-neurologist*. 5th ed. Baltimore, MD: Lippincott Williams & Wilkins; 2004:510–531.
2. USDHHS. Guidelines for the use of anti-viral agents for HIV-1-infected adults and adolescents. National Institute of Health Web site. October 10, 2006. Available at: http://aidsinfo.nih.gov/ContentFiles/AdultandAdolescentGL.pdf. Accessed August 15, 2007.
3. Fisher MA. Peripheral neuropathy. In: Weiner WJ, Goetz CG, eds. *Neurology for the Non-neurologist*. 5th ed. Baltimore, MD: Lippincott Williams & Wilkins; 2004:215–234.

4. Peul WC, van Houwelingen HC, van den Hout WB, et al. Surgery versus prolonged conservative treatment for sciatica. *N Engl J Med.* 2007; 356:2245–2256.

5. NINDS. Carpal tunnel syndrome fact sheet. National Institute of Neurological Disorders and Stroke Web site. February 12, 2007. Available at: http://www.ninds.nih.gov/disorders/carpal_tunnel/detail_carpal_tunnel.htm. Accessed September 12, 2007.

6. Epley JM. The canalith repositioning procedure: for treatment of benign paroxysmal positional vertigo. *Otolaryngol Head Neck Surg.* 1992; 107:399–404.

8장: 척수 손상
(Tab 8: Spinal cord injuries)

1. American Spinal Injury Association. International Standards for Neurological Classification of Spinal Cord Injury, revised 2002; Chicago, IL.

2. Lynch SM, Leahy P, Barker SP. Reliability of measurements obtained with a modified functional reach test in subjects with spinal cord injury. *Phys Ther.* 1998; 78:128–133.

찾아보기 (Index)

페이지 숫자 뒤의 "t"는 표를 나타냄.

【 ㄱ 】

【 ㄴ 】

【 ㄷ 】

【 ㅈ 】